内科系统疾病及危重症诊疗

胡青雷　等◎主编

长江出版传媒　湖北科学技术出版社

图书在版编目(CIP)数据

内科系统疾病及危重症诊疗/胡青雷等主编. -- 武
汉：湖北科学技术出版社，2022.8
ISBN 978-7-5352-7561-5

Ⅰ．①内… Ⅱ．①胡… Ⅲ．①内科-疾病-诊疗②急
性病-诊疗③险症-诊疗 Ⅳ．①R5②R459.7

中国版本图书馆CIP数据核字(2022)第183898号

责任编辑：许可　　　　　　　　　　　　　　　封面设计：胡博

出版发行:湖北科学技术出版社　　　　　　　　电话:027-87679426
地　　　址:武汉市雄楚大街268号　　　　　　邮编:430070
　　　　　（湖北出版文化城B座13-14层）
网　　　址:http://www.hbstp.com.cn

印　　　刷:山东道克图文快印有限公司　　　　邮编:250000

787mm×1092mm　　1/16　　　　　　　　10印张　　　228千字
2022年8月第1版　　　　　　　　　　　　　2022年8月第1次印刷
　　　　　　　　　　　　　　　　　　　　　　定价：88.00 元

《内科系统疾病及危重症诊疗》
编委会

主　编

胡青雷　　博兴县人民医院

王　芳　　潍坊市第六人民医院

郭向华　　济宁医学院附属医院

王延娟　　临朐县人民医院

孙晓敏　　潍坊市人民医院

路易成　　潍坊市中医院

副主编

高新娥　　东营市利津县盐窝中心卫生院

耿金庆　　桓台县果里镇中心卫生院

刘金轲　　无棣县人民医院

张丽丽　　潍坊市临朐县辛寨中心卫生院卧龙分院

夏德华　　日照市岚山区黄墩中心卫生院

孙玫梅　　日照市岚山区碑廓中心卫生院

杨玉龙　　河北燕达医院

钱瑾邺　　芜湖市第二人民医院

王姗姗　　山东第一医科大学附属省立医院

宋忠强　　平原光明医院

前　言

　　临床的诊断与治疗具有很强的实践性,伴随着基础医学和分子生物学的飞速发展,常见内科及危重症疾病的诊断方法与治疗手段在临床实践中也不断得到改善和提高。为紧跟医学发展的步伐,熟练掌握常见疾病最新的诊断和治疗技术,我们组织有关医疗、教学的临床第一线的专家、学者等业务骨干集体编写了本书。

　　本书详细介绍了临床常见内科及危重症疾病的诊断方法、治疗方法等,涵盖了消化内科疾病、呼吸内科疾病、神经内科疾病心内科疾病等。内容丰富,语言精练,理论与实际紧密结合,集实用性、科学性和先进性于一体,内容新颖、注重实用、详略得当,诊断方法具体、治疗措施详实、鉴别诊断突出,侧重解决临床工作中遇到的实际问题。编者结合多年的临床实践经验,参阅了大量的国内外最新临床资料,综合内科各专业领域的最新动态,尽量反映最新的诊断和治疗进展内容。本书是内科各级专科医师及危重症医师实现知识更新的重要参考书。

　　由于编者的知识水平有限,书中不当之处在所难免,敬请各位专家和读者批评指正。

编　者

目　　录

第一章 消化内科疾病

第一节 慢性胃炎

慢性胃炎是由各种病因引起的胃黏膜慢性炎症。根据悉尼系统新悉尼系统和我国 2017 年颁布的《中国慢性胃炎共识意见》标准,由内镜及病理组织学变化检查结果,将慢性胃炎分为非萎缩性(浅表性)胃炎及萎缩性胃炎两大基本类型和一些特殊类型胃炎。

一、流行病学

幽门螺旋杆菌(Hp)感染为慢性非萎缩性胃炎的主要病因。大致上说来,慢性非萎缩性胃炎发病率与 Hp 感染情况相平行,慢性非萎缩性胃炎流行情况因不同国家、不同地区 Hp 感染情况而异。一般 Hp 感染率发展中国家高于发达国家,感染率随年龄增加而升高。我国属 Hp 高感染率国家,估计人群中 Hp 感染率为 40%～70%。

慢性萎缩性胃炎是原因不明的慢性胃炎,在我国是一种常见病、多发病,在慢性胃炎中占 10%～20%。

二、病因

(一)慢性非萎缩性胃炎的常见病因

1.Hp 感染

Hp 感染是慢性非萎缩性胃炎最主要的病因,两者的关系符合 Koch 提出的确定病原体为感染性疾病病因的 4 项基本要求,即该病原体存在于该病的患者中,病原体的分布与体内病变分布一致,清除病原体后疾病可好转。在动物模型中,该病原体可诱发与人相似的疾病。

研究表明,80%～95%的慢性活动性胃炎患者胃黏膜中有 Hp 感染,5%～20%的 Hp 阴性率反映了慢性胃炎病因的多样性;Hp 相关胃炎者,Hp 胃内分布与炎症分布一致;根除 Hp 可使胃黏膜炎症消退,一般中性粒细胞消退较快,但淋巴细胞、浆细胞消退需要较长时间;志愿者和动物模型中已证实 Hp 感染可引起胃炎。

Hp 感染引起的慢性非萎缩性胃炎中胃窦为主全胃炎患者胃酸分泌可增加,十二指肠溃疡发生的危险度较高;而胃体为主全胃炎患者胃溃疡和胃癌发生的危险性增加。

2.胆汁和其他碱性肠液反流

幽门括约肌功能不全时含胆汁和胰液的十二指肠液反流入胃,可削弱胃黏膜屏障功能,使胃黏膜遭到消化液作用,产生炎症、糜烂、出血和上皮化生等病变。

3.其他外源因素

酗酒、服用 NSAIDs 等药物、进食某些刺激性食物等均可反复损伤胃黏膜。这类因素均可各自或与 Hp 感染协同作用而引起或加重胃黏膜慢性炎症。

(二)慢性萎缩性胃炎的主要病因

1973年，Strickland将慢性萎缩性胃炎分为A、B两型。A型是胃体弥散萎缩，导致胃酸分泌下降，影响维生素B_2及内因子的吸收，因此常合并恶性贫血，与自身免疫有关；B型在胃窦部，少数人可发展成胃癌，与幽门螺杆菌、化学损伤(胆汁反流、非类固醇类抗炎药、吸烟、酗酒等)有关。我国有80%以上的属于第二类。

胃内攻击因子与防御修复因子失衡是慢性萎缩性胃炎发生的根本原因。具体病因与慢性非萎缩性胃炎相似：Hp感染；长期饮浓茶、烈酒、咖啡、食过热、过冷、过于粗糙的食物，可导致胃黏膜反复损伤；长期大量服用非类固醇类抗炎药如阿司匹林、咖哚美辛等可抑制胃黏膜前列腺素的合成，破坏黏膜屏障；烟草中的尼古丁不仅影响胃黏膜的血液循环，还可导致幽门括约肌功能紊乱，造成胆汁反流；各种原因的胆汁反流均可破坏黏膜屏障，造成胃黏膜慢性炎症改变。比较特殊的是壁细胞抗原和抗体结合形成免疫复合体，在补体参与下破坏壁细胞；胃黏膜营养因子(如促胃液素、表皮生长因子等)缺乏；心力衰竭、动脉粥样硬化，肝硬化合并门脉高压、糖尿病、甲状腺病、慢性肾上腺皮质功能减退、尿毒症、干燥综合征、胃血流量不足及精神因素等均可导致胃黏膜萎缩。

三、病理生理学和病理学

(一)病理生理学

1.Hp感染

Hp感染途径为粪-口或口-口途径，其外壁靠黏附素紧贴于胃上皮细胞。

Hp感染的持续存在，致使腺体破坏，最终发展成为萎缩性胃炎。而感染Hp后胃炎的严重程度除了与细菌本身有关外，还决定于患者的机体情况和外界环境。如带有空泡毒素(VacA)和细胞毒相关基因(CagA)者，胃黏膜损伤明显较重。患者的免疫应答反应强弱、胃酸的分泌情况、血型、民族和年龄差异等也影响胃黏膜炎症程度。此外，患者的饮食情况也有一定作用。

2.自身免疫机制

研究早已证明，以胃体萎缩为主的A型萎缩性胃炎患者血清中，存在壁细胞抗体(PCA)和内因子抗体(IFA)。PCA的抗原是壁细胞分泌小管微绒毛膜上的质子泵H^+-K^+-ATP酶，它破坏壁细胞而使胃酸分泌减少；而IFA则对抗内因子(壁细胞分泌的一种糖蛋白)，使食物中的维生素B_{12}无法与内因子结合被末端回肠吸收，最后引起维生素B_{12}吸收不良，甚至导致恶性贫血。IFA具有特异性，几乎仅见于胃萎缩伴恶性贫血者。

造成胃酸和内因子分泌减少或丧失，恶性贫血是A型萎缩性胃炎的终末阶段，是自身免疫性胃炎最严重的标志。当泌酸腺完全萎缩时称为胃萎缩。

另外，近年发现Hp感染者中也存在着自身免疫反应，其血清抗体能与宿主胃黏膜上皮及黏液起交叉反应，如菌体LewisX和LewisY抗原。

3.外源损伤因素破坏胃黏膜屏障

碱性十二指肠液反流等，可减弱胃黏膜屏障功能，致使胃腔内H通过损害的屏障，反弥散入胃黏膜内，使炎症不易消散。长期慢性炎症，又加重屏障功能的减退，如此恶性循环使慢性胃炎久治不愈。

4.生理因素和胃黏膜营养因子缺乏

萎缩性变化和肠化生等皆与衰老相关,而炎症细胞浸润程度与年龄关系不大。这主要是老龄者的退行性变——胃黏膜小血管扭曲、小动脉壁玻璃样变性、管腔狭窄导致黏膜营养不良、分泌功能下降。

新近研究证明,某些胃黏膜营养因子(促胃液素、表皮生长因子等)缺乏或胃黏膜感觉神经终端对这些因子不敏感可引起胃黏膜萎缩。如手术后残留胃炎的原因之一是 G 细胞数量减少,引起胃泌素营养作用减弱。

5.遗传因素

萎缩性胃炎、低酸或无酸、维生素 B_{12} 吸收不良的患病率和 PCA、IFA 的阳性率很高,提示可能有遗传因素的影响。

(二)病理学

慢性胃炎病理变化是由胃黏膜损伤和修复过程引起的。病理组织学的描述包括活动性慢性炎症、萎缩和化生及异型增生等。此外,在慢性炎症过程中,胃黏膜也有反应性增生变化,如胃小凹上皮过形成、黏膜肌增厚、淋巴滤泡形成、纤维组织和腺管增生等。

对于慢性胃炎尤其是慢性萎缩性胃炎的病理组织学,有不少新的进展。以下结合 2006 年 9 月中华医学会消化病学分会"全国第二次慢性胃炎共识会议"和 2017 年 7 月全国慢性胃炎诊治其识会议中制订的《中国慢性胃炎共识意见》,论述以下关键进展问题。

1.萎缩的定义

1996 年,新悉尼系统把萎缩定义为"腺体的丧失",这是模糊而易产生歧义的定义,反映了对于肠化是否属于萎缩,病理学家间有不同认识。其后,国际上一个病理学家的自由组织——萎缩联谊会进行了 3 次研讨会,并在 2002 年发表了对萎缩的新分类,其 12 位作者中有 8 位也曾是悉尼系统的执笔者,故此意见可认为是悉尼系统的补充和发展,有很高的权威性。

萎缩联谊会把萎缩新定义为"萎缩是胃固有腺体的丧失",将萎缩分为 3 种情况——无萎缩、未确定萎缩和萎缩,进而将萎缩分为 2 个类型——非化生性萎缩和化生性萎缩。非化生性萎缩的特点是腺体丧失伴有黏膜固有层中的纤维化或纤维肌增生;化生性萎缩的特点是胃黏膜腺体被化生的腺体所替换。这两类萎缩的程度分级仍用最初悉尼系统标准和新悉尼系统的模拟评分图,分为 4 级,即无、轻度、中度和重度萎缩。国际的萎缩新定义对我国来说不是新的,我国学者早年就认为"肠化或假幽门腺化生不是胃固有腺体,因此尽管腺体数量未减少,但也属萎缩",并在"全国第一届慢性胃炎共识会议"做了说明。

对于上述第二个问题,答案显然是肯定的。这是因为多灶性萎缩性胃炎的胃黏膜萎缩呈灶状分布,即使活检块数少,只要病理活检发现有萎缩,就可诊断为萎缩性胃炎。全国慢性胃炎共识意见强调,需注意取材于糜烂或溃疡边缘的组织易存在萎缩,但不能简单地视为萎缩性胃炎。此外,活检组织太浅、组织包埋方向不当等因素均可影响萎缩的判断。

"未确定萎缩"是国际新提出的观点,认为黏膜层炎症很明显时,单核细胞密集浸润造成腺体被取代、移置或隐匿,以致难以判断这些"看来似乎丧失"的腺体是否真正丧失,此时暂先诊断为"未确定萎缩",最后诊断延期到炎症明显消退(大部分在 Hp 根除治疗 3～6 个月后),在取活检时做出。对萎缩的诊断采取了比较谨慎的态度。

因多种原因,我国共识意见并未采用此概念:①炎症明显时,腺体被破坏、数量减少,在这个时点上,病理按照萎缩的定义可以诊断为萎缩,非病理不能。②一般临床希望活检后有病理结论,病理如不作诊断,会出现临床难出诊断、对治疗效果无法评价的情况。尤其是在临床研究上,设立此诊断项会使治疗前或后失去相当一部分统计资料。慢性胃炎是个动态过程,炎症可以有两个结局,即完全修复和不完全修复(纤维化和肠化),而炎症明显期病理无责任预言今后趋向哪个结局。可以预料对萎缩采用的诊断标准不一,治疗有效率也不一,采用"未确定萎缩"的研究课题,因为事先去除了一部分可逆的萎缩,萎缩的可逆性就低。

2.肠化分型的临床意义与价值

AB-PAS 和 HID-AB 黏液染色能区分肠化亚型,然而,肠化分型的意义并未明了。传统观念认为,肠化亚型中的小肠型和完全型肠化无明显癌前病变意义,而大肠型肠化的胃癌发生危险性增高,从而引起临床的重视。支持肠化分型有意义的学者认为,化生是细胞表型的一种非肿瘤性改变,通常在长期不利环境作用下出现。这种表型改变可以是干细胞内出现体细胞突变的结果,或是表现遗传修饰的变化导致后代细胞向不同方向分化的结果。胃内肠化生部位发现很多遗传改变,这些改变甚至可出现在异型增生前。他们认为,肠化生中不完全型结肠型者,具有大多数遗传学改变,有发生胃癌的危险性。但近年越来越多的临床资料显示,其预测胃癌价值有限而更强调重视肠化范围,肠化分布范围越广,其发生胃癌的危险性越高。10 多年来罕有从大肠型肠化随访发展成癌的报道。另外,从病理检测的实际情况看,肠化以混合型多见,大肠型肠化的检出率与活检块数有密切关系,即活检块数越多,大肠型肠化检出率越高。客观地讲,该型肠化生的遗传学改变和胃不典型增生(上皮内瘤)的改变相似,因此,对肠化分型的临床意义和价值的争论仍未有定论。

3.关于异型增生

异型增生(上皮内瘤变)是重要的胃癌癌前病变,分为轻度和重度(或低级别和高级别)两级。异型增生和上皮内瘤变是同义词,后者是 WHO 国际癌症研究协会推荐使用的术语。

4.萎缩和肠化发生过程是否存在不可逆转点

胃黏膜萎缩的产生主要有两种途径:一是干细胞区室和(或)腺体被破坏;二是选择性破坏特定的上皮细胞而保留干细胞。这两种途径在慢性 Hp 感染中均可发生。

萎缩与肠化的逆转报道已经不在少数,但是否所有病患均有逆转可能,是否在萎缩的发生与发展过程中存在某一不可逆转点,这一转折点是否可能为肠化生,还有已明确 Hp 感染可诱发慢性胃炎,经历慢性炎症→萎缩→肠化→异型增生等多个步骤最终发展至胃癌(Correa 模式),可否通过根除 Hp 来降低胃癌发生危险性始终是近年来关注的热点。多数研究表明,根除 Hp 可防止胃黏膜萎缩和肠化的进一步发展,但萎缩、肠化是否能得到逆转尚待更多研究证实。

Mera 和 Correa 等最新报道了一项长达 12 年的大型前瞻性随机对照研究,纳入 795 例具有胃癌前病变的成人患者,随机给予他们抗 Hp 治疗和(或)抗氧化治疗。他们观察到,萎缩黏膜在 Hp 根除后持续保持阴性 12 年后可以完全消退,而肠化黏膜也有逐渐消退的趋向,但可能需要随访更长时间。他们认为,通过抗 Hp 治疗来进行胃癌的化学预防是可行的策略。

但是部分学者认为,在考虑萎缩的可逆性时,需区分缺失腺体的恢复和腺体内特定细胞的再生。在后一种情况下，干细胞区室被保留，去除有害因素可使壁细胞和主细胞再生，并完全恢复腺体功能。当腺体及干细胞被完全破坏后，腺体的恢复只能由周围未被破坏的腺窝单元来完成。

当萎缩伴有肠化生时，逆转机会进一步减小。如果肠化生是对不利因素的适应性反应，而且不利因素可以被确定和去除，此时肠化生有可能逆转。但是，肠化生还有很多其他原因，如胆汁反流、高盐饮食、乙醇。这意味着即使 Hp 感染个体，感染以外的其他因素亦可以引发或加速化生的发生。如果肠化生是稳定的干细胞内体细胞突变的结果，则改变黏膜的环境也许不能使肠化生逆转。

据文献报道，根治 Hp 后萎缩可逆和无好转的基本各占一半，主要是由于萎缩诊断标准、随访时间和间隔长短、活检取材部位和数量不统一。建议今后制订统一随访方案，联合各医疗单位合作研究，能得到大宗病例的统计资料。根治 Hp 可以产生某些有益效应，如消除炎症、消除活性氧所致的 DNA 损伤，缩短细胞更新周期，提高低胃酸者的泌酸量，并逐步恢复胃液维生素 C 的分泌。在预防胃癌方面，这些已被证实的结果可能比希望萎缩和肠化生逆转重要得多。

实际上，国际著名学者对有否此不可逆转点也有争论。如美国的 Correa 教授并不认同它的存在，而英国 Aberdeen 大学的 Emad Munir El-Omar 教授则强烈认为，在异型增生发展至胃癌的过程中有某个节点，越过此则基本处于不可逆转阶段，但至今为止尚未明确此点的确切位置。

四、临床表现

流行病学研究表明，多数慢性非萎缩性胃炎患者无任何症状。少数患者可有上腹痛或不适、上腹胀、早饱、嗳气、恶心等非特异性消化不良症状。某些慢性萎缩性胃炎患者可有上腹部灼痛、胀痛、钝痛或胀闷且以餐后为著，和食欲缺乏、恶心、嗳气、便秘或腹泻等症状。内镜检查和胃黏膜组织学检查结果与慢性胃炎患者症状的相关分析表明，患者的症状缺乏特异性，且症状之有无及严重程度与内镜所见及组织学分级并无肯定的相关性。

伴有胃黏膜糜烂者，可有少量或大量上消化道出血，长期少量出血可引起缺铁性贫血。胃体萎缩性胃炎可出现恶性贫血，常有全身衰弱、疲软、神情淡漠、隐性黄疸，消化道症状一般较少。

体征多不明显，有时上腹轻压痛，胃体胃炎严重时可有舌炎和贫血。

慢性萎缩性胃炎的临床表现不仅缺乏特异性，而且与病变程度并不完全一致。

五、辅助检查

(一)胃镜及活组织检查

1.胃镜检查

随着内镜器械的长足发展，内镜观察更加清晰。内镜下慢性非萎缩性胃炎可见红斑(点状、片状、条状)、黏膜粗糙不平、出血点(斑)、黏膜水肿及渗出等基本表现，尚可见糜烂及胆汁反流。萎缩性胃炎则主要表现为黏膜色泽白，有不同程度的皱襞变平或消失。在不过度充气状态下，可透见血管纹，轻度萎缩见到模糊的血管，重度时看到明显血管分支。内镜下肠化黏膜呈灰白色颗粒状小隆起，重者贴近观察有绒毛状变化。肠化也可以呈平坦或凹陷的外观。

如果喷撒亚甲蓝色素,肠化区可能被染上蓝色,非肠化黏膜不着色。

胃黏膜血管脆性增加可致黏膜下出血,谓之壁内出血,表现为水肿或充血胃黏膜上见点状、斑状或线状出血,可多发,新鲜和陈旧性出血相混杂。如观察到黑色附着物常提示糜烂等致出血。

值得注意的是,少数 Hp 感染性胃炎可有胃体部皱襞肥厚,甚至宽度达到 5mm 以上,且在适当充气后皱襞不能展平,用活检钳将黏膜提起时,可见帐篷征。这是和恶性浸润性病变鉴别点之一。

2.病理组织学检查

萎缩的确诊依赖于病理组织学检查。萎缩的肉眼与病理符合率仅为 38%～78%,这与萎缩或肠化甚至 Hp 的分布都是非均匀的,或者说多灶性萎缩性胃炎的胃黏膜萎缩呈灶状分布有关。当然,只要病理活检发现有萎缩,就可诊断为萎缩性胃炎。但如果未能发现萎缩,不能轻易排除之。如果不取足够多的标本或者内镜医师并未在病变最重部位(这也需要内镜医师的经验)活检,可能遗漏病灶。反之,当在糜烂或溃疡边缘的组织活检时,即使病理发现了萎缩,却不能简单地视为萎缩性胃炎,这是因为活检组织太浅、组织包埋方向不当等因素均可影响萎缩的判断。还有,根除 Hp 可使胃黏膜活动性炎症消退,慢性炎症程度减轻。一些因素可影响结果的判断,如:①活检部位的差异。②Hp 感染时胃黏膜大量炎症细胞浸润,形如萎缩,但根除 Hp 后胃黏膜炎症细胞消退,黏膜萎缩、肠化可望恢复。然而在胃镜活检取材多少的问题上,病理学家的要求与内镜医师出现了矛盾。从病理组织学观点来看,5 块或更多有利于组织学的准确判断,然而,就内镜医师而言,考虑到患者的医疗费用,主张 2～3 块即可。

(二)Hp 检测

活组织病理学检查时可同时检测 Hp,并可在内镜检查时多取 1 块组织做快速尿素酶检查以增加诊断的可靠性。其他检查 Hp 的方法包括:①胃黏膜直接涂片或组织切片,然后以 Gram 或 Giemsa 或 Warthin-Starry 染色(经典方法),甚至 HE 染色;免疫组化染色则有助于检测球形 Hp。②细菌培养,为金标准;需特殊培养基和微需氧环境,培养时间 3～7 天;阳性率可能不高但特异性高,且可做药物敏感试验。③血清 Hp 抗体测定,多在流行病学调查时用。④尿素呼吸试验,是一种非侵入性诊断法,口服 ^{13}C 或 ^{14}C 标记的尿素后,检测患者呼气中的 ^{13}CO$_2$ 或 ^{14}CO$_2$ 量,结果准确。⑤多聚酶联反应法(PCR 法),能特异地检出不同来源标本中的 Hp。

根除 Hp 治疗后,可在胃镜复查时重复上述检查,亦可采用非侵入性检查手段,如 ^{13}C 或 ^{14}C 尿素呼气试验、粪便 Hp 抗原检测及血清学检查。应注意,近期使用抗生素、质子泵抑制药、铋剂等药物,因有暂时抑制 Hp 作用,会使上述检查(血清学检查除外)呈假阴性。

(三)X 线钡剂检查

主要用以很好地显示胃黏膜相的气钡双重造影。对于萎缩性胃炎,常常可见胃皱襞相对平坦和减少。但依靠 X 线诊断慢性胃炎价值不如胃镜和病理组织学。

(四)实验室检查

1.胃酸分泌功能测定

非萎缩性胃炎胃酸分泌常正常,有时可以增高。萎缩性胃炎病变局限于胃窦时,胃酸可正常或低酸,低酸是由泌酸细胞数量减少和 H^+ 向胃壁反弥散所致。测定基础胃液分泌量(BAO)及注射组胺或五肽胃泌素后测定最大泌酸量(MAO)和高峰泌酸量(PAO)以判断胃泌酸功能,有助于萎缩性胃炎的诊断及指导临床治疗。A 型慢性萎缩性胃炎患者多无酸或低酸,B 型慢性萎缩性胃炎患者可正常或低酸,往往在给予酸分泌刺激药后,亦不见胃液和胃酸分泌。

2.胃蛋白酶原(PG)测定

胃体黏膜萎缩时血清 PGI 水平及 PGI/Ⅱ 比例下降,严重时可伴餐后血清 G-17 水平升高;胃窦黏膜萎缩时餐后血清 G-17 水平下降,严重时可伴 PGI 水平及 PGI/Ⅱ 比例下降。然而,这主要是一种统计学上的差异。

日本学者发现无症状胃癌患者,85%呈阳性,PGI 或比值降低者,推荐进一步胃镜检查,以检出伴有萎缩性胃炎的胃癌。该试剂盒用于诊断萎缩性胃炎和判断胃癌倾向,在欧洲国家应用多于我国。

3.血清胃泌素测定

如果以放射免疫法检测血清促胃液素(胃泌素),则正常值应低于 100pg/mL。慢性萎缩性胃炎胃体为主者,因壁细胞分泌胃酸缺乏,反馈性的 G 细胞分泌促胃液素增多,致促胃液素中度升高。特别是当伴有恶性贫血时,该值可达 1000pg/ml 或更高。注意此时要与促胃液素瘤相鉴别,后者是高胃酸分泌。慢性萎缩性胃炎以胃窦为主时,空腹血清促胃液素正常或降低。

4.自身抗体

血清 PCA 和 IFA 阳性对诊断慢性胃体萎缩性胃炎有帮助,尽管血清 IFA 阳性率较低,但胃液中 IFA 阳性,十分有助于恶性贫血的诊断。

5.血清维生素 B_{12} 浓度和维生素 B_{12} 吸收试验

慢性胃体萎缩性胃炎时,维生素 B_{12} 缺乏,常低于 200ng/L。维生素 B_{12} 吸收试验(Schilling 试验)能检测维生素 B_{12} 在末端回肠吸收情况,且可与回盲部疾病和严重肾功能障碍相鉴别。同时服用 ^{58}Co 和 ^{57}Co(加有内因子)标记的氰钴素胶囊,此后收集 24 小时尿液。如两者排出率均大于 10%则正常,若尿中 ^{58}Co 排出率低于 10%,而 ^{57}Co 的排出率正常则常提示恶性贫血;而两者均降低的常常是回盲部疾病或者肾衰竭者。

六、诊断和鉴别诊断

(一)诊断

多数慢性胃炎患者无任何症状,或即使有症状也缺乏特异性,且缺乏特异性体征,因此根据症状和体征难以做出慢性胃炎的正确诊断。慢性胃炎的确诊主要依赖于内镜检查和胃黏膜活检组织学检查,尤其是后者的诊断价值更大。

按照悉尼胃炎标准要求,完整的诊断应包括病因、部位和形态学三方面。例如诊断为"胃窦为主慢性活动性 Hp 胃炎"和"NSAIDs 相关性胃炎"。当胃窦和胃体炎症程度相差 2 级或以上时,加上"为主"修饰词,如"慢性(活动性)胃炎,胃窦显著"。当然,这些诊断结论最好是在病理报告后给出。在实际的临床工作中,胃镜医师可根据胃镜下表现给予初步诊断。病理诊断则主要根据新悉尼胃炎系统。

对于自身免疫性胃炎诊断,要予以足够的重视。因为胃体活检者甚少,或者很少开展 PCA 和 IFA 的检测,诊断该病者很少。为此,如果遇到以全身衰弱和贫血为主要表现,而上消化道症状往往不明显者,应做血清胃泌素测定和(或)胃液分析,异常者进一步做维生素 B_{12} 吸收试验、血清维生素 B_{12} 浓度测定可获确诊。注意不能仅仅凭活检组织学诊断本病,特别是标本数少时,这是因为 Hp 感染性胃炎后期,胃窦肠化,胃体炎症变得显著,可与自身免疫性胃炎表现相重叠,但后者胃窦黏膜的变化很轻微。另外,淋巴细胞性胃炎也可出现类似情况,而其并无泌酸腺萎缩。

(二)鉴别诊断

1.功能性消化不良

2017 年《中国慢性胃炎共识意见》将消化不良症状与慢性胃炎做了对比:一方面,慢性胃炎患者可有消化不良的各种症状;另一方面,一部分有消化不良症状者如果胃镜和病理检查无明显阳性发现,可能仅仅为功能性消化不良。当然,少数功能性消化不良患者可同时伴有慢性胃炎。这样在慢性胃炎与消化不良之间形成较为错综复杂的关系。但一般说来,消化不良症状的有无和严重程度与慢性胃炎的内镜所见或组织学分级并无明显相关性。

2.早期胃癌和胃溃疡

几种疾病的症状有重叠或类似,但胃镜及病理检查可鉴别。重要的是,如遇到黏膜糜烂,尤其是隆起性糜烂,要多取活检和及时复查,以排除早期胃癌。这是因为即使是病理组织学诊断,也有一定的局限性。主要原因是:①胃黏膜组织学变化易受胃镜检查前夜食物(如某些刺激性食物加重黏膜充血)的性质、被检查者近日是否吸烟、胃镜操作者手法的熟练程度、患者恶心反应等诸种因素影响。②活检是点的调查,而慢性胃炎病变程度在整个黏膜面上并非一致,要多点活检才能做出全面估计。判断治疗效果时,尽量在黏膜病变较重的区域或部位活检。如系治疗前后比较,则应在相同或相近部位活检。③病理诊断易受病理医师主观经验的影响。

3.慢性胆囊炎与胆石症

其与慢性胃炎症状十分相似,同时并存者亦较多。对于中年女性诊断慢性胃炎时,要仔细询问病史,必要时行胆囊 B 超检查,以了解胆囊情况。

4.其他

慢性肝炎和慢性胰腺疾病等,也可出现与慢性胃炎类似症状,在详询病史后,需行必要的影像学检查和特异的实验室检查。

七、预后

慢性萎缩性胃炎常合并肠上皮化生。慢性萎缩性胃炎绝大多数预后良好,少数可癌变,其癌变率为 1‰～3‰。慢性萎缩性胃炎若早期发现,及时积极治疗,病变部位萎缩的腺体是可以恢复的,其可转化为非萎缩性胃炎或被治愈。(以往人们认为慢性萎缩性胃炎不可逆转。)萎缩性胃炎每年的癌变率为 0.5‰～1‰,那么,胃镜和病理检查的随访间期定位多长才既可提高早期胃癌的诊断率,又方便患者和符合医药经济学要求,一直是不同地区和不同学者分歧较大的问题。在我国,城市和乡村的胃癌发生率和医疗条件存在差异。如果纯粹从疾病进展和预防角度考虑,一般认为,不伴有肠化和异型增生的萎缩性胃炎可 1～2 年做内镜和病理随访 1 次,活检有中重度萎缩伴有肠化的萎缩性胃炎 1 年左右随访 1 次。伴有轻度异型增生并剔除取于癌旁者,根据内镜和临床情况缩短至 6～12 个月随访 1 次;而重度异型增生者需立即复查胃镜和病理,必要时手术治疗或内镜下局部治疗。

八、治疗

慢性非萎缩性胃炎的治疗目的是缓解消化不良症状和改善胃黏膜炎症,治疗应尽可能针对病因,遵循个体化原则。消化不良症状的处理与功能性消化不良相同。无症状、Hp 阴性的非萎缩性胃炎无须特殊治疗。

(一)一般治疗

慢性萎缩性胃炎患者,不论其病因如何,均应戒烟、忌酒,避免使用损害胃黏膜的药物如 NSAIDs 等,以及避免对胃黏膜有刺激性的食物和饮品,如过于酸、甜、咸、辛辣和过热、过冷食物,浓茶、咖啡等,饮食宜规律,少吃油炸、烟熏、腌制食物,不食腐烂变质的食物,多吃新鲜蔬菜和水果,所食食品要新鲜并富于营养,保证有足够的蛋白质、维生素(如维生素 C 和叶酸等)及铁质摄入,精神上乐观,生活要规律。

(二)针对病因或发病机制的治疗

1.根除 Hp

慢性非萎缩性胃炎的主要症状为消化不良,其症状应归属于功能性消化不良范畴。国内外均推荐对 Hp 阳性的功能性消化不良行根除治疗,因此,有消化不良症状的 Hp 阳性慢性非萎缩性胃炎患者均应根除 Hp。另外,如果伴有胃黏膜糜烂,也该根除 Hp。大量研究结果表明,根除 Hp 可使胃黏膜组织学得到改善,对预防消化性溃疡和胃癌等有重要意义,对改善或消除消化不良症状具有费用-疗效比优势。

2.保护胃黏膜

关于胃黏膜屏障功能的研究由来已久。1964 年,美国密歇根大学 Horace Willard Davenport 博士首次提出"胃黏膜具有阻止 H^+ 自胃腔向黏膜内扩散的屏障作用"。1975 年,美国密歇根州 Upjohn 公司的 A.Robert 博士发现,前列腺素可明显防止或减轻 NSAIDs 和应激等对胃黏膜的损伤,其效果呈剂量依赖性,从而提出细胞保护的概念。1996 年,加拿大的 Wallace 教授较全面阐述胃黏膜屏障,根据解剖和功能将胃黏膜的防御修复分为 5 个层次:黏液-HCO_3^- 屏障、单层柱状上皮屏障、胃黏膜血流量、免疫细胞-炎症反应和修复重建因子作用等。至关重要的上皮屏障主要包括胃上皮细胞顶膜能抵御高浓度酸、胃上皮细胞之间紧密连接、胃上皮抗原呈递,免疫探及并限制潜在有害物质,并且它们大约每 72 小时完全更新 1 次。这说明它们起着关键作用。

前列腺素和胃黏膜血流量等有关成为胃黏膜保护领域的研究热点,这与 NSAIDs 药物的广泛应用带来的不良反应日益引起学者的重视有关。美国加州大学戴维斯分校 Tarnawski 教授的研究显示,前列腺素保护胃黏膜抵抗致溃疡及致坏死因素损害的机制不仅是抑制胃酸分泌,而且表皮生长因子(EGF)、成纤维生长因子(bFGF)和血管内皮生长因子(VEGF)及热休克蛋白等都是重要的黏膜保护因子,在抵御黏膜损害中起重要作用。

然而,当机体遇到有害因素强烈攻击时,仅依靠自身的防御修复能力是不够的,而强化黏膜防卫能力,促进黏膜的修复是治疗胃黏膜损伤的重要环节之一。具有保护和增强胃黏膜防御功能或者防止胃黏膜屏障受到损害的一类药物统称为胃黏膜保护药,包括铝碳酸镁、硫糖铝、胶体铋剂、地诺前列酮(喜克溃)替普瑞酮(又名施维舒)、吉法酯(又名惠加强-G)、谷氨酰胺类(麦滋林-S)、瑞巴派特(膜固思达)等药物。另外,吉法酯能增加胃黏膜更新,提高细胞再生能力,增强胃黏膜对胃酸的抵抗能力,达到保护胃黏膜作用。

3.抑制胆汁反流

促动力药如多潘立酮可防止或减少胆汁反流;胃黏膜保护药,特别是有结合胆酸作用的铝碳酸镁制剂,可增强胃黏膜屏障、结合胆酸,从而减轻或消除胆汁反流所致的胃黏膜损害。考来烯胺可络合反流至胃内的胆盐,防止胆汁酸破坏胃黏膜屏障,方法为每次 3~4g,每天 3~4 次。

(三)对症处理

由于临床症状与慢性非萎缩性胃炎之间并不存在明确关系,因此消化不良症状的治疗事实上属于功能性消化不良的经验性治疗。慢性胃炎伴胆汁反流者可应用促动力药(如多潘立酮)和(或)有结合胆酸作用的胃黏膜保护药(如铝碳酸镁制剂)。

(1)有胃黏膜糜烂和(或)以反酸、上腹痛等症状为主者,可根据病情或症状严重程度选用抗酸药、H_2 受体拮抗药或质子泵抑制药(PPI)。

(2)促动力药如多潘立酮、马来酸曲美布汀、莫沙必利、盐酸伊托必利主要用于上腹饱胀、恶心或呕吐等为主要症状者。

(3)胃黏膜保护药如硫糖铝、瑞巴派特、替普瑞酮、吉法酯、依卡倍特适用于有胆汁反流、胃黏膜损害和(或)症状明显者。

(4)抗抑郁药或抗焦虑治疗:可用于有明显精神因素的慢性胃炎伴消化不良症状患者,同时应予耐心解释或心理治疗。

(5)助消化治疗:对于伴有腹胀、食欲缺乏等消化不良症而无明显上述胃灼热、反酸、上腹饥饿痛症状者,可选用含有胃酶、胰酶和肠酶等的复合酶制剂治疗。

(6)其他对症治疗:包括解痉止痛、止吐、改善贫血等。

(7)对于贫血,若为缺铁,应补充铁剂。大细胞贫血者根据维生素 B_{12} 或叶酸缺乏分别给予补充。

第二节　急性胃扩张

急性胃扩张是指胃和十二指肠内由于大量气体、液体或食物潴留而引起胃和十二指肠上段的高度扩张。Rokitansky 于 1842 年首先描述,Fagge 于 1873 年简述了急性胃扩张的临床特征及治疗。儿童及成人均可发病,男性多见,发病年龄大多在 21~40 岁。

一、病因及发病机制

该病多发生于腹部手术后、某些慢性消耗性疾病及长期卧床的患者,国内报道多因暴饮暴食所致。常见病因可分为以下几种。

(一)胃及肠壁神经肌肉麻痹

其主要见于:①麻醉和外科手术后。②中枢神经损伤。③腹腔及腹膜后的严重感染。④慢性消耗性疾病,如慢性肺源性心脏病、尿毒症、肝性脑病时的毒血症。⑤代谢性疾病及电解质紊乱,如糖尿病合并神经病变、低血钾症等。⑥药物,如抗胆碱药物过量。⑦暴饮暴食。

⑧其他,如自主神经功能紊乱等。

(二)机械性梗阻

其主要见于:①脊柱前凸性畸形。②肠系膜上动脉压迫综合征。③胃幽门区良性狭窄及恶性肿瘤。④十二指肠肿瘤及其周围良性狭窄和恶性肿瘤等。

在前述某一个或多个病因存在下,胃排空障碍而使胃扩张,达到一定程度时,胃壁肌肉张力降低,使胃和十二指肠交界处角度变成锐角,胃内容物排出受阻,胃腔膨大,进而可压迫十二指肠,并将系膜和小肠挤向盆腔,造成幽门远端的梗阻。而当胃和十二指肠麻痹后,其所分泌的液体如胃液、胆汁、胰液及十二指肠液因不能被吸收而潴留在胃和(或)十二指肠内,加上吞咽的气体及发酵产生的气体,使胃和十二指肠进一步扩张,形成恶性循环。大量液体潴留在胃和十二指肠内,造成反应性呕吐,而大量频繁地呕吐,除导致水分的大量丢失造成脱水外,同时造成电解质成分的丢失,引起酸碱平衡紊乱。在胃扩张后,扩张胃机械性地压迫门静脉、下腔静脉,使血液潴留在腹腔内脏,回心血量减少,加之水分的丢失使有效血容量减少,最后导致休克。

二、诊断要点

根据病史、查体及腹部 X 线检查一般可以明确诊断。基本要点如下。

(一)病史

病前有相关外科手术史、慢性疾患史或暴饮暴食史存在。

(二)症状

1.腹痛、腹胀

病初有上腹部饱胀,上腹部或脐周持续性胀痛,可有阵发性加重,但多不剧烈。

2.恶性、呕吐

伴随腹胀、腹痛的加重而出现,并且逐渐加重。呕吐物初为胃内容物,反复频繁呕吐后转为棕褐色酸性液体。

3.排气、排便停止

在后期易于出现。

4.脱水、休克

主要因失水及电解质丢失所致。表现有口渴、精神萎靡、嗜睡、半昏迷、呼吸急促、少尿或无尿和血压下降等。

(三)查体

可有脱水貌。腹部高度膨隆,可见"巨胃窦征",可有腹部压痛和肌紧张,但反跳痛不明显。胃区振水音阳性,肠鸣音减弱或消失。

(四)辅助检查

1.胃管吸液

插入胃肠减压管吸出大量胃内液体(3~4L)则可确诊。

2.腹部 X 线检查

立位透视或平片,可见大胃泡伴液气平。在肠穿孔时,可有膈下游离气体出现。

3.B 超波

可见胃高度扩张,胃壁变薄,大量潴留物;气体较多时,界限不易与肠胀气区别。

4.实验室检查

白细胞计数多不增高,但有穿孔等并发症存在时,可有细胞计数增高甚至出现核左移。在明显脱水时,可见红细胞计数及血红蛋白增高。尿液检查,可见尿比重增高、蛋白尿、管形尿。血生化检查可见低钾、低钠、低氯,尿素氮和二氧化碳结合力升高等。

三、鉴别诊断

(一)胃扭转

亦有腹胀、腹痛和呕吐。但其起病急,腹痛较剧烈,呕吐频繁而量少,胃内容液无胆汁,查体见上腹部膨胀呈半球状而脐下平坦,胃管不能插入胃内,X 线透视或腹部平片可见胃腔扩大,出现 1 个或 2 个液气平。钡剂造影时钡剂不能进入胃内而在食管下段受阻,梗阻端呈尖削阴影等有助于鉴别。

(二)原发或继发性腹膜炎

腹部亦膨胀,肠鸣音减弱或消失。但其常有脏器穿孔或(和)腹腔感染史,腹部呈弥散性膨隆伴腹膜刺激征,腹腔积液征阳性,腹穿呈渗出性改变,胃肠减压不能使症状缓解有助于鉴别。

(三)高位机械性肠梗阻

亦可有腹痛和呕吐,腹胀满可见肠胃型,X 线腹部立位透视或平片照相检查可见胃肠腔扩大。但其多有消化性溃疡、手术后局部粘连、胃肠及腹腔肿瘤等病史存在,腹痛多为急性发作性腹部绞痛,常伴高亢的肠鸣音,X 线腹部立位透视或平片照相检查可见肠管呈多个梯形液气平,胃肠减压症状不能缓解有助于鉴别。

(四)急性胃炎

急性胃炎在饱餐之后亦可出现呕吐和上腹部疼痛,有时较明显,但在呕吐后腹痛可减轻,且无明显胀满或扩大的胃型等有助于鉴别。

四、并发症

(一)电解质及酸碱平衡紊乱

由于频繁和大量呕吐,胃液成分大量丢失,可出现低血钾、低血钠、低血氯和二氧化碳结合力增高。

(二)穿孔

由于胃壁过度扩张,胃壁变薄,其表面血管扩张、充血,胃黏膜缺血而发生胃壁坏死,严重者出现穿孔。

(三)休克

主要由于呕吐引起水分大量丢失所致。

五、治疗

(一)一般治疗

(1)禁食、禁水:一经确诊,应予禁食禁水,以免使胃的扩张加重。

(2)洗胃:可用等渗温盐水洗胃,直至胃内容物清除干净,吸出正常胃液为止。

(3)持续胃肠减压:清除胃内容物后,应继续给予持续胃肠减压,直至恶心、呕吐、腹痛、腹胀症状消失,肠鸣音恢复为止。

(4)病情容许时可采取治疗性体位,即俯卧位或膝胸卧位。在腹胀减轻、肠鸣音恢复后,可进少量流食,如症状无反复,可逐渐增加进食量,并逐步过渡到半流食、普食。

(二)药物治疗

(1)输液,补充足够的水分、热卡和电解质,维持有效血容量和能量需要。常用液体有5%～10%葡萄糖、5%葡萄糖生理盐水、平衡盐、复合氨基酸、脂肪乳、维生素及钾盐等。在禁食患者,输液量一般需3000～4000mL;具体入液量可根据体重、体液丢失量计算,同时应注意心肺功能情况,供应热卡应不少于26kJ/(kg·d)。

(2)抗感染:在合并穿孔时,应给予积极抗感染治疗。常用的有氨苄西林、哌拉西林、环丙沙星、甲硝唑等。感染较重时,可给予输新鲜血及血浆,以便加强支持治疗和提高抗病能力。

(三)治疗并发症

1.抗休克

在并发休克时,应积极抗休克治疗。

2.纠正酸碱平衡和电解质紊乱

由于呕吐导致大量酸性胃液丢失及电解质丢失,前者易于引起代谢性碱中毒,后者容易导致钠、钾、氯等离子的丢失,对此可给予0.1%～0.2%氯化氢或氯化铵静脉滴注。注意,前者必须选用大静脉,否则可能导致严重的周围静脉炎;亦可给予精氨酸静脉滴注,并注意补充钾盐。

3.穿孔

合并穿孔时,应及时给予手术治疗。

(四)外科治疗

1.手术指征

(1)餐后极度胃扩张而胃内容物无法吸出者。

(2)内科治疗8～12小时病情不能缓解者。

(3)有胃、十二指肠机械梗阻因素存在者。

(4)合并穿孔或胃大出血者。

(5)胃功能长期不能恢复而无法进食者。

2.手术方法

力求简单有效,术后处理与其他胃疾病相同。

方法有:①胃壁切开术。②胃壁内翻缝合术。③胃部分切除术。④十二指肠－空肠吻合术。

六、预后

急性胃扩张是内科急症,既往在治疗不及时得当的情况下,病死率可高达20%。随着近代医疗卫生知识的普及和诊疗技术的进展,发生率已明显减少。单纯性急性胃扩张若能及时获得诊断和治疗,大部分预后良好;伴有休克、穿孔等严重并发症者,预后仍较差。

第三节　溃疡性结肠炎

一、病因和发病机制

(一)病因

溃疡性结肠炎(UC)病因尚不十分明确,可能与基因因素、心理因素、自身免疫因素、感染因素等有关。

(二)发病机制

肠道菌群失调后,一些肠道有害菌或致病菌分泌的毒素、脂多糖等激活了肠黏膜免疫和肠道产酪酸菌减少,引起易感患者肠免疫功能紊乱,造成肠黏膜损伤。

二、临床表现

(一)临床症状

本病多发病缓慢,偶有急性发作者,病程多呈迁延发作与缓解期交替发作。

1.消化系统表现

腹泻、腹痛和便血为最常见症状。初期症状较轻,粪便表面有黏液,以后大便次数增多,粪中常混有脓血和黏液,可呈糊状软便。重者腹胀、食欲缺乏、恶心、呕吐,体检可发现左下腹压痛,可有腹肌紧张、反跳痛等。

2.全身表现

全身表现可有发热、贫血、消瘦和低蛋白血症、精神焦虑等。急性暴发型重症患者,出现发热、水电解质失衡、维生素和蛋白质从肠道丢失、贫血、体重下降等。

3.肠外表现

肠外表现可有关节炎、结节性红斑、口腔黏膜复发性溃疡、巩膜外层炎、前葡萄膜炎等,这些肠外表现在结肠炎控制或结肠切除后可以缓解和恢复;强直性脊柱炎、原发性硬化性胆管炎及少见的淀粉样变性等可与溃疡性结肠炎共存,但与溃疡性结肠炎本身的病情变化无关。

(二)体征

轻型患者除左下腹有轻压痛外,无其他阳性体征。重症和暴发型患者,可有明显鼓肠、腹肌紧张、腹部压痛和反跳痛。有些患者可触及痉挛或肠壁增厚的乙状结肠和降结肠,肠鸣音亢进,肝脏可因脂肪浸润或并发慢性肝炎而肿大。直肠指检常有触痛,肛门括约肌常痉挛,但在急性中毒症状较重的患者可松弛,指套染血。

(三)并发症

并发症主要包括中毒性巨结肠、大出血、穿孔、癌变等。

三、诊断要点

(一)症状

有持续或反复发作的腹痛、腹泻,排黏液血便,伴里急后重,重者伴有恶心、呕吐等症状,病程多在4～6周。可有关节、皮肤、眼、口及肝胆等肠外表现。需再根据全身表现来综合判断。

(二)体征

轻型患者常有左下腹或全腹压痛伴肠鸣音亢进。重型和暴发型患者可有腹肌紧张、反跳痛,或可触及痉挛或肠壁增厚的乙状结肠和降结肠。直肠指检常有压痛。

(三)实验室检查

血常规示小细胞性贫血,中性粒细胞增高,血沉增快,血清蛋白降低,球蛋白升高。严重者可出现电解质紊乱,低血钾。

大便外观有黏液脓血,镜下见红、白细胞及脓细胞。

(四)放射学钡剂检查

急性期一般不宜做钡剂检查。要特别注意的是,重度溃疡性结肠炎在做钡灌肠时,有诱发肠扩张与穿孔的可能性。钡灌肠对本病的诊断和鉴别诊断有重要价值,尤其是对克罗恩病、结肠恶变有意义。

临床静止期可做钡灌肠检查,以判断近端结肠病变;排除克罗恩病者宜再做全消化道钡餐检查。钡剂灌肠检查可见黏膜粗糙水肿、多发性细小充盈缺损、肠管短缩、袋囊变浅或消失呈铅管状等。

(五)内镜检查

临床上,多数病变在直肠和乙状结肠,采用乙状结肠镜检查很有价值,对于慢性或疑为全结肠患者,宜行纤维结肠镜检查。内镜检查有确诊价值,通过直视下反复观察结肠的肉眼变化及组织学改变,既能了解炎症的性质和动态变化,又可早期发现恶变前病变,能在镜下准确地采集病变组织和分泌物以利于排除特异性肠道感染性疾病。

检查可见病变。病变多从直肠开始呈连续性、弥散性分布,黏膜血管纹理模糊、紊乱或消失。充血、水肿、质脆、出血、脓性分泌物附着,亦常见黏膜粗糙,呈细颗粒状等炎症表现。病变明显处可见弥散性、多发性糜烂或溃疡。重者有多发性糜烂或溃疡,缓解期患者结肠袋囊变浅或消失,可有假息肉或桥形黏膜等。

(六)黏膜活检和手术取标本

1.黏膜组织学检查

本病活动期和缓解期有不同表现。

(1)活动期表现:①固有膜内有弥散性慢性炎性细胞、中性粒细胞、嗜酸性粒细胞浸润。②隐窝有急性炎性细胞浸润,尤其是上皮细胞间有中性粒细胞浸润及隐窝炎,甚至形成隐窝脓肿,脓肿可溃入固有膜。③隐窝上皮增生,杯状细胞减少。④可见黏膜表层糜烂、溃疡形成和肉芽组织增生。

(2)缓解期表现:①中性粒细胞消失,慢性炎性细胞减少。②隐窝大小、形态不规则,排列紊乱。③腺上皮与黏膜肌层间隙增宽。④潘氏细胞化生。

2.手术切除标本病理检查

手术切除标本病理检查可根据黏膜组织学特点进行。

(七)诊断方法

在排除细菌性痢疾、阿米巴痢疾、慢性血吸虫病、肠结核等感染性结肠炎及结肠 CD、缺血性结肠炎、放射性结肠炎等疾病的基础上,具体诊断方法如下。

（1）具有临床表现、肠镜检查及放射学钡剂检查 1/3 者可拟诊。

（2）加上黏膜活检或手术取标本做病理者可确诊。

（3）初发病例、临床表现和结肠镜改变均不典型者，暂不诊断为 UC，但须随访 3～6 个月，观察发作情况。

（4）结肠镜检查发现的轻度慢性直肠炎、乙状结肠炎不能与 UC 等同，应观察病情变化，认真寻找病因。

四、治疗原则

UC 的治疗应掌握好分级、分期、分段治疗的原则。分级指按疾病的严重度，采用不同药物和不同治疗方法；分期指疾病分为活动期和缓解期，活动期以控制炎症及缓解症状为主要目标，缓解期应继续维持缓解，预防复发；分段治疗指确定病变范围以选择不同给药方法，远段结肠炎可采用局部治疗，广泛性结肠炎或有肠外症状者则以系统性治疗为主。溃疡性直肠炎治疗原则和方法与远段结肠炎相同，局部治疗更为重要，优于口服用药。

（一）一般治疗

休息，进柔软、易消化、富营养的食物，补充多种维生素。贫血严重者可输血，腹泻严重者应补液，纠正电解质紊乱。

（二）药物治疗

1.活动期的治疗

（1）轻度 UC：可选用柳氮磺吡啶（SASP）制剂，每天 3～4g，分次口服；或用相当剂量的5-氨基水杨酸(5-ASA)制剂。病变分布于远端结肠者可酌用 SASP 栓剂 0.5～1.0g，每天2次。氢化可的松琥珀酸钠盐 100～200mg 保留灌肠，每晚1次。亦可用中药保留灌肠治疗。

（2）中度 UC：可用上述剂量水杨酸类制剂治疗，疗效不佳者，适当加量或改口服类固醇皮质激素，常用泼尼松 30～40mg/d，分次口服。

（3）重度 UC：①如患者尚未用过口服类固醇激素，可用口服泼尼松龙 40～60mg/d，观察7～10天。亦可直接静脉给药。已使用者应静脉滴注氢化可的松 300mg/d 或甲泼尼龙 48mg/d。②肠外应用广谱抗生素控制肠道继发感染，如氨苄西林、硝基咪唑及喹诺酮类制剂。③应嘱患者卧床休息，适当补液，补充电解质，防止电解质紊乱。便血量大者应考虑输血。营养不良病情较重者应注意饮食，必要时可给予肠外营养。④类固醇激素使用 7～10 天后无效者可考虑应用环孢素静脉滴注，每天 2～4mg/kg。应注意监测血药浓度。⑤慎用解痉剂及止泻剂，避免诱发中毒性巨结肠。如上述药物治疗效果不佳时，应及时予内外科会诊，确定结肠切除手术的时机与方式。

2.缓解期的治疗

症状缓解后，维持治疗的时间至少为 1 年，一般认为类固醇类无维持治疗效果，在症状缓解后逐渐减量，应尽可能过渡到用 SASP 维持治疗。维持治疗剂量一般为口服每天 1.0～3.0g，亦可用相当剂量的 5-氨基水杨酸类药物。6-硫基嘌呤(6-MP)或疏唑嘌呤等用于对上述药物不能维持或对类固醇激素依赖者。

第四节　肠梗阻

一、病因和发病机制

(一)病因

肠梗阻的分类不同,病因也不相同。机械性肠梗阻是指肠壁本身、肠腔内或肠管外的各种器质性病变造成肠腔狭窄或闭塞致使肠内容物通过受阻。动力性肠梗阻是指各种原因导致肠壁肌肉舒缩紊乱,失去蠕动能力,使肠内容物不能有效排出而产生的梗阻,而肠壁本身并无解剖上的病变。

1.机械性肠梗阻

(1)肠管外病因:①粘连与粘连带压迫,为最常见病因。包括既往手术造成的粘连,可引起肠折叠扭转而造成梗阻。②疝的嵌顿。如腹股沟斜疝、股疝的嵌顿。③肠外肿瘤或腹块压迫。

(2)肠腔内阻塞:由胆石、肠石、异物、蛔虫等引起,已少见。

(3)肠壁病变:包括先天性狭窄和闭孔畸形、炎症、肠套叠等。

2.动力性肠梗阻

(1)麻痹性肠梗阻:可并发于腹部大手术后、电解质紊乱、全身性脓血症等。

(2)痉挛性肠梗阻:胆道炎症、神经系统功能紊乱均可引起肠管暂时性痉挛。

3.缺血性肠梗阻

肠系膜动脉栓塞或血栓形成和肠系膜静脉血栓形成为主要病因。在肠腔阻塞时,肠壁因血管被压迫而引起缺血坏死,称为绞窄性肠梗阻。多因肠扭转、肠套叠、肠粘连等引起。各种病因引起肠梗阻的频率随年代、地区、卫生条件等不同而不同。20世纪30年代,嵌顿是引起肠梗阻的主要原因;随着医疗水平的提高,手术后粘连所致的肠梗阻发生率明显增加。

(二)发病机制

肠梗阻的主要病理生理改变为肠膨胀、体液和电解质的丢失及感染和毒血症。局部生理病理改变有肠蠕动增加,肠腔扩张,积气积液,肠壁充血水肿,通透性增加。全身病理生理改变有水、电解质丢失,感染、休克、心肺功能障碍等。

二、临床表现

(一)临床症状

1.腹痛

腹痛是肠梗阻最先出现的症状。机械性肠梗阻发生时,腹痛表现为阵发性绞痛,由梗阻部位以上的肠管强烈蠕动引起,多位于腹中部,常突然发作,达到高峰后自行消失。有时可伴有肠鸣,可见到肠型和肠蠕动波。如果腹痛的间歇期不断缩短以至于成为剧烈的持续性腹痛,则应警惕绞窄性肠梗阻的出现。

2.呕吐

肠梗阻患者几乎都有呕吐,而呕吐的程度和性质与梗阻程度和部位有密切关系。在梗阻早期,呕吐呈反射性,吐出物为食物或胃液;后期则为反流性呕吐。呕吐随梗阻部位高低而有所不同,一般是梗阻部位越高,呕吐出现越早、越频繁。高位肠梗阻时,呕吐频繁,吐出物主要为胃及十二指肠内容物;低位梗阻时,呕吐出现迟而少,吐出物可呈粪样。结肠梗阻时,到晚期才出现呕吐,呕吐物如呈棕褐色或血性,是肠管血运障碍的表现。麻痹性肠梗阻时的呕吐物呈溢出性。

3.腹胀

腹胀一般在梗阻发生一段时间后,为肠腔内积气积液所致,其程度与梗阻部位有关。高位小肠梗阻(是指发生于十二指肠或空肠的梗阻)由于频繁呕吐多无明显腹胀,低位小肠梗阻(主要指远端回肠的梗阻)或结肠梗阻的晚期常有显著的全腹膨胀。腹部隆起不均匀对称,是肠扭转等闭襻性肠梗阻的特点。

4.肛门停止排气、排便

完全性肠梗阻发生后,患者多不再排气、排便,但梗阻早期尤其是高位肠梗阻,可因梗阻以下肠内尚残存粪便和气体,仍可自行或在灌肠后排出。某些绞窄性肠梗阻,如肠套叠、肠系膜血管栓塞或血栓形成,则可排出血性黏液样粪便。

5.全身症状

一般无明显的全身症状,但呕吐频繁和腹胀严重者必有脱水。血钾过低者有疲软、嗜睡、乏力和心律失常等,伴有腹腔感染者,腹痛持续扩散至全身,同时伴有畏寒、发热、白细胞计数升高等感染和毒血症表现。

(二)体征

1.全身体征

一般为急性痛苦面容,神志清楚;梗阻晚期或绞窄性肠梗阻可表现为唇干舌燥,眼窝内陷,尿少或无尿等明显缺水征,或血压下降、面色苍白、四肢发凉等中毒和休克征象。

2.腹部体征

(1)腹部膨胀:多见于低位小肠梗阻的后期。闭襻性肠梗阻常有不对称的局部膨胀,而麻痹性肠梗阻则有明显的全腹膨胀。在腹部触诊之前,最好先做腹部听诊数分钟。

(2)肠鸣音(或肠蠕动音)亢进或消失:在机械性肠梗阻早期,当绞痛发作时,在梗阻部位经常可听到肠鸣音亢进,如一阵密集气过水声。肠腔明显扩张时,蠕动音可呈高调金属音性质。在麻痹性肠梗阻或机械性肠梗阻并发腹膜炎时,肠蠕动音极度减少或完全消失。

(3)肠型和蠕动波:在慢性肠梗阻和腹壁较薄的病例,肠型和蠕动波特别明显。

(4)腹部压痛:常见于机械性肠梗阻;压痛伴肌紧张和反跳痛主要见于绞窄性肠梗阻,尤其是并发腹膜炎时。

(5)腹块:在成团蛔虫、胆结石、肠套叠或结肠癌所致的肠梗阻,往往可触到相应的腹块;在闭襻性肠梗阻,有时可能触到有压痛的扩张肠段。

三、诊断要点

典型的肠梗阻不难诊断,诊断要点有腹痛、腹泻、呕吐、肛门停止排气排便等主要症状,腹部检查可见肠型、压痛、肠鸣音亢进或消失等,X线透视可见肠腔明显扩张于多个液平面。

(一)症状

腹痛、腹胀、呕吐、肛门停止排气排便等。梗阻晚期出现唇干舌燥、皮肤弹性消失或者脉搏细速、面色苍白等中毒和休克征象。

(二)体征

机械性肠梗阻可见肠型和蠕动波,肠扭转时多不对称。麻痹性肠梗阻则腹胀均匀,可有压痛,肠鸣音亢进或消失。

(三)实验室检查

单纯性肠梗阻早期无明显改变。随着病情发展,可出现白细胞升高,中性粒细胞比例升高(多见于绞窄性肠梗阻),血红蛋白值、血细胞比容升高,尿比重也增高,电解质和酸碱失衡。肠血运障碍时,可含大量红细胞或隐血阳性。

(四)X线检查

一般在肠梗阻 4~6 小时,X 线即可检查出肠内积气,立位或侧卧位透视或拍片,可见多数液平面及气胀肠袢。因部位不同 X 线表现也各有特点,如空肠黏膜环状皱襞可显示"鱼类骨刺"状,回肠黏膜则无此表现,结肠胀气位于腹部周边,显示结肠袋形。在怀疑肠套叠、乙状结肠扭转或结肠肿瘤时,可做钡剂灌肠或 CT 检查。

四、治疗原则

肠梗阻的治疗原则是根据梗阻的病因、性质、部位及患者的全身情况,矫正肠梗阻所引起的生理紊乱和解除梗阻。

梗阻的类型与治疗方案的选择密切相关。机械性梗阻多需要手术解除;单纯性机械性梗阻可先行保守治疗,无效或效果不佳时再行手术治疗;动力性梗阻则可以保守治疗。具体治疗方法有以下几种。

(一)基础疗法

胃肠减压是治疗肠梗阻的重要方法。通过减压可以减轻腹胀,有利于肠壁循环的恢复,避免吸入性肺炎的发生,改善局部病变和全身情况。

(二)纠正水电解质紊乱和酸碱失衡

不论是手术治疗还是非手术治疗,纠正电解质紊乱是极其重要的措施。根据患者呕吐情况、缺水体征、血液浓缩程度、尿排量和比重确定所需容量和种类。一般成人症状较轻约需补液 1500mL,明显呕吐者则需补液 3000mL,而伴周围循环衰竭和低血压时应补 4000mL 以上。但是,在单纯性肠梗阻晚期和绞窄性肠梗阻时,尚需输给血浆、全血和血浆代用品,以补充丧失至肠腔或腹腔内的血浆和血液。

(三)控制感染和血中毒

肠梗阻发生时间长或绞窄时,肠壁和腹膜多有感染,应该应用抗肠道细菌,包括抗厌氧菌的抗菌药。还可根据症状应用镇静和解痉类药物。

(四)解除梗阻,恢复肠道功能

1.非手术治疗

非手术治疗主要适用于单纯性机械性肠梗阻,麻痹性或痉挛性肠梗阻,蛔虫或粪块堵塞引起的肠梗阻,肠结核等炎症引起的不完全的肠梗阻,肠套叠早期等。除前面所述的基础治疗外,主要包括中医中药治疗、口服或胃肠道灌注植物油、针刺疗法等,麻痹性肠梗阻如无外科情况可用新斯的明注射或腹部热敷芒硝等,肠套叠可用空气钡灌肠法使之复位。

2.手术治疗

绝大多数的机械性肠梗阻需进行外科手术治疗,缺血性肠梗阻和绞窄性肠梗阻,以及非手术治疗无效的患者都应行手术。

第五节　十二指肠炎

十二指肠炎(DI)是指由各种原因引起的急性或慢性十二指肠黏膜的炎症性疾病。十二指肠炎可单独存在,也可以和胃炎、消化性溃疡、胆囊炎、胰腺炎、寄生虫感染等其他疾病并存。据统计,十二指肠炎的内镜检出率为 10%～30%。临床将十二指肠炎分为原发性和继发性两类。

一、原发性十二指肠炎

原发性十二指肠炎又称非特异性十二指肠炎,临床上人们一般所说的十二指肠炎就属该型。近年来,随着消化内镜检查的逐渐普及,病例发现人数的增加,才引起人们的关注。该疾病男性多见,男女比例为 4:1～3:1,可发生于各年龄组,以青年最多见,城镇居民多于农村居民。原发性十二指肠炎发生于壶腹最多见,约占 35%,其他依次发生于乳头部、十二指肠降部、纵行皱等部位。胃酸测定提示,该病患者的基础胃酸分泌、最大胃酸分泌均低于十二指肠溃疡(DU)患者;预后也不形成瘢痕,随访发现患者多不发展为十二指肠溃疡。目前认为 DI 是一种独立的疾病。

(一)病因和发病机制

最新研究成果表明,Hp 与十二指肠炎的发病有着密切的关系。Hp 感染、胃上皮化生、十二指肠炎三者之间有着高度相关性。研究表明,胃上皮细胞可能存在与 Hp 特异结合的受体,胃上皮细胞的化生反过来又为 Hp 的定植提供了条件,同时,十二指肠炎是胃上皮化生的基础。Hp 感染时,其产生的黏液酶、脂酶、磷脂酶及其他产物,破坏十二指肠黏膜的完整性,降解十二指肠的黏液,使黏膜的防御机制降低,胃液中的氢离子反弥散入黏膜,引起十二指肠炎症,有时甚至发生十二指肠溃疡。国内外许多学者研究发现,组织学正常的十二指肠黏膜未发现 Hp 感染,相反,活动性十二指肠炎患者的黏膜不仅可以发现 Hp 感染,而且与十二指肠炎的严重程度呈正相关。

同样,胃酸在 DI 发病过程中也发挥着重要的作用。有人观察,十二指肠炎患者的胃酸分泌是正常的,因此胃酸过多并不是 DI 的根本原因。研究显示,吸烟、饮酒、刺激性食物、药物、放射线照射及其他应激因素可以使十二指肠黏膜对胃酸的抵抗力下降,进入十二指肠的胃酸未被稀释和中和,发生反弥散,刺激肥大细胞释放组胺等血管活性物质,引起十二指肠黏膜的充血、水肿,炎性细胞浸润,发生炎症。

研究表明,DI 和 DU 虽然属于两种独立的疾病,但两者之间存在密切的联系。两者的组织学表现及内镜下表现有相似之处,且常常合并存在,可以互相演变。Rivers 提出,十二指肠炎是十二指肠溃疡的前驱表现,而十二指肠溃疡可能是整个炎症过程的一部分。Cheli 认为,

DI 是一种独立疾病,而糜烂性十二指肠炎是属于消化性 DI。十二指肠炎进展加重可以使黏膜对于胃酸分泌的反馈抑制作用减弱,导致高胃酸分泌,为十二指肠溃疡的发生提供条件;同时,炎症使上皮细胞破坏,隐窝部细胞增生,当出现所谓的高增生衰竭时,在高胃酸因素作用下,黏膜产生糜烂,甚至形成溃疡。

(二)病理

十二指肠炎光镜下可见充血、水肿、出血、糜烂、炎性细胞浸润,活动期时多以中性粒细胞为主。研究发现,DI 的病理变化主要有:绒毛缩短、肠腺延长和有丝分裂增加;上皮细胞核过度染色,呈假分层现象;周围层内淋巴细胞、浆细胞、嗜酸性细胞、中性粒细胞和上皮层内淋巴细胞及中性粒细胞数量增加。另外,胃上皮化生是 DI 的重要病理特征,常发生在矮小、萎缩的绒毛上。其中绒毛萎缩变短、十二指肠隐窝细胞活性增加、黏膜固有层炎症细胞浸润具有一定的诊断意义。许多学者将多核细胞数增加作为组织学证实十二指肠炎的证据,当十二指肠黏膜上皮细胞中发现中性多核细胞时,更具诊断意义。绒毛的形态对于诊断也极为重要,重度十二指肠炎时绒毛可呈败絮状或虫蚀样改变。

Cheli 等依照组织学将十二指肠炎分为 3 型:①浅表型。炎症细胞浸润局限于绒毛层,绒毛变形或扩大,上皮细胞变性较少,可伴有嗜银网状纤维增生。②萎缩型。炎症细胞可以扩展至整个黏膜层,上皮细胞变性严重,肠腺减少或消失。③间质型。炎症细胞局限在腺体之间,与黏膜肌层中的黏膜紧邻。

有学者把十二指肠黏膜的组织学改变分为 5 级:0 级是指黏膜表面完整无损,无细胞浸润;1 级是指炎症细胞浸润较轻;2 级是指固有膜层中度炎症细胞浸润;3 级是指炎症细胞浸润伴血管多;4 级是指弥散性炎症细胞浸润,表层上皮细胞被黏液细胞替代。0～2 级者可视为正常十二指肠黏膜,3 级以上可诊断为十二指肠炎。

(三)临床表现

十二指肠炎症可以使黏膜对酸、胆汁及其他损害因素敏感性增强,可出现上腹痛,伴有反酸、胃灼热、嗳气,有时酷似十二指肠溃疡的空腹痛,进食后可以缓解;十二指肠炎引起的烧灼样上腹痛,可被抑酸药缓解。部分十二指肠炎患者可无特异性症状;当合并胃炎、食管炎、胆囊炎、胰腺炎等疾病时,可表现为合并疾病的临床症状;少数严重患者可以发生上消化道出血,表现为呕血、黑粪。据此将 DI 临床表现分为 3 种类型。

1.胃炎型

患者临床症状与胃炎相似,如上腹隐痛、饱胀、胃灼热等。

2.溃疡型

溃疡型伴有较为典型的十二指肠溃疡症状,如规律性上腹痛(饥饿痛、夜间痛),进食后疼痛可减轻,反胃、反酸、嗳气等。

3.上消化道出血型

患者以呕血、黑粪为首发或主要临床表现,其多起病隐匿,多无明显诱因;常年发病,无季节性;出血前病程多较长;出血方式以黑粪为主;预后良好等。

(四)辅助检查

1.十二指肠引流术

十二指肠引流的胆汁(即十二指肠液)可表现为浑浊、有黏液,镜检可见较多的白细胞及上皮细胞。十二指肠液化验分析有助于排除寄生虫感染等。

2.超声检查

正常情况下,患者禁食、禁水 8 小时,对十二指肠进行超声检查时,可见十二指肠壶腹呈圆形、椭圆形或三角形的"靶环"征,外层为强回声浆膜层,中间为低回声肌层,内层为较强回声黏膜层。

当发现十二指肠内气体消失,代之以长 2～4cm、宽 1.3～2cm 的液性暗区,其内可见食糜回声光点时,为异常现象。

考虑小肠排空时间为 3～8 小时,当十二指肠远端不完全梗阻或狭窄时,导致十二指肠近端不同程度扩张,同时可使十二指肠排空延迟,十二指肠内容物长时间停留在十二指肠肠腔内,引起十二指肠黏膜的炎症性改变。但超声检查只是间接的诊断方式,对十二指肠黏膜炎症侵犯程度及炎症类型无法明确,有很大局限性和非特异性,其诊断价值远远低于胃镜。

3.X 线钡餐检查

DI 的 X 线钡餐检查缺乏特异性征象,诊断符合率不高。十二指肠炎常常具有十二指肠溃疡 X 线改变的一些间接征象,如十二指肠有激惹、痉挛、变形,黏膜紊乱、增粗,十二指肠壶腹边缘毛糙,呈锯齿样改变,因此易被误诊为十二指肠溃疡。但是 DI 缺乏特征性龛影等直接的 X 线征象,不会出现固定畸形及持久性的壶腹变形,低张或增加十二指肠壶腹充盈压力可恢复正常形态。

4.内镜检查

内镜下 DI 的改变表现为黏膜充血、水肿,充气后不能消失的增厚皱褶,假息肉形成,糜烂,渗出,黏膜苍白或黏膜外血管显露等。

内镜下把十二指肠炎分为 3 型:①炎症型。黏膜红白相间,呈点片状花斑,黏膜表面粗糙不平,色泽变暗或毛细血管显露。②活动型。黏膜有片状充血、水肿、渗出物附着、糜烂、出血。③增生型。黏膜有颗粒形成,小结节增生或肉阜样增厚、球腔变形。

Venables 根据炎症程度和范围用打分来评估炎症轻重,共分为 3 级:①Ⅰ级,红斑。②Ⅱ级,红斑伴黏膜水肿,或同时伴有接触性出血。③Ⅲ级,在Ⅱ级基础上黏膜颜色发灰。依照炎症累及范围分为 3 度:<33％、33％～66％、>66％,各打 1 分、2 分、3 分,最高积分可达 9 分。

DI 的诊断在内镜和组织学之间有一定差异,不能单纯根据充血诊断为炎症。有些内镜下无异常变化,但组织学上却有十二指肠炎的表现。有些内镜下黏膜呈明显充血水肿,但病理组织学却无炎症细胞浸润,其原因可能为:肉眼不能辨认黏膜的轻度变化;内镜医师主观性影响,镜下观察有误;内镜下观察到的充血、血管网显露,可能是由于黏膜血流改变所致,而组织学无实质性改变。

需要指出的是,粗糙隆起或结节不都是炎症性改变,其他可能原因为:①胃黏膜异位,内镜下可见直径 1～5mm 的粉红色小结节,紧密簇集在一起致黏膜粗糙隆起,常局限于球后壁。偶可表现为单个结节,直径大于 5mm。内镜下喷洒刚果红,具有泌酸功能的异位胃黏膜变黑,可予以确诊。组织学显示十二指肠黏膜全层被类似于胃底黏膜覆盖,含有主细胞和壁细胞,无炎症细胞浸润,黏膜活检无 Hp 感染。②十二指肠腺增生,多见于壶腹,降部少见。组织学显示,十二指肠腺位于黏膜固有层中部以上,50％的病例十二指肠腺可达黏膜表面上皮。内镜下可见单个或多个圆形、椭圆形结节,直径在 5～15mm,密集成堆或散在分布,顶端可见潮红,将其大致分为 3 类,局限性增生(增生的十二指肠腺仅在壶腹)、弥散性增生(十二指肠腺增生可发生于大部分十二指肠)和腺瘤样增生(十二指肠腺增生表现为有蒂或无蒂的息肉)。③淋巴滤泡增生,多个大小不等结节,散在分布,多位于壶腹,直径在 1～5mm,颜色较周围正常黏膜淡,有明显的生发中心,但无炎症及上皮细胞损害表现。临床上,我们强调内镜检查必须结合组织学活检来诊断十二指肠炎。

5.Hp 检测

活动期患者 Hp 检测多呈阳性,检出率可达 90％以上。

6.其他

糜烂性十二指肠炎患者常伴有十二指肠胃反流,分析可能是由炎症造成十二指肠压力明显高于正常及幽门闭合功能下降引起的。患者外周血皮质醇、促胃液素、胰岛素、T3、促甲状腺激素等分泌高于正常水平。

(五)诊断

原发性十二指肠炎的下列特征有助于诊断和鉴别诊断。

1.症状

多有类似十二指肠溃疡症状,如上腹痛、反酸、嗳气、食欲缺乏等,也可表现为出血,但一般不发生穿孔或幽门梗阻。

2.X 线钡餐检查

十二指肠激惹、痉挛、变形,黏膜增粗紊乱,无特征性龛影。可与十二指肠溃疡鉴别。

3.内镜检查

内镜检查可见十二指肠黏膜充血、水肿、糜烂、渗出伴炎性分泌物、出血、血管显露,黏膜粗糙不平、黏膜皱襞粗大呈颗粒状、息肉样改变,十二指肠壶腹变形,但无溃疡。

4.黏膜活检

绒毛上皮变性,扁平萎缩,固有膜内大量炎性细胞浸润,胃上皮化生等。

具备 1、2 条为疑似诊断,同时具备 3、4 条可确诊。

(六)治疗

DI 治疗上与十二指肠溃疡处理相同,认为应用 H_2 受体阻滞药和 PPI 可以缓解和改善临床症状,但是不能逆转十二指肠黏膜的病理学异常。国内外研究显示,慢性十二指肠炎患者内镜下糜烂者、组织学检查呈重度炎症者,其 Hp 感染率显著升高。很多学者认为,根除 Hp 可以降低发病率和该疾病的复发率,甚至可以预防十二指肠溃疡的发生。

抗 Hp 的抗生素及胶体铋的应用在治疗上很广泛,但缺乏大样本的临床调查,缺乏规范的治疗策略和方案。

中医学认为,十二指肠炎的治疗上需审证求因,辨证论治,以健脾和胃、理气止痛为主要治疗原则。十二指肠炎属于中医胃脘痛的范畴。单方验方治疗如马齿苋、辣蓼草、紫珠叶、桃仁、五灵脂、百合、丹参等,中成药有附子理中丸、香砂养胃丸,逍遥散、加味柴胡汤、加味四逆散等,其他如针灸、耳针、推拿按摩也有一定疗效。

有人提出,对药物治疗无效者,可行迷走神经切除术、幽门成形术或高度选择性迷走神经切除术等处理。

二、继发性十二指肠炎

继发性十二指肠炎,顾名思义是指继发于十二指肠以外的各类疾病,包括各种感染、十二指肠邻近器官及腹腔其他脏器疾病、烧伤、中毒、各种应激条件、全身性疾病等,可能是由于邻近器官病变的直接影响或原发疾病的致病因素作用于十二指肠黏膜致黏膜损害引起。继发性十二指肠炎根据病程分为急性和慢性十二指肠炎,根据病因又分为感染性和非感染性十二指肠炎。

(一)急性感染性十二指肠炎

急性感染性十二指肠炎由细菌和病毒感染引起。细菌感染多为金黄色葡萄球菌感染性胃肠炎、沙门菌感染、霍乱、痢疾、败血症等疾病。病毒感染多见于轮状病毒、脊髓灰质炎病毒、诺瓦克病毒、肝炎病毒、鼻病毒等等。儿童巨细胞病毒感染时,可以并发十二指肠炎。

(二)急性非感染性十二指肠炎

非感染性十二指肠炎可见于急性心肌梗死、急性肝衰竭、肾衰竭、急性胰腺炎、烧伤、脑外伤、手术、严重创伤等。急性心肌梗死合并十二指肠炎可以表现为十二指肠出血;急性肝衰竭、肾衰竭可有十二指肠黏膜充血、糜烂、多发浅溃疡;急性胰腺炎引起的十二指肠炎主要改变是降部及壶腹黏膜充血、水肿。

精神刺激、药物(如阿司匹林、非类固醇类抗炎药)、大量饮酒等均可引起该疾病,且常同时伴有胃黏膜病变。

(三)慢性感染性十二指肠炎

结核杆菌感染、十二指肠淤滞、憩室炎、十二指肠盲襻等因细菌滞留、过度增生而发病。少见的尚有并存于胃梅毒的十二指肠梅毒,长期应用 H_2 受体阻滞药、PPI、激素、广谱抗生素及免疫抑制药激发引起或继发于慢性消耗性疾病,以及年老体弱者的白色念珠菌等真菌感染,内镜下典型表现为白色点片状或斑块状隆起,呈弥散性分布。

曼氏及日本血吸虫病常因门静脉高压或肝内门静脉分支阻塞,使虫卵逆行至胃幽门静脉和十二指肠静脉,可与胃血吸虫病并存。炎症起始于壶腹,越远越重。蓝氏贾第鞭毛虫可侵入十二指肠远端及空肠黏膜。钩虫卵在泥土中发育,钩蚴可由皮肤感染,引起钩蚴皮炎,再由小静脉、淋巴管进入肺泡、气管,经吞咽动作经胃肠道。十二指肠是钩虫感染最易侵犯的部位之一,成虫吸附在十二指肠黏膜上,可致黏膜出血和小溃疡,多为 $3\sim5mm$ 散在的出血、糜烂,临床上有明显的上腹痛、饱胀、消化道出血和贫血、腹泻或便秘等改变。蛔虫卵进入十二指肠后,幼虫穿过十二指肠黏膜进入血液循环,第一阶段可致十二指肠炎症。

(四)慢性非感染性十二指肠炎

偶可见到单独侵犯十二指肠的克罗恩病、嗜酸细胞性炎症、Whipple 病等。邻近器官疾病,如胰腺炎、胆管感染、化脓性胆管炎等可合并十二指肠炎。内镜逆行性胰胆管造影(ERCP)时由于造影剂注入十二指肠,可以引起十二指肠黏膜炎症,甚至坏死。阿司匹林和非类固醇类抗炎药等引起的慢性十二指肠损伤并非少见。

继发性十二指肠炎的临床表现和原发性十二指肠炎相同,但往往被原发性所掩盖,不易引起注意。各型继发性十二指肠炎的治疗原则是积极治疗原发疾病,药物所致的损伤除及时停药外,应同时给予黏膜保护药。

三、儿童十二指肠炎

随着胃镜检查的普及,临床上确诊为十二指肠炎的儿童患者逐渐增多,因其叙述病史不清楚、不详尽,症状和体征不典型,常常被误诊为肠道寄生虫、胃肠痉挛、胃炎或被漏诊。

儿童十二指肠炎发病年龄在 2～14 岁,病程为 1 个月至 3 年,临床上常以腹痛就诊,其他消化道症状少见。给予相应对症治疗后,腹痛症状往往可以得到缓解,但类似腹痛常反复发作。因此,临床上对于此类患儿,要引起高度重视,对反复上腹痛并排除其他诊断者,要联想到该病。

儿童十二指肠炎的发病机制目前还不十分清楚,分析多与不良饮食习惯(包括喜吃零食、挑食、喝饮料、进食不规律等)、作息时间不规律、睡眠差、精神紧张及服用对黏膜损害药物有关。

长期不良饮食习惯,可使迷走神经兴奋。一方面,释放乙酰胆碱与壁细胞上受体结合,刺激胃酸分泌;另一方面,通过迷走神经-促胃液素作用促进胃酸大量分泌,使胃内 pH 值明显降低,激活胃蛋白酶,引起胃酸、胃蛋白酶对黏膜的侵蚀加重,同时十二指肠黏膜损害,黏膜防御机制下降,导致黏膜充血水肿、糜烂。

有研究显示,该疾病与遗传因素,对食物、药物的变态反应,人工喂养等因素相关。另外,寄生虫感染在儿童十二指肠炎发病中的作用也值得注意。

胃镜可见十二指肠黏膜充血、水肿、散在多发糜烂。但胃镜有一定痛苦,儿童不易接受,且对于呕吐患者及幽门水肿,十二指肠壶腹狭窄、变形者检查效果不佳,而 X 线钡餐检查可以弥补胃镜的这些不足。

X 线钡餐检查提示十二指肠壶腹充盈欠佳,黏膜增粗、紊乱,边缘毛糙,可见十二指肠激惹征及不规则痉挛,但无龛影。在慢性十二指肠炎活动期,血清中游离唾液酸和 IgA 均可以升高。

治疗上同前述十二指肠炎。积极去除病因,纠正不良饮食习惯,避免精神紧张,保持良好睡眠,避免用口咀嚼食物喂养儿童,避免对胃、十二指肠黏膜有刺激性的食物和药物。可给予抑酸、保护黏膜的药物对症治疗,对有 Hp 感染者,应给予规范的抗 Hp 治疗方案,疗程结束后复查。

四、十二指肠白点综合征

十二指肠白点综合征(DWSS)是日本学者根据内镜下所见提出的一种疾病新概念,是指十二指肠黏膜呈现散在的粟粒样大小的白点或白斑,不同于十二指肠溃疡的霜样溃疡。在活检病理检查时均有十二指肠炎存在,因此国内大部分学者认为其实质是一种十二指肠炎的特殊类型,而不是一种独立疾病,也称为白点型十二指肠炎。有报道本疾病的内镜检出率为 4%～12%。

(一)病因及发病机制

DWSS 的病因及临床意义尚未清楚。有学者认为是由于胃酸分泌减少,胰液分泌也下降,胰液中的胰酶不足,加重了脂肪消化、吸收和转运障碍,使脂质储存在吸收上皮细胞或黏膜固有层而呈现白色病变。临床上易出现脂肪泻。

但是我国萎缩性胃炎患者病变部位多位于胃窦部,胃窦部并无分泌胃酸的壁细胞,因此临床上见到的萎缩性胃炎胃酸分泌多正常;同时,在十二指肠白点处活检,病理组织学呈炎症表现,故研究认为该疾病是一种特殊的十二指肠炎。

有研究认为,DWSS 伴有脂肪吸收不良及脂肪泻是脂肪吸收转运障碍所致,使脂肪潴留于肠吸收上皮或黏膜固有层而呈现白色的绒毛。但病理活检提示,脂肪吸收运转障碍似乎不是本症的病因,这可能是炎症影响细胞内脂肪代谢所致。尽管在电镜下十二指肠白点处组织可见淋巴管扩张等改变,但可能只是局部炎症的表现,而非全身脂肪代谢紊乱的表现。

有人认为,DWSS 与慢性胆系疾病、胰腺疾病有关,但还缺乏流行病学及临床调查支持。但多数研究显示,DWSS 与十二指肠溃疡无明确因果关系。

(二)病理

1.光镜检查

镜下可见白点处十二指肠黏膜呈慢性炎症改变。主要表现为淋巴细胞、浆细胞、单核细胞及嗜酸性粒细胞浸润,绒毛间质中的淋巴管和血管扩张,十二指肠肠腔扩大,绒毛末端呈现灶状透亮空泡分布。冷冻切片检查可见有脂肪沉着。这些改变都提示了本疾病是一种慢性炎症。

2.电镜检查

正常十二指肠绒毛呈指状或分叶状,隐窝紧密相靠。十二指肠炎时,绒毛排列紊乱,不规则,绒毛增粗变短,隐窝体积及相互间距扩大。特征性改变是肠黏膜吸收上皮细胞内大量脂质储存。

随着炎症加重,可观察到储存脂质对细胞核、细胞器挤压的现象。细胞器内亚微结构退行性变,电子密度减低。线立体变性、增多,密集分布在细胞核周围。粗面内质网扩张成囊状或球状,滑面内质网代偿性增多。个别染色体呈凝集现象。

(三)临床表现

本病发病以青壮年多见,男性多于女性。临床上多无特异性症状,常表现为无规则的上腹部疼痛或不适,恶心、胃灼热、嗳气、食欲缺乏。消化道出血少见。

有少数患者可表现为典型的脂肪泻:粪量较多,不成形,呈棕黄色或略发灰色,恶臭,表面有油脂样光泽,镜检可见大量脂肪球。

临床上观察,一部分患者伴有慢性胃炎、消化道溃疡、慢性胆囊炎、胆石症、慢性胰腺炎等,临床上 DWSS 更容易与其他消化道疾病相混淆,要与十二指肠息肉、Brunner 腺增生症、十二指肠霜样溃疡、十二指肠淀粉样变性等疾病相鉴别。因此,大部分患者在内镜检查前往往难以预测有十二指肠白点综合征的存在。

（四）辅助检查

1.实验室检查

实验室检查多无明显异常，少数老年患者生化检查可提示有血脂升高，部分患者粪常规可见脂肪球。Hp 检测结果显示，该疾病似与 Hp 感染无关。

2.内镜检查

内镜下十二指肠黏膜白点多位于壶腹，特别是前壁大弯侧，后壁较少发生，少数位于十二指肠上角或降部，病变部位可能与血管、淋巴管的走行有关。

白点可密集成簇或散在稀疏分布，圆形或椭圆形，直径在 1～3mm，多数平坦，少数微突出于黏膜表面呈斑块状或轻度凹陷呈脐状，表面乳白色或灰白色，为脂肪储存、淋巴管扩张所致。边界清晰，多无分泌物，从淡黄色十二指肠炎黏膜过渡到正常黏膜。白点或白斑表面光滑，质地硬，反光增强。

镜下观察斑块可呈绒毛状，有些可被胆汁染成黄白色，用水冲洗后无变化。病变周围的十二指肠黏膜可有充血水肿、粗糙不平、花斑样改变，失去正常绒毛外观。由于十二指肠炎常伴有慢性胃炎、消化性溃疡，因此在内镜检查时，要仔细、完整地观察整个上消化道，避免遗漏其他病变从而做出正确的内镜诊断。

内镜下需要鉴别的疾病主要有十二指肠炎性息肉、十二指肠布氏腺增生症、十二指肠霜样溃疡。十二指肠炎性息肉多为广基、扁平样隆起，表面充血，息肉周围的十二指肠黏膜呈现不同程度的炎症表现。十二指肠布氏腺增生症内镜下表现为结节状多发性微隆起，表面色泽正常。十二指肠霜样溃疡多呈点片状糜烂，溃疡表浅，多散在分布，之间黏膜充血、水肿，溃疡表面可覆薄白膜，似霜降样，故此得名。

（五）治疗

治疗原则同前述十二指肠炎，多数针对症状采取相应治疗措施。

对有明显胃灼热、上腹痛，胃酸检测偏高的患者可应用抑制胃酸药物，常用 PPI 类或 H_2 受体阻滞剂类药物，多可取得满意疗效；对有上腹部不适、腹胀、食欲缺乏的患者，内镜下诊断明确后，可给予改善胃动力药物（多潘立酮、莫沙必利）；配合黏膜保护药也对缓解症状有帮助。

关于 Hp 感染在该病发病机制中的作用尚不清楚，有报道称，十二指肠白点综合征经抑酸、抗幽门螺旋杆菌治疗，可使十二指肠白点减少或消失，相关研究有待进一步深入。

第六节 肠系膜上动脉综合征

一、同义名

Wilkie 综合征、十二指肠血管性压迫、良性十二指肠淤滞症、肠系膜动脉性梗阻、肠系膜上动脉压迫综合征、Cast 综合征、慢性间歇性动脉肠系膜十二指肠阻塞、压迫性肠梗阻。

二、溯源与发展

本征于 1861 年首先由 vonRod-Itansky 报道。1907 年，Blood-good 通过尸解，从病理上证

实了其发病的特点及病理改变。1911 年,Wilkie 做了详细的报告。1974 年,Akin 根据胚胎和解剖学研究,认为其较正确的命名应为十二指肠血管性压迫。最近的观点认为,十二指肠的压迫并非单一肠系膜上动脉,还包括静脉、神经等,因此建议将其命名为慢性间歇性肠系膜十二指肠阻塞。临床上仍习惯称其为肠系膜上动脉综合征。

肠系膜上动脉综合征是指系膜上动脉及与其伴行的静脉、神经压迫十二指肠水平部,造成十二指肠淤滞而引起慢性间歇性上腹痛、呕吐等上消化道梗阻症状的一组病症。

三、发病机制

本征的发生与十二指肠的解剖特点有密切关系。十二指肠后面为脊柱、腹主动脉和下腔静脉,前面则被肠系膜上动脉斜行跨过。在正常情况下,腹主动脉和肠系膜上动脉之间形成一定的角度,十二指肠第三部处于两动脉之间。肠系膜过长或过短、内脏下垂、脊柱前弯及肠系膜上动脉本身的变异和病变等,均可引起本征。

四、临床表现

任何年龄均可发病,青壮年居多,女性多于男性。本病可突然起病或呈慢性发作,主要为十二指肠不全梗阻的表现,如腹痛、腹胀、恶心、呕吐及嗳气等。进食后诱发呕吐是本征的特点,呕吐量较大,类似幽门梗阻。腹痛性质不一,胀痛、锐痛、撕裂痛均可见。俯卧或膝胸位,或呕吐后疼痛可缓解。平卧、左侧卧等改变体位可减轻十二指肠梗阻的程度。梗阻严重时,常有失水和电解质紊乱的症状,长期反复发作的病例可出现消瘦、贫血和恶病质。

五、诊断

十二指肠不全梗阻,尤其是慢性间歇发作者,应考虑本征。X 线检查有十二指肠扩张和郁积现象。

本征尚需与幽门梗阻、溃疡病、十二指肠憩室、环状胰腺及壶腹部肿瘤等引起的十二指肠不全梗阻者相鉴别。

六、治疗

轻型病例可按一般胃病对症处理,控制饮食、卧床休息、服用胃动力药物可使病情好转。呕吐严重者应注意纠正水和电解质紊乱。内科保守治疗无效时,手术治疗效果较好,以十二指肠空肠吻合术及 Treitz 韧带松懈术疗效较满意。

第二章　呼吸内科疾病

第一节　慢性呼吸衰竭

慢性呼吸衰竭多继发于 COPD、严重肺结核、间质性肺疾病等。胸廓和神经肌肉病变如胸廓畸形、脊髓侧索硬化症、肌营养不良、皮肌炎等也可导致慢性呼吸衰竭。关于急、慢性呼吸衰竭尚无严格的时间区分，由于后者起病缓慢，机体通常产生相应的一系列代偿性改变如血 HCO_2 增高，动脉血 pH 可在正常范围（7.35～7.45）。临床还可见到部分慢性呼吸衰竭患者，因合并呼吸道感染、气胸等情况，病情在短时间内加重，出现 PaO_2 进一步下降和（或）$PaCO_2$ 显著升高，此时可表现出急性呼吸衰竭的特点。

一、临床表现

呼吸衰竭的临床表现因原发病的影响而有很大差异，但均以缺氧和（或）二氧化碳潴留为基本表现，出现典型的症状和体征。

（一）呼吸困难

是呼吸衰竭的早期重要症状。患者主观感到空气不足，客观表现为呼吸用力，伴有呼吸频率、深度与节律的改变。呼吸衰竭并不一定有呼吸困难，如镇静药中毒，可出现呼吸匀缓、表情淡漠或昏睡。

（二）发绀

是缺氧的典型体征，表现为耳垂、口唇、口腔黏膜、指甲呈现青紫色的现象。因发绀是由血液中还原血红蛋白的绝对值增多引起，故重度贫血患者即使有缺氧并不一定有发绀。

（三）神经精神症状

急性严重缺氧可出现谵妄、抽搐、昏迷。慢性者则可有注意力不集中、智力或定向功能障碍。二氧化碳潴留出现头痛、肌肉不自主的抽动或扑翼样震颤，以及中枢抑制之前的兴奋症状如失眠、睡眠习惯的改变、烦躁等，后者常是呼吸衰竭的早期表现。

（四）循环系统症状

缺氧和二氧化碳潴留均可导致心率增快、血压升高。严重缺氧可出现各种类型的心律失常，甚至心脏停搏。二氧化碳潴留可引起表浅毛细血管和静脉扩张，表现为多汗、球结膜充血和水肿、颈静脉充盈等。长期缺氧引起肺动脉高压、慢性肺心病、右心衰竭，出现相应体征。

（五）其他脏器的功能障碍

严重缺氧和二氧化碳潴留可导致肝肾功能障碍。临床出现黄疸、肝功能异常、上消化道出血；血尿素氮、肌酐增高，尿中出现蛋白、管型等。

（六）酸碱失衡和水、电解质紊乱

二氧化碳潴留则表现为呼吸性酸中毒。严重缺氧多伴有代谢性酸中毒及电解质紊乱。

二、诊断

慢性呼吸衰竭的诊断同急性呼吸衰竭一样,主要依据动脉血气分析。除上述临床表现外,可出现相应原发病的表现,如COPD患者可见桶状胸、叩诊呈过清音、双肺呼吸音减弱等。

三、治疗

慢性呼吸衰竭的治疗原则是改善和纠正缺氧、二氧化碳潴留以及代谢功能紊乱,提高生活质量;预防或减轻并发症的发生及其程度;积极治疗基础疾病中的可逆性病变成分。

(一)保持呼吸道通畅

原则与急性呼吸衰竭相似。对于COPD特别是合并有气道高反应性的患者,应考虑使用支气管扩张剂治疗。呼吸道分泌物过多或不易排出常加重通气障碍,使患者病情进一步恶化。可选用溴己新(必嗽平)16mg,3次/d;或氨溴索(溴环己胺醇)30mg,3次/d;稀化黏素(桃金娘油)0.3g,3次/d。氨溴索和稀化黏素的祛痰作用较溴己新强,二者不仅降低痰液黏度,而且增强黏膜纤毛运动,促进痰液排出。另可选用中药鲜竹沥液,或使用α-糜蛋白酶雾化吸入。对于神志清楚的患者,应鼓励咳嗽,或拍击背部,促使痰液排出。对无力咳嗽者,可间断经鼻气管吸引痰液。呼吸衰竭患者经呼吸道蒸发的水分高于常人,应注意保持体液平衡。

(二)氧疗

严重缺氧患者可在短时间内吸入高浓度氧,随后应及时将吸氧浓度调节至纠正缺氧的最低水平。一般使PaO_2上升至50~60mmHg,SaO_2接近85%~90%即可。对于Ⅱ型呼吸衰竭患者强调控制性氧疗,因为吸氧可能会加重二氧化碳潴留和呼吸性酸中毒。

(三)抗感染治疗

呼吸道感染是诱发或加重慢性呼吸衰竭的常见原因。应选择有效的抗菌药物,采用适当的剂量和疗程控制感染,并尽可能防止药物不良反应、二重感染及细菌耐药性的产生。慢性呼吸衰竭患者因住院时间久、年老体弱、免疫功能低下或缺陷、接受机械通气治疗等因素的影响,易发生医院获得性感染。

(四)机械通气治疗

1.无创通气

无创通气的有效性、安全性及可依从性已得到临床认可,与有创通气比较,对饮食、谈话影响小,减少了气管插管或气管切开的并发症,从而缩短住院时间,节省医药开支。

接受无创通气的患者需要具备一些基本条件:①意识清醒能够合作;②血流动力学稳定;③无面部和上呼吸道外伤;④无严重心律失常、消化道出血、误吸等。

临床常用双水平气道正压通气(BiPAP)辅助通气。BiPAP可以对吸气相和呼气相气道压分别进行调节。在吸气时提供较高的压力(10~20cmH₂O),帮助患者克服肺-胸廓弹性回缩力和气道阻力;在呼气时提供较低的压力(4~8cmH₂O)防止小气道闭塞,以减轻气道阻力和促进气体在肺内均匀分布。一些拥有BiPAP功能的无创呼吸机由于较好地解决了人机同步和漏气补偿,用于治疗COPD取得了明显疗效。经鼻或鼻面罩无创通气的主要作用是辅助通气泵功能,减轻呼吸肌疲劳,因而适用于慢性呼吸衰竭的长期和家庭治疗。

无创通气失败的常见原因有:患者不合作或不能耐受面罩或有恐怖感;鼻(面)罩不合适,漏气大;气道内存在大量分泌物或不能有效咳嗽。常见并发症有漏气、胃胀气、鼻梁及面部皮肤损伤、刺激性结膜炎、误吸等。

2.有创通气

对慢性呼吸衰竭尚无明确、统一的标准来决定是否使用有创机械通气。对于不同原因所致的呼吸衰竭,选择上机的标准应有所差异。在建立人工气道实施机械通气之前,应充分估计原发病是否可逆、有无撤机的可能,并综合考虑医疗、社会、经济等诸多因素。

对 COPD 所致的慢性呼吸衰竭,经积极抗感染、氧疗、扩张支气管、祛痰等综合处理后,病情未缓解或加重时应考虑使用机械通气。临床主要根据患者的一般情况(神志、呼吸频率及节律、自主排痰能力)及动脉血气指标的动态变化来判定。当出现神志障碍、呼吸频率过快或过慢、呼吸节律不规则、无力咳痰,吸氧条件下 $PaO_2 < 45mmHg$、$PaCO_2 > 75mmHg$、$pH < 7.20$ 时,提示需及时使用有创通气。由于此类患者长期存在低氧血症,选择上机的 PaO_2 值一般较急性呼吸衰竭为低。此外,患者发病前动脉血气指标的水平对于决定是否上机有重要参考价值。

根据患者的呼吸情况,选择控制性或辅助性通气模式。前者适用于自主呼吸不规则、减弱或消失,后者适用于自主呼吸存在并与呼吸机协调良好的呼吸衰竭患者。有气道阻塞或存在肺部疾患时,宜选用同步性能好的呼吸机,以减少人机对抗并确保肺泡通气量的稳定。脑部及神经肌肉疾患所致的慢性呼吸衰竭,因肺功能正常,各种类型的呼吸机均可选用。

对于不同病因所致的慢性呼吸衰竭,机械通气参数的调节应有所区别,如 COPD 患者因病情反复发作,需多次接受机械通气治疗,原则上选择气管插管,尽量避免气管切开。由于 COPD 急性发作期患者几乎均存在内源性呼气末正压(PEEPi),故可在呼气末加用一定的正压(通常为 $3 \sim 5cmH_2O$),以减少呼吸肌克服 PEEPi 做功,促进人机协调。慢性呼吸衰竭患者多伴有慢性呼吸性酸中毒,因肾脏的代偿,体内 HCO_3^- 增加,若 CO_2 排出过快,容易从酸中毒转变为代谢性碱中毒。故机械通气时原则上使 $PaCO_2$ 逐渐下降,在 $1 \sim 2$ 天达到或稍低于患者急性发作前的水平即可。

对 COPD 所致的慢性呼吸衰竭,一般采用辅助通气模式,以压力支持通气(PSV)较为常用;PSV 时,每次吸气的潮气量、吸气流量、呼吸频率和吸气时间皆受患者的自主呼吸调节,同步性好,易被患者接受。压力支持从低压($10cmH_2O$)开始,逐渐增加压力,最高压力以 $\leqslant 30cmH_2O$ 为妥。PSV 的主要缺点是没有通气量的保证,临床可采用同步间歇指令通气(SIMV)＋PSV,必要时设置指令性分钟通气(MMV)功能以保障机械通气的安全。

(五)呼吸兴奋剂

1.用药方法

呼吸兴奋剂通过刺激呼吸中枢和(或)外周化学感受器,增强呼吸驱动,进而增加呼吸频率和潮气量,改善肺泡通气。因使用方便、经济,目前仍被广泛应用。尼可刹米(可拉明)仍是目前国内常用的呼吸兴奋剂,能直接兴奋呼吸中枢,增加通气量,并有一定的苏醒作用。常规用量为先用 $0.375 \sim 0.75g$ 静脉注射,再以 $1.875 \sim 3.75g$ 加入 500ml 液体中,按 $1 \sim 2ml/min$ 静脉滴注。多沙普仑(Doxapram)既可刺激颈动脉体化学感受器,又能直接作用于呼吸中枢。一般每次用量为 $0.5 \sim 2mg/kg$ 静脉滴注,起始速度为 $1.5mg/min$,每天总量不超过 $2.4g$。

2.治疗矛盾

呼吸兴奋剂因增加呼吸频率和潮气量,改善通气,患者氧耗量和二氧化碳产生量亦相应增加,并与通气量成正比。若存在气道阻塞、胸肺顺应性降低等因素时,反而增加呼吸功,加重呼吸困难。故对 COPD 引起的慢性呼吸衰竭,应用呼吸兴奋剂尚存在争议。

3.对策

因呼吸中枢抑制而引起肺泡通气不足如镇静药中毒等,适宜用呼吸兴奋剂。脊髓及神经肌肉疾患、肺水肿、ARDS、肺间质纤维化等以换气障碍为特征的呼吸衰竭,应用呼吸兴奋剂弊大于利,应列为禁忌。COPD 引起的慢性呼吸衰竭,应用呼吸兴奋剂的疗效取决于气道阻力、胸肺顺应性、中枢反应性低下的程度等因素。当气道阻力增加、胸肺顺应性降低时,呼吸兴奋剂增加通气量的益处可能被氧耗量的增加所抵消,甚至得不偿失。对该类患者应用呼吸兴奋剂时可适当增加吸入氧浓度,须注意呼吸道分泌物的引流,特别是当患者接受呼吸兴奋剂治疗后神志转清时,应鼓励咳嗽、排痰,以保持呼吸道通畅。

(六)纠正酸碱失衡

1.呼吸性酸中毒

在慢性呼吸衰竭中最常见。主要因通气不足,CO_2 在体内潴留产生高碳酸血症所致。对于呼吸性酸中毒失代偿患者,补充碱剂(5% $NaHCO_3$)可有效纠正 pH 值,但常引起通气量减少,加重二氧化碳潴留。原则上不应常规补充碱剂。仅当 pH<7.20 时,可少量补充 5% $NaHCO_3$(40~50ml)。然后复查血气,再酌情处理。保持呼吸道通畅,增加肺泡通气量是纠正此型失衡的关键。

2.呼吸性酸中毒合并代谢性碱中毒

常见于呼吸性酸中毒的治疗过程中,多为医源性因素所致。补充碱剂过量;应用利尿剂、糖皮质激素等药物致排钾增多,出现低血钾;呕吐或利尿剂使用引起低血氯;应用机械通气致 CO_2 排出过快等。碱中毒使组织缺氧加重、抑制呼吸中枢而对机体危害较大。处理原则为纠正呼吸性酸中毒的同时,只要每天尿量在 500ml 以上,可常规补充氯化钾 3~5g。若 pH 过高,可静脉滴注盐酸精氨酸 10~20g(加入 5% 葡萄糖液 500ml 中)等。

3.呼吸性酸中毒合并代谢性酸中毒

由于严重缺氧、休克、感染、肾功能障碍,出现体内大量有机酸、磷酸盐、硫酸盐增加,肾脏保留 HCO_3^- 能力下降。发生此型失衡者常提示病情危重、预后差。处理包括增加肺泡通气量、纠正二氧化碳潴留;治疗引起代谢性酸中毒的病因;适当使用碱剂,补碱的原则同单纯性呼吸性酸中毒,一次可补充 5% $NaHCO_3$(80~100ml),以后根据血气,再酌情处理。

4.呼吸性碱中毒

多见于 Ⅰ 型呼吸衰竭患者,因缺氧引起 CO_2 排出过多所致。一般不需特殊处理,以治疗原发病为主。

(七)合理应用脱水剂和镇静剂

1.脱水剂

脑部疾患所致的中枢性呼吸衰竭常与脑水肿有关,对此类患者应尽早使用脱水剂,一般常用 20% 甘露醇,按 1.0g/(kg·次)做快速静脉滴注,每 8 小时一次。

严重缺氧和二氧化碳潴留可导致脑血管扩张、脑细胞水肿,出现神经精神症状和颅内高压的表现,原则上以改善呼吸功能、纠正缺氧和二氧化碳潴留为主,仅当脑水肿症状明显或有脑疝时可短期使用20%甘露醇,按0.5～1.0g/(kg·次)做快速静脉滴注,每天1～2次;心功能不好的患者,用量宜少。使用脱水剂时,应注意电解质的变化,并防止痰液变黏稠不宜排出。

2.镇静剂

(1)用药方法:镇静剂因抑制呼吸中枢、加重缺氧和二氧化碳潴留,抑制咳嗽反射使痰液引流不畅,原则上应避免使用。对脑水肿患者出现明显烦躁、抽搐时,可酌情使用地西泮5mg或氟哌啶醇2mg肌内注射,但仍需密切观察呼吸情况,并做好人工机械通气的准备。

(2)治疗:近期国外对5183例接受12h以上机械通气患者的多中心前瞻性研究发现,镇静剂的应用可延长机械通气时间、撤机时间和ICU入住时间。由于镇静过度不仅引起血管扩张和心排出量降低,导致血压下降,而且可抑制咳嗽反射,使气道分泌物易发生潴留而导致肺不张和肺部感染。对于有创通气过程中使用镇静剂的种类、剂量和时机尚存在争议。

3.对策

对于接受有创通气的患者,如出现不耐受气管插管、人机对抗影响氧合时,实施控制通气模式为主,可使用镇静剂。但应对镇静效果进行评价,而且,无论是间断还是持续静脉给药,每天均需中断或减少持续静脉给药的剂量,以评价患者的神志和呼吸功能,并重新调整剂量。

(八)营养支持

慢性呼吸衰竭患者因能量代谢增高、蛋白质分解加速、摄入不足,可出现营养不良。结果降低机体防御功能、使感染不易控制,呼吸肌易疲劳,影响通气驱动力,降低呼吸中枢对氧的反应等,不利于患者的康复。故需注意对患者的营养支持。一般认为,接受机械通气治疗患者的能量需求为25～35kcal/(kg·d),肠内营养配方通常含较低的碳水化合物(27%～39%)和较高的脂肪(41%～55%),蛋白质为15%～20%。胃肠外营养适用于病情危重不能进食者,或胃肠功能欠佳者。一旦病情许可,应及时给予胃肠营养,可经口或鼻饲给予。研究表明,胃肠营养对保持胃肠黏膜的屏障功能及防止肠道菌群失调具有十分重要的作用,而且可增强患者免疫功能,提高生存率。胃肠营养时特别需注意防止吸入性肺炎的发生,因它常常危及患者的生命,故对昏迷、吞咽困难及反流性食管炎患者应加强护理。

第二节　急性呼吸窘迫综合征

一、概述与发病机制

(一)概述

急性呼吸窘迫综合征(ARDS)是以低氧血症为特征的急性起病的呼吸衰竭。病理基础是各种原因引起的肺泡—毛细血管损伤,肺泡膜通透性增加,肺泡表面活性物质破坏,透明膜形成和肺泡萎陷;肺顺应性降低、通气血流比例失调和肺内分流增加是ARDS典型的病理生理改变,进行性低氧血症和呼吸窘迫为ARDS特征性的临床表现。

1967 年 Ashbaugh 首先描述并提出 ARDS。4 年以后,"成人呼吸窘迫综合征"被正式推广采用。根据病因和病理特点不同,ARDS 还被称为休克肺、灌注肺、湿肺、白肺、成人肺透明膜病变等。1992 年欧美危重病及呼吸疾病专家召开 ARDS 联席会议,以统一概念和认识,提出了 ARDS 的现代概念和诊断标准。①急性而非成人:ARDS 并非仅发生于成人,儿童亦可发生。成人并不能代表 ARDS 的特征,急性却能反映 ARDS 起病的过程。因此,ARDS 中的"A"由成人改为急性,称为急性呼吸窘迫综合征。②急性肺损伤与 ARDS 是连续的病理生理过程:急性肺损伤是感染、创伤后出现的以肺部炎症和通透性增加为主要表现的临床综合征,强调包括从轻到重的较宽广的连续病理生理过程,ARDS 是其最严重的极端阶段。这一认识反映了当前 ARDS 概念的转变和认识的深化,对早期认识和处理 ARDS 显然是有益的。③ARDS 是多器官功能障碍综合征的肺部表现:ARDS 是感染、创伤等诱导的全身炎症反应综合征(SIRS)在肺部的表现,是 SIRS 导致的多器官功能障碍综合征(MODS)的一个组成部分,可以肺损伤为主要表现,也可继发于其他器官功能损伤而表现为 MODS。④推荐的诊断标准包括:急性发病;X 线胸片表现为双肺弥散性渗出性改变;氧合指数(PaO_2/FiO_2)小于 300mmHg;肺动脉嵌顿压(PAWP)≤18mmHg,或无左心房高压的证据。达上述标准为急性肺损伤(ALI);PaO_2/FiO_2 小于 200mmHg 为 ARDS。

创伤是导致 ARDS 的最常见原因之一。根据肺损伤的机制,可将 ARDS 病因分为直接性和间接性损伤。创伤后 ARDS 病因复杂,常有多因素交叉作用。早期主要是直接损伤,包括肺钝挫伤、吸入性损伤和误吸;后期主要为间接性损伤,主要是持续的创伤性休克,挤压综合征和急性肾损伤,积极的液体复苏以及创面的反复感染和菌血症。这些因素的长期作用,导致创伤后 ARDS 病程持续时间较长,而且可以出现多次反复,临床上必须高度重视。

时至今日,虽然 ARDS 治疗策略不断改进和更新,但与 1967 最初提出 ARDS 相比,ARDS 的病死率没有显著改善,仍高达 30%~40%。患者年龄、病变严重程度、导致 ARDS 病因以及是否发展为 MODS 均是影响 ARDS 预后的主要因素。其中,感染导致的 ARDS 患者病死率高于其他原因引起的 ARDS。研究表明,发病早期低氧血症的程度与预后无相关性;而发病后 24~72 小时之间低氧血症的变化趋势可反映患者预后。另外,肺损伤评分(LIS)也有助于判断预后。有研究显示,LIS>3.5 患者生存率为 18%,2.5<LIS<3.5 生存率为 30%,1.1<LIS<2.4 生存率为 59%,LIS<1.1 生存率可达 66%。

(二)发病机制

虽然 ARDS 病因各异,但发病机制基本相似,不依赖于特定病因。大量研究表明,感染、创伤等各种原因引发的全身炎症反应综合征(SIRS)是 ARDS 的根本原因。其中炎症细胞如多形核白细胞(PMN)的聚集和活化、花生四烯酸(AA)代谢产物以及其他炎症介质为促进 SIRS 和 ARDS 发生发展的主要因素,彼此之间错综存在,互为影响。

1.炎症细胞的聚集和活化

(1)多形核白细胞:多形核白细胞(PMN)介导的肺损伤在 ARDS 发生发展中起极为重要的作用。研究显示,ARDS 早期,支气管肺泡灌洗液(BALF)中 PMN 数量增加,PMN 蛋白酶浓度升高,两者与 ALI 的程度和患者的预后直接相关。由脓毒血症导致 ARDS 而死亡的患者 BALF 中,PMN 及其蛋白酶浓度持续升高。

正常情况下,PMN 在肺内仅占 1.6%,PMN 包括中性、嗜酸性和嗜碱性粒细胞,其中中性粒细胞所占比例最高,对 ARDS 的发生和发展的作用也最大。机体发生脓毒血症后数小时内,肺泡巨噬细胞产生白介素(ILs)和肿瘤坏死因子 α(TNF-α),同时上调肺毛细血管内皮细胞和中性粒细胞表面黏附分子的表达,均促进 PMN 在肺内积聚和活化,通过释放蛋白酶、氧自由基、花生四烯酸(AA)代谢产物等损伤肺泡毛细血管膜。另外 PMN 还可通过释放上述炎症介质激活补体、凝血和纤溶系统,诱发其他炎症介质的释放,产生瀑布级联反应,形成恶性循环,进一步促进和加重肺损伤。在 ARDS 发生和发展的过程中,PMN 发挥着中心作用。

(2)巨噬细胞:为多功能细胞,主要来自骨髓内多核细胞,在机体的防御中起重要作用。根据所在部位不同,巨噬细胞分为不同亚型,包括肺泡巨噬细胞、肺间质和肺血管内巨噬细胞、胸膜巨噬细胞、血管巨噬细胞和支气管巨噬细胞等。肺泡巨噬细胞主要分布在肺泡膜表面的一层衬液中,是体内唯一能与空气接触的细胞群,组成肺组织的第一道防线。受到毒素等的刺激后产生炎症介质如肿瘤坏死因子(TNF)-α、白细胞介素(IL)-1 等细胞因子和白三烯等,有助于杀灭病原体;同时在肺泡局部释放大量氧自由基、蛋白溶解酶,强烈趋化 PMN 在肺内聚集,进一步促进炎症介质大量释放,导致肺泡-毛细血管损伤。肺间质巨噬细胞与间质内其他细胞及细胞外基质密切接触,具有较强的调节功能,形成肺组织防御的第二道防线。该细胞产生和释放炎症介质的能力明显低于肺泡巨噬细胞,但有较强的分泌 IL-1 和 IL-6 的功能。肺血管内巨噬细胞受到毒素等刺激后,也可产生氧自由基、溶酶体酶、前列腺素和白三烯等炎症介质,参与 ALI 的发病。

(3)淋巴细胞耗竭:绵羊的 T 淋巴细胞可缓解内毒素诱导的肺动脉高压,提示 T 淋巴细胞可能释放 TXA_2,参与 ARDS 发生。

(4)上皮细胞和内皮细胞:有害气体吸入后,首先损伤肺泡上皮细胞。而创伤或感染等产生的有害物质首先损伤肺毛细血管内皮细胞,释放氧自由基,并表达黏附分子。黏附分子诱导粒细胞和巨噬细胞黏附于血管内皮,损伤内皮细胞。研究表明,肺毛细血管内皮细胞损伤 2 小时后可出现肺间质水肿,严重肺损伤 12~24 小时后可出现肺泡水肿。

2.炎症介质合成与释放

(1)花生四烯酸代谢产物:花生四烯酸(AA)存在于所有的细胞膜磷脂中,经磷脂酶 A_2(PLA$_2$)催化后通过两个途径代谢产生氧化产物。经脂氧酶催化,最终转化为白三烯 A_4(LTA$_4$)、LTB$_4$、LTC$_4$ 和 LTD$_4$ 等物质。LTB$_4$ 具有强大的化学激动和驱动作用,PMN 的趋化活性几乎全部来源于 LTB$_4$、LTC$_4$ 和 LTD$_4$,具有支气管平滑肌和毛细血管收缩作用,增加血管渗透性。另外经环氧合酶途径代谢为前列腺素 $F_{2\alpha}$(PGF$_{2\alpha}$)、PGE$_2$、PCD$_2$、血栓素 A_2(TXA$_2$)和前列环素(PGI$_2$)。TXA$_2$ 显著降低细胞内环磷酸腺苷(cAMP)水平,导致血管的强烈收缩和血小板聚集。PGI$_2$ 主要来自血管内皮细胞,可刺激腺苷酸环化酶,使细胞内 cAMP 水平升高,因此具有对抗 TXA$_2$ 的作用。

脓毒血症、休克、弥散性血管内凝血等导致 TXA$_2$ 与 PGI$_2$ 的产生和释放失调,是引起肺损伤的重要因素。ARDS 动物的血浆和肺淋巴液中 TXA$_2$ 水平明显升高;布洛芬、蚓哚美辛等环氧化酶抑制剂能部分缓解 ARDS;ARDS 患者及动物血浆中 LT 亦明显升高。AA 代谢产物是导致 ARDS 的重要介质。

（2）氧自由基：氧自由基（OR）是诱导 ARDS 的重要介质。PMN、肺泡巨噬细胞等被激活后，细胞膜上 NADPH 氧化酶活性增强，引起呼吸爆发，释放大量 OR。OR 包括超氧阴离子（O_2^-）、羟自由基（OH^-）、单线态氧（$^1O_2$）和过氧化氢（H_2O_2）。OR 对机体损伤广泛，损伤机制主要如下。①脂过氧化：主要作用于生物膜磷脂的多不饱和脂肪酸，形成脂过氧化物，产生大量丙二醛及新生 OR。该反应一旦开始，则反复发生。细胞膜上的多不饱和脂肪酸的损失及丙二醛的作用可使细胞膜严重损伤，导致细胞功能改变。细胞线粒体膜受损伤后，失去正常氧化磷酸化过程，导致三羧酸循环障碍和细胞呼吸功能异常。溶酶体膜损伤导致溶酶体酶释放和细胞自溶。核膜的破坏可造成 DNA 等物质损伤。②蛋白质的氧化、肽链断裂与交联：OR 可氧化 α_1-抗胰蛋白酶等含巯基的氨基酸，使该类酶和蛋白质失活。③OR 可导致 DNA 分子的断裂，从而影响细胞代谢的各个方面。④与血浆成分反应生成大量趋化物质，诱导粒细胞在肺内聚集，使炎症性损伤扩大。

（3）蛋白溶解酶：蛋白溶解酶存在于白细胞的颗粒中，白细胞、巨噬细胞等炎症细胞激活时可释放大量蛋白溶解酶，直接参与 ARDS 的发生发展。主要包括中性粒细胞弹性蛋白酶、胶原酶和组织蛋白酶等，其中中性粒细胞弹性蛋白酶具有特异性水解弹性蛋白的作用，破坏力最强。弹性蛋白是构成气血屏障细胞外基质的主要成分，被分解后上皮细胞之间的紧密连接破坏，大量蛋白和活性物质渗透至肺间质。中性粒细胞弹性蛋白酶还分解胶原蛋白和纤维连接蛋白等结构蛋白；降解血浆蛋白；激活补体；诱导细胞因子表达，分解表面活性蛋白，降低表面活性物质的作用。可见中性粒细胞弹性蛋白酶的多重效应构成一个级联网络而形成恶性循环。正常肺组织有 α_1-抗胰蛋白酶（α_1-AT）等抑制物对抗中性粒细胞弹性蛋白酶的破坏作用。但随着病情的发展，机体 α_1-AT 保护性作用受到破坏，导致急性肺损伤。

（4）补体及凝血和纤溶系统：补体激活参与 ARDS 发生。ARDS 发病早期，首先补体系统被激活，血浆补体水平下降，而降解产物 C3a 和 C5a 水平明显升高，导致毛细血管通透性增加。脓毒血症导致的细菌毒素或细胞损伤等可直接激活凝血因子Ⅺ，引起凝血系统的内源性激活，导致高凝倾向和微血栓形成，是导致 ARDS 的重要原因；Xa 可使激肽释放酶原转化为激肽释放酶，引起缓激肽的大量释放，诱导肺毛细血管扩张和通透性增高，导致肺损伤。

（5）血小板活化因子：血小板活化因子（PAF）主要来自血小板、白细胞和血管内皮细胞。血小板受到血循环中的致病因子或肺组织炎症的刺激，在肺内滞留、聚集，并释放 TXA_2、LTC_4、LTD_4 和 PAF 等介质。PAF 引起肺-毛细血管膜渗透性增加的机制为：①PAF 是很强的趋化因子，可促使 PMN 在肺内聚集，释放炎症介质。②PAF 作用于肺毛细血管内皮细胞膜受体，通过第二信使磷酸肌醇的介导，使内皮细胞中 Ca^{2+} 浓度升高，使微丝中的肌动蛋白等收缩成分收缩，内皮细胞连接部位出现裂隙，通透性增加。

（6）肿瘤坏死因子：肿瘤坏死因子（TNF-α）是肺损伤的启动因子之一。主要由单核-巨噬细胞产生。TNF-α 可使 PMN 在肺内聚集、黏附、损伤肺毛细血管内皮细胞膜，并激活 PMN 释放多种炎症介质；刺激 PCEC 合成前凝血质和纤溶酶原抑制物；刺激血小板产生 PAF；导致凝血-纤溶平衡失调，促使微血栓形成。TNF-α 还能抑制肺毛细血管内皮细胞膜增生，增加血管的渗透性。

（7）白细胞介素：与 ARDS 关系密切的白细胞介素（L）包括 IL-1、IL-8 等。IL-1 主要由单核—巨噬细胞产生,是急性相反应的主要调节物质,亦为免疫反应的始动因子,具有组织因子样促凝血作用。IL-1 与 IL-2 和 γ 干扰素同时存在时可显著增强 PMN 趋化性。IL-1 还诱导单核—巨噬细胞产生 IL-6、IL-8、PGE_2 等。IL-8 是 PMN 的激活和趋化因子,不能被血清灭活,在病灶内积蓄,导致持续炎症反应效应。

3.肺泡表面活性物质破坏

表面活性物质的异常是 ARDS 不断发展的主要因素之一。表面活性物质由肺泡Ⅱ型上皮细胞合成,为脂质与蛋白质复合物,其作用包括:降低肺泡气液界面的表面张力,防止肺泡萎陷;保持适当的肺顺应性;防止肺微血管内液体渗入肺泡间质和肺泡,减少肺水肿的发生。脓毒血症、创伤等导致Ⅱ型肺泡上皮细胞损伤,表面活性物质合成减少;炎症细胞和介质使表面活性物质消耗过多、活性降低、灭活增快。表面活性物质的缺乏和功能异常,导致大量肺泡陷闭,使血浆易于渗入肺间质与肺泡,出现肺泡水肿和透明膜形成。

4.神经因素

脓毒血症、休克和颅脑外伤等都通过兴奋交感神经而收缩肺静脉,导致肺毛细血管充血、静水压力升高和通透性增加,导致 ALI。动物实验显示使用 α-肾上腺能阻断剂,可防止颅脑外伤导致的肺水肿,提示交感神经兴奋在 ARDS 发病机制中的作用。颅内压增高常伴随周围性高血压,使肺组织血容量骤增,也是诱发 ALI 的原因。

5.肝脏和肠道等器官在 ALI 发生中的作用

(1)肝功能:正常人大约 90% 的功能性网状内皮细胞存在于肝脏,主要为 Kupffer 细胞,能够清除循环中的毒素和细菌。肝脏功能损害可能加重 ARDS,主要机制如下:①肝功能不全时,毒素和细菌可越过肝脏进入体循环,诱导或加重肺损伤。②肝脏 Kupffer 细胞受内毒素刺激时,释放大量 TNF-α、IL-1 等炎症介质,进入循环损伤肺等器官。③Kupffer 细胞具有清除循环中的毒性介质的功能,肝功能不全时炎症介质作用时间会延长,可能使 ARDS 恶化。④肝脏是纤维连接蛋白的主要来源,肝功能损害时,纤维连接蛋白释放减少,将导致肺毛细血管通透性增高。α-抗胰蛋白酶主要也来源于肝脏,对灭活蛋白酶具有重要作用。

(2)肠道功能:胃肠黏膜的完整性是机体免受细菌和毒素侵袭的天然免疫屏障。胃肠黏膜对缺血、缺氧以及再灌注损伤的反应非常敏感,脓毒血症、创伤、休克等均可导致胃肠黏膜缺血缺氧性损伤,造成肠道黏膜对毒素和细菌的通透性增高,毒素和细菌移位入血,诱导或加重肺损伤。

6.炎症反应在 ARDS 发病机制中的地位

ARDS 是感染、创伤等原因导致机体炎症反应失控的结果。外源性损伤或毒素对炎症细胞的激活是 ARDS 的启动因素,炎症细胞在内皮细胞表面黏附及诱导内皮细胞损伤是导致 ARDS 的根本原因。代偿性炎症反应综合征(CARS)和 SIRS 作为炎症反应对立统一的两个方面,一旦失衡将导致内环境失衡,引起肺内、肺外器官功能损害。

感染、创伤等原因导致器官功能损害的发展过程常表现为两种极端。一种是大量炎症介质释放入循环,刺激炎症介质瀑布样释放,而内源性抗炎介质又不足以抵消其作用,结果导致 SIRS。另一种极端是内源性抗炎介质释放过多,结果导致 CARS。SIRS/CARS 失衡的后果是炎症反应扩散和失控,使其由保护性作用转变为自身破坏性作用,不但损伤局部组织细胞,同时打击远隔器官,导致 ARDS 等器官功能损害。就其本质而言,ARDS 是机体炎症反应失控的结果,即 SIRS/CARS 失衡的严重后果。

总之,感染、创伤、误吸等直接和间接损伤肺的因素均可导致 ARDS。但 ARDS 并不是细菌、毒素等直接损害的结果,而是机体炎症反应失控导致的自身破坏性反应的结果。ARDS 实际上是 SIRS/CARS 失衡在具体器官水平的表现。

二、病理和病理生理

(一)病理学改变

各种原因所致 ARDS 的病理变化基本相同,分为渗出期、增生期和纤维化期,三个阶段相互关联并部分重叠。

1.病理分期

(1)渗出期:发病后 24～96 小时,主要特点是毛细血管内皮细胞和 Ⅰ 型肺泡上皮细胞受损。毛细血管内皮细胞肿胀,细胞间隙增宽,胞饮速度增加,基底膜裂解,导致血管内液体漏出,形成肺水肿。由于同时存在修复功能,与肺水肿的程度相比,毛细血管内皮细胞的损伤程度较轻。肺间质顺应性较好,可容纳较多水肿液,只有当血管外肺水超过肺血管容量的 20% 时,才出现肺泡水肿。Ⅰ 型肺泡上皮细胞变性肿胀,空泡化,脱离基底膜。Ⅱ 型上皮细胞空泡化,板层小体减少或消失。上皮细胞破坏明显处有透明膜形成和肺不张,呼吸性细支气管和肺泡管处尤为明显。肺血管内有中性粒细胞扣留和微血栓形成,有时可见脂肪栓子,肺间质内中性粒细胞浸润。电镜下可见肺泡表面活性物质层出现断裂、聚集或脱落到肺泡腔,腔内充满富蛋白质水肿液,同时可见灶性或大片性肺泡萎陷不张。

(2)增生期:发病后 3～7 天,显著增生出现于发病后 2～3 周。主要表现为 Ⅱ 型肺泡上皮细胞大量增生,覆盖脱落的基底膜,肺水肿减轻,肺泡膜因 Ⅱ 型上皮细胞增生、间质多形核白细胞和成纤维细胞浸润而增厚,毛细血管数目减少。肺泡囊和肺泡管可见纤维化,肌性小动脉内出现纤维细胞性内膜增生,导致管腔狭窄。

(3)纤维化期:肺组织纤维增生出现于发病后 36 小时,7～10 天后增生显著,若病变迁延不愈超过 3～4 周,肺泡间隔内纤维组织增生致肺泡隔增厚,Ⅲ 型弹性纤维被 Ⅰ 型僵硬的胶原纤维替代。有研究显示,死亡的 ARDS 患者其肺内该胶原纤维的含量增加至正常的 2～3 倍。电镜下显示肺组织纤维化的程度与患者死亡率呈正相关。另外可见透明膜弥散分布于全肺,此后透明膜中成纤维细胞浸润,逐渐转化为纤维组织,导致弥散性不规则性纤维化。肺血管床发生广泛管壁增厚,动脉变性扭曲,肺毛细血管扩张。肺容积明显缩小。肺泡管的纤维化是晚期 ARDS 患者的典型病理变化。进入纤维化期后,ARDS 患者有 15%～40% 死于难以纠正的呼吸衰竭。

2.病理学特征

ARDS 肺部病变的不均一性是其特征性、标志的病理变化,这种不均一性导致 ARDS 机械通气治疗策略实施存在困难。不均一性主要包括:病变部位的不均一性、病理过程的不均一性和病理改变的不均一性。

(1)病变部位的不均一性:ARDS 病变可分布于下肺,也可能分布于上肺,呈现不均一分布的特征。另外病变分布有一定的重力依赖性,即下肺区和背侧肺区病变重,上肺区和前侧肺区病变轻微,中间部分介于两者之间。

(2)病理过程的不均一性:不同病变部位可能处于不同的病理阶段,即使同一病变部位的不同部分,可能也处于不同的病理阶段。

(3)病因相关的病理改变呈多样性:不同病因引起的 ARDS,肺的病理形态变化有一定差异。全身性感染和急性胰腺炎所致的 ARDS,肺内中性粒细胞浸润十分明显。创伤后 ARDS 肺血管内常有纤维蛋白和血小板微血栓形成。而脂肪栓塞综合征则往往造成严重的肺小血管炎症改变。

(二)病理生理改变

1.肺容积减少

ARDS 患者早期就有肺容积减少,表现为肺总量、肺活量、潮气量和功能残气量明显低于正常,其中以功能残气量减少最为明显。严重 ARDS 患者实际参与通气的肺泡可能仅占正常肺泡的 1/3。因此,ARDS 的肺是小肺或婴儿肺。

2.肺顺应性降低

肺顺应性降低是 ARDS 的特征之一。主要与肺泡表面活性物质减少引起的表面张力增高和肺不张、肺水肿导致的肺容积减少有关。表现为肺泡压力－容积(P－V)曲线与正常肺组织相比有显著不同,需要较高气道压力,才能达到所需的潮气量。

以功能残气量(FRC)为基点,肺泡压力变化为横坐标,肺容量变化为纵坐标绘制的关系曲线为肺顺应性曲线(肺 P－V 曲线)。正常肺 P－V 曲线呈反抛物线形,分为二段一点,即陡直段和高位平坦段,二段交点为高位转折点(UIP)。曲线陡直段的压力和容量的变化呈线性关系,较小的压力变化即能引起较大的潮气量变化,提示肺顺应性好;而在高位平坦段,较小的容量变化即可导致压力的显著升高,提示肺顺应性减低,发生肺损伤的机会增加。正常情况下,UIP 为肺容量占肺总量 85%～90%和跨肺压达 35～50cmH₂O 的位置。

ARDS 患者由于肺泡大量萎陷,肺顺应性降低,故肺 P－V 曲线呈现“S”形改变,起始段平坦,出现低位转折点(LIP),同时 FRC 和肺总量下降,导致中间陡直段的容积显著减少。低位平坦段显示随着肺泡内压增加,肺泡扩张较少,提示肺顺应性低;随着肺泡内压的进一步升高,陷闭肺泡大量开放,肺容积明显增加,肺 P－V 曲线出现 LIP,代表大量肺泡在非常窄的压力范围内开放;随着肺泡内压的进一步增加,正常肺组织和开放的陷闭肺组织的容积增加,出现陡直段;同正常肺组织相似,肺容积扩张到一定程度,曲线也会出现 UIP 和高位平坦段,提示肺泡过度膨胀,肺顺应性降低。

在 ARDS 的纤维化期,肺组织广泛纤维化使肺顺应性进一步降低。

3.通气/血流比例失调

通气/血流比值失调是导致低氧血症的主要原因。ARDS 由于肺部病变的不均一性,通气/血流比值升高和通气/血流比值降低可能同时存在于不同的肺部病变区域中。

(1)通气/血流比值降低及真性分流:间质肺水肿压迫小气道、小气道痉挛收缩和表面活性物质减少均导致肺泡部分萎陷,使相应肺单位通气减少,通气/血流比值降低,产生生理性分流。另外,广泛肺泡不张和肺泡水肿引起局部肺单位只有血流而没有通气,即出现真性分流或解剖样分流。ARDS 早期肺内分流率(Qs/Qt)可达 10%～20%,甚至更高,后期可高达 30%

以上。

(2)通气/血流比值升高:肺微血管痉挛或狭窄、广泛肺栓塞和血栓形成使部分肺单位周围的毛细血管血流量明显减少或中断,导致无效腔样通气。ARDS 后期无效腔率可高达 60%。

4.对 CO_2 清除的影响

ARDS 早期,低氧血症致肺泡通气量增加,且 CO_2 弥散能力为 O_2 的 20 倍,故 CO_2 排出增加,引起低碳酸血症;但到 ARDS 后期,随着肺组织纤维化,毛细血管闭塞,通气/血流比值升高的气体交换单位数量增加,通气/血流比值降低的单位数量减少,无效腔通气增加,有效肺泡通气量减少,导致 CO_2 排出障碍,动脉血 CO_2 分压升高,出现高碳酸血症。

5.肺循环改变

(1)肺毛细血管通透性明显增加:由于大量炎症介质释放及肺泡内皮细胞、上皮细胞受损,肺毛细血管通透性明显增加。通透性增高性肺水肿是主要的 ARDS 肺循环改变,也是 ARDS 病理生理改变的特征。

(2)肺动脉高压:肺动脉高压,但肺动脉嵌顿压正常是 ARDS 肺循环的另一个特点。ARDS 早期,肺动脉高压是可逆的,与低氧血症和缩血管介质(TXA_2、$TNF-\alpha$ 等)引起肺动脉痉挛以及 NO 生成减少有关。ARDS 后期的肺动脉高压为不可逆的,除上述原因外,主要与肺小动脉平滑肌增生和非肌性动脉演变为肌性动脉等结构性改变有关。值得注意的是,尽管肺动脉压力明显增高,但 ARDS 肺动脉嵌顿压一般为正常,这是与心源性肺水肿的重要区别。

三、诊断和鉴别诊断

(一)诊断

1.诊断依据

具有脓毒血症、休克、重症肺部感染、大量输血、急性胰腺炎等引起 ARDS 的原发病;疾病过程中出现呼吸频速、呼吸窘迫、低氧血症和发绀,常规氧疗难以纠正缺氧;血气分析示肺换气功能进行性下降;胸片示肺纹理增多,边缘模糊的斑片状或片状阴影,排除其他肺部疾病和左心功能衰竭。

2.诊断标准

(1)Murray 评分法诊断标准:1988 年 Murray 等提出了 ARDS 的评分法诊断标准,对 ARDS 作量化诊断。评分内容包括 3 个方面内容:①肺损伤程度的定量评分。②具有 ARDS 患病的危险因素。③合并肺外器官功能不全。

根据 PaO_2/FiO_2、PEEP 水平、X 线胸片中受累象限数及肺顺应性变化的评分评价肺损伤程度。0 分无肺损伤,0.1～2.5 分为轻度～中度肺损伤,评分>2.5 分为重度肺损伤,即 ARDS。

Murray 评分法 ARDS 诊断标准强调了肺损伤从轻到重的连续发展过程,对肺损伤作量化评价。Owens 等研究显示肺损伤评分与肺脏受累范围呈显著正相关($r=0.75,P<0.01$),而且也与肺血管通透性密切相关($r=0.73,P<0.01$)。可见,该标准可较准确地评价肺损伤程度。

(2)欧美联席会议诊断标准:尽管 Murray 标准有利于临床科研,但应用于临床就显得过于烦琐,难以推广。1992 年欧美 ARDS 联席会议提出新标准,被广泛推广采用。

急性肺损伤：①急性起病。②$PaO_2/FiO_2 \leqslant 300mmHg$（不管 PEEP 水平）。③正位 X 线胸片显示双肺均有斑片状阴影。④肺动脉嵌顿压 $\leqslant 18mmHg$，或无左心房压力增高的临床证据。诊断 ARDS 除要满足上述急性肺损伤的诊断标准外，PaO_2/FiO_2 需 $\leqslant 200mmHg$，反映肺损伤程度更严重。

该标准与以往标准有很大区别：①PEEP 改善氧合的效应具有时间依赖性，而且其水平的提高与氧合改善并不呈正相关，因此不考虑 PEEP 水平。②医师的经验及指征掌握等许多因素均影响机械通气应用，可因未及时采用机械通气，而使患者延误诊断，因此，也不把机械通气作为诊断条件。③肺动脉嵌顿压 $\leqslant 18mmHg$ 作为诊断条件，有助于排除心源性肺水肿。④与以往诊断标准中的 $PaO_2/FiO_2 \leqslant 100 \sim 150mmHg$ 相比，$PaO_2/FiO_2 \leqslant 200mmHg$ 作为诊断条件能使 ARDS 患者更早地得到诊断和治疗。

Moss 等将欧美 ARDS 标准与 Murray 的评分标准做比较，结果显示对于具有明确 ARDS 危险因素的患者来说，特异性分别为 96％和 94％，灵敏度分别为 100％和 81％，诊断准确率分别为 97％和 90％，显然前者优于后者。对于无明确 ARDS 危险因素的患者来说，欧美 ARDS 标准也略优于 Murray 的评分标准。因此，欧美 ARDS 诊断标准对临床更有价值，已被广泛采用。

（二）鉴别诊断

ARDS 突出的临床征象为肺水肿和呼吸困难。在诊断标准上无特异性，因此需要与其他能够引起和 ARDS 症状类似的疾病相鉴别。

1.心源性肺水肿

见于冠心病、高血压性心脏病、风湿性心脏病和尿毒症等引起的急性左心功能不全。其主要原因是左心功能衰竭，致肺毛细血管静水压升高，液体从肺毛细血管漏出，至肺水肿和肺弥散功能障碍，水肿液中蛋白含量不高。而 ARDS 的肺部改变主要是肺泡毛细血管膜损伤，致通透性增高引起肺间质和肺泡性水肿，水肿液中蛋白含量增高。根据病史、病理基础和临床表现，结合 X 线胸片和血气分析等，可进行鉴别诊断。

2.其他非心源性肺水肿

ARDS 属于非心源性肺水肿的一种，但其他多种疾病也可导致非心源性肺水肿，如肝硬化和肾病综合征等。另外还可见于胸腔抽液、抽气过多、过快或抽吸负压过大，使胸膜腔负压骤然升高形成的肺复张性肺水肿。其他少见的情况有纵隔肿瘤、肺静脉纤维化等引起的肺静脉受压或闭塞，致肺循环压力升高所致的压力性肺水肿。此类患者的共同特点为有明确的病史，肺水肿的症状、体征及 X 线征象出现较快，治疗后消失也快。低氧血症一般不重，通过吸氧易于纠正。

3.急性肺栓塞

为各种原因导致的急性肺栓塞。患者突然起病，表现为剧烈胸痛、呼吸急促、呼吸困难、烦躁不安、咯血、发绀和休克等症状。动脉血氧分压和二氧化碳分压同时下降，与 ARDS 颇为相似。但急性肺栓塞多有长期卧床、深静脉血栓形成、手术、肿瘤或羊水栓塞等病史，查体可发现气急、心动过速、肺部湿啰音、胸膜摩擦音或胸腔积液、肺动脉第二音亢进伴分裂、右心衰竭和肢体肿胀、疼痛、皮肤色素沉着、深静脉血栓体征。X 线胸片检查可见典型的三角形或圆形阴影,还可见肺动脉段突出。典型的心电图可见Ⅰ导联 S 波加深、Ⅲ导联 Q 波变深和 T 波倒置(即 $S_I Q_{II} T_{III}$ 改变)、肺性 P 波、电轴右偏、不完全或完全性右束支传导阻滞。D-二聚体(+)。选择性肺动脉造影和胸片结合放射性核素扫描可诊断本病。

4.特发性肺间质纤维化

此病病因不明,临床表现为刺激性干咳、进行性呼吸困难、发绀和持续性低氧血症,逐渐出现呼吸功能衰竭,可与 ARDS 相混淆。但本病起病隐袭,多属慢性经过,少数呈亚急性;肺部听诊可闻及高调的、爆裂性湿性啰音,声音似乎非常表浅,如同在耳边发生一样,具有特征性;血气分析呈Ⅰ型呼吸衰竭(PaO_2 降低,$PaCO_2$ 降低或不变);X 线胸片可见网状结节影,有时呈蜂窝样改变;免疫学检查示 IgG 和 IgM 常有异常;病理上以广泛间质性肺炎和肺间质纤维化为特点;肺功能检查可见限制性通气功能障碍和弥散功能降低。

5.慢性阻塞性肺疾病并发呼吸衰竭

此类患者既往有慢性胸、肺疾患病史,常于感染后发病;临床表现为发热、咳嗽、气促、呼吸困难和发绀;血气分析示 PaO_2 降低,多合并有 $PaCO_2$ 升高。而 ARDS 患者既往心肺功能正常,血气分析早期以动脉低氧血症为主,$PaCO_2$ 正常或降低;常规氧疗不能改善低氧血症。可见,根据病史、体征、X 线胸片、肺功能和血气分析等检查不难与 ARDS 鉴别。

四、治疗

ARDS 是 MODS 的一个重要组成部分,对 ARDS 的治疗是防治 MODS 的一部分。其原因为纠正缺氧,提高全身氧输送,维持组织灌注,防止组织进一步损伤,同时尽可能避免医源性并发症,主要包括液体负荷过高、氧中毒、容积伤和院内感染。在治疗上可分为病因治疗和支持治疗。调控机体炎症反应和以纠正病理生理改变为基础的肺保护性通气策略始终是 ARDS 主要的研究方向。对于 ARDS 肺毛细血管通透性增加、肺泡上皮受损以及失衡的炎症反应而言,缺乏特异且有效的治疗手段。主要限于器官功能支持及全身支持治疗。呼吸支持治疗为缓解肺损伤的发展创造时间、为促进肺组织恢复和减轻炎症反应提供可能。肺保护性通气是 ARDS 机械通气策略的重大突破,但大量阴性结果的 RCT 使得肺保护性机械通气策略面临前所未有的争议和挑战。

(一)病因治疗

仍是治疗、控制 ARDS 的关键。

1.控制致病因素

原发病是影响 ARDS 预后和转归的关键,及时去除或控制致病因素是 ARDS 治疗最关键的环节。主要包括充分引流感染灶、有效地清创和使用合理的抗生素。当然,腹腔、肺部感染的迁延,急性胰腺炎的发展等都使病因治疗相当困难。

2.调控机体炎症反应

ARDS 作为机体过度炎症反应的后果,SIRS 是其根本原因,调控炎症反应不但是 ARDS 病因治疗的重要手段,而且也可能是控制 ARDS、降低病死率的关键。近年来,国内外学者对 SIRS 的调控治疗进行了大量研究。①糖皮质激素:糖皮质激素是 ARDS 治疗中最富有争议的药物。前瞻性、多中心、安慰剂对照试验显示,ARDS 早期应用大剂量激素,不能降低病死率,同时可能增加感染的发生率。1998 年 Meduri 进行的临床研究显示,糖皮质激素可明显改善 ARDS 肺损伤,降低住院病死率,但该研究样本量较小,需进一步扩大样本量,进行多中心的对照研究。有研究显示 ARDS 晚期应用糖皮质激素有助于阻止肺纤维化的进展,可改善患者生存率。但应用的同时必须监测患者病情,防止并发或加重感染;其作用也有待于进一步大规模临床、前瞻、对照研究进行验证。②环氧化酶抑制剂及前列腺素 E:布洛芬、吲哚美辛等环氧化酶抑制剂对炎症反应有强烈抑制作用,可改善 ARDS 炎症反应,降低体温和心率。前列腺素 E 具有扩张血管,抑制血小板聚集和调节炎症反应,降低肺动脉和体循环压力,提高心排出量、氧合指数和组织供氧量的作用。但有关前列腺素 E,对 ARDS 的治疗作用尚不肯定,需进一步研究明确其作用。③酮康唑:酮康唑是强烈的血栓素合成酶抑制剂,对白三烯的合成也有抑制作用。初步的临床研究显示,对于全身性感染等 ARDS 高危患者,酮康唑治疗组 ARDS 患病率明显降低;而对于 ARDS 患者,酮康唑能明显降低病死率。④己酮可可碱:己酮可可碱是一种磷酸二酯酶抑制剂。在全身性感染和 ARDS 的动物实验研究中,己酮可可碱能明显抑制白细胞趋化和激活,对肿瘤坏死因子等炎症性细胞因子的表达具有明显抑制效应。但己酮可可碱对 ARDS 的临床疗效尚不肯定,需进一步临床研究证实。⑤内毒素及细胞因子单抗:内毒素单克隆抗体、细菌通透性增高蛋白可阻断内毒素对炎性细胞的激活,而 TNF、IL-1 和 IL-8 等细胞因子单克隆抗体或受体拮抗剂(IL-1Ra)可直接中和炎症介质,在动物实验中均能防止肺损伤发生,降低动物病死率,结果令人鼓舞。但针对细胞因子等炎症介质的免疫治疗措施在感染及 ARDS 患者的临床试验均未观察到肯定疗效。

(二)呼吸支持治疗

纠正低氧血症是 ARDS 治疗的首要任务,早期有力的呼吸支持是 ARDS 治疗的主要手段,其根本目的是保证全身氧输送,改善组织细胞缺氧。氧疗是最基本的纠正 ARDS 低氧血症、提高全身氧输送的支持治疗措施。

临床上有多种氧疗装置可供选择和应用,在选择氧疗装置时需考虑到患者低氧血症的严重程度、装置给氧浓度的精确性、患者的舒适度及对氧疗的依从性等。Beers 将氧疗装置依据流速的高低分为两大类:低流速系统和高流速系统。低流速系统给氧的流速较低,一般<6L/min,患者每次吸入的为氧疗装置送出氧与室内空气混合的气体,因此吸入的氧浓度是可变化的,它取决于氧气流速、患者呼吸的频率和潮气量。高流速系统则以高流速给氧,通常超过患者每分钟通气量的 4 倍,患者的呼吸方式对吸入氧浓度没有影响。

当常规氧疗不能纠正低氧血症和缓解呼吸窘迫时,应早期积极进行气管插管实施机械通气,使患者不致死于早期严重的低氧血症,为治疗赢得时间。呼吸支持治疗取得长足的进步,并系统地提出机械通气治疗的新策略,主要包括以下内容。

1.小潮气量

避免高潮气量、限制气道平台压。

小潮气量通气是 ARDS 病理生理改变的要求和结果:"小肺"或"婴儿肺"是 ARDS 的特征,ARDS 参与通气的肺容积显著减少,大量研究显示,常规或大潮气量通气易导致肺泡过度膨胀和气道平台压力过高,激活炎症细胞,促进炎症介质释放增加,引起或加重肺泡上皮细胞和肺泡毛细血管内皮细胞损伤,产生肺间质或肺泡水肿,导致呼吸机相关肺损伤以及肺外器官如肠道、肾脏损伤,诱发多器官功能障碍综合征。因此,ARDS 患者应避免高潮气量和高气道平台压,应尽早采用小潮气量通气,并使吸气末气道平台压力不超过 30cmH$_2$O。

5 个多中心、随机、对照试验比较了常规潮气量与小潮气量通气对 ARDS 病死率的影响。其中 3 项研究显示患者病死率均无显著改变。Amato 和 NIH ARDS Net 的研究则表明,与常规潮气量通气组比较,小潮气量通气组 ARDS 患者病死率显著降低。进一步对比分析各项研究显示,阴性结果的研究中常规潮气量组和小潮气量组的潮气量差别较小,可能是导致阴性结果的主要原因之一。可见,ARDS 患者应采用小潮气量通气。

潮气量个体化的选择和实施:ARDS 患者由于病因、病变类型和病变累及范围不同,塌陷肺泡区域大小、分布不同,导致肺的不均一性,患者正常通气肺泡的数量和容积存在显著差异。尽管 ARDS Net 的研究发现 6ml/kg 的小潮气量可以降低 ARDS 患者的病死率,但随后的研究和临床工作中均发现不是所有 ARDS 患者都适合 6ml/kg 的潮气量,那如何实现潮气量的个体化选择呢?

结合平台压设置潮气量较合理:ARDS 机械通气期间肺泡内压过高是产生呼吸机相关肺损伤的重要原因之一,气道平台压能够客观反映肺泡内压。Amato 对上述 5 项多中心、随机、对照研究进行综合分析,结果显示 4 项研究(NIH ARDS Net 研究除外)中小潮气量通气组气道平台压力低于 30cmH$_2$O,而常规潮气量通气组高于 30cmH$_2$O。然而进一步研究发现随着平台压的降低($>$33cmH$_2$O、27~33cmH$_2$O、23~27cmH$_2$O、$<$23cmH$_2$O 四组),患者的病死率显著下降,即使平台压已经小于 30cmH$_2$O,仍需考虑是否可进一步降低潮气量,降低平台压,改善患者预后。对于应用 6mL/kg 潮气量,平台压仍在 28~30cmH$_2$O 以上的患者,提示肺顺应性差,病情较重,需要逐步降低潮气量,降低平台压。Terragni 等的研究中以控制气道平台压在 25~28cmH$_2$O 为目标,减小潮气量至 4ml/kg,减轻肺的炎症反应,减轻肺损伤。因此,结合患者的平台压设置潮气量较合理,限制平台压在 28cmH$_2$O 以下,甚至更低。提示 ARDS 机械通气时应限制气道平台压力,以防止肺泡内压过高,这可能比限制潮气量更为重要。

肺顺应性指导潮气量的设定:顺应性差的患者给予较小的潮气量,控制其平台压,减轻肺损伤。Deans 对 ARDS Net 的研究分析发现,对于基础肺顺应性下降不明显、顺应性较好的患者,若仍给予 6ml/kg 潮气量,病死率是增加的;而肺顺应性差的患者给予 6mL/kg 潮气量预后会改善。Brander 等研究发现:肺顺应性越好,患者所需潮气量越大;肺顺应性越差,所需潮气量越小。但由于患者胸腔肺容积和胸壁顺应性的差异,潮气量与顺应性之间暂无明确的换算关系,限制了临床的实施。

根据肺组织应力和应变选择潮气量更为科学:引起 VILI 的始动因素是肺组织整体和局部异常的应力和应变。ARDS 患者可以根据不同的 FRC 设置潮气量,以控制应力和应变在安全范围内(应力上限为 27cmH$_2$O、应变上限为 2cmH$_2$O)。即低 FRC 患者需要小潮气量,而相对较高的 FRC 患者则可能应给予较大潮气量。可见,依据肺组织应力和应变有助于潮气量的个体化设置。与平台压相比,肺组织应力更为直接地反映了肺组织力学改变。由于去除了胸壁顺应性的影响,肺组织应力直接反映了克服肺组织弹性阻力所需要的压力。与平台压相比,依据肺组织应力和应变设置潮气量的方法更为合理。FRC 和跨肺压的床旁监测已成为可能,依据肺组织应力和应变设定潮气量为临床医生提供新的途径。

ARDS 患者机械通气时应采用小潮气量(6ml/kg 以下)通气,同时限制气道平台压力不超过 30cmH_2O,以避免呼吸机相关肺损伤和肺外器官损伤,防止多器官功能障碍综合征,最终能够降低 ARDS 病死率。

高碳酸血症不再是限制小潮气量实施的主要原因:高碳酸血症是小潮气量通气最常见的并发症。虽然有研究发现 ARDS 患者可以耐受一定程度的 $PaCO_2$ 升高,但急性 CO_2 升高导致包括脑及外周血管扩张、心率加快、血压升高和心排出量增加等一系列病理生理学改变。颅内压增高是应用允许性高碳酸血症的禁忌证,而某些代谢性酸中毒的患者合并允许性高碳酸血症时,严重的酸血症可能抑制心肌收缩力,降低心脏和血管对儿茶酚胺等药物的反应性。$PaCO_2$ 升高至 80mmHg 以上时,需考虑增加呼吸频率(40 次/min),补充碳酸氢钠(最高剂量20mEq/h)等方法处理,若 $PaCO_2$ 仍高时可用体外膜肺清除 CO_2。随着科学技术和医疗水平的提高,体外膜肺清除 CO_2 逐渐成为小潮气量通气顺利实施的有力保障。

2.积极、充分肺复张

ARDS 广泛肺泡塌陷和肺水肿不但导致顽固的低氧血症,而且导致可复张肺泡反复吸气复张与呼气塌陷产生剪切力,导致呼吸机相关肺损伤。大量临床和实验研究均表明,适当水平呼气末正压(PEEP)防止呼气末肺泡塌陷,改善通气/血流比值失调和低氧血症。同时消除肺泡反复开放与塌陷产生的剪切力损伤。另外还可减少肺泡毛细血管内液体渗出,减轻肺水肿。因此,ARDS 患者应在充分肺复张的前提下,采用适当水平的 PEEP 进行机械通气。

充分肺复张是应用 PEEP 防止肺泡再次塌陷的前提。PEEP 维持塌陷肺泡复张的功能依赖于吸气期肺泡的充张程度,吸气期肺泡充张越充分,PEEP 维持塌陷肺泡复张的程度越高。

(1)肺复张手法(RM):是在可接受的气道峰值压范围内,间歇性给予较高的复张压,以期促使塌陷的肺泡复张进而改善氧合。常用的 RM 方式主要包括控制性肺膨胀(SI)、PEEP 递增法(PEEP,IP)及压力控制法(PCV 法)。

控制性肺膨胀:控制性肺膨胀的实施是在机械通气时采用持续气道正压的方式,一般设置正压水平 30~45cmH_2O,持续 30~40 秒,然后调整到常规通气模式。

PEEP 递增法:PEEP 递增法的实施是将呼吸机调整到压力模式,首先设定气道压上限,一般为 35~40cmH_2O,然后将 PEEP 每 30 秒递增 5cmH_2O,气道高压也随之上升 5cmH_2O。为保证气道压不大于 35cmH_2O,高压上升到 35cmH_2O 时,可每 30 秒递增 PEEP 5cmH_2O,直至 PEEP 为 35cmH_2O,维持 30 秒。随后每 30 秒递减 PEEP 和气道高压各 5cmH_2O,直到实施肺复张前水平。

压力控制法:压力控制法的实施是将呼吸机调整到压力模式,同时提高气道高压和 PEEP 水平,一般高压 40~45cmH_2O,PEEP 15~20cmH_2O,维持 1~2 分钟,然后调整到常规通气模式。

临床上肺复张手法的实施应考虑到患者的耐受性,可予以充分的镇静以保证 RM 的顺利实施。由于 ARDS 患者存在程度不等的肺不张,因此,打开塌陷肺泡所需的跨肺压也不同。实施 RM 时临床医师需结合患者具体情况选择合适的肺复张压力。

(2)肺复张效果的评价:如何评价肺泡复张效果,目前还无统一认识。CT 是测定肺复张容积的金标准,但无法在床边实时开展。临床上常用肺复张后氧合指数≥400mmHg 或反复肺复张后氧合指数变化<5%，来判断是否达到完全复张。也可用 $PaO_2 + PaCO_2 \geq 400mmHg$（吸入氧浓度100%）评价肺复张的效果。Borges 等通过观察复张后氧合和胸部 CT 的关系，发现 $PaO_2 + PaCO_2 \geq 400mmHg$（吸入氧浓度100%）时，CT 显示只有 5% 的肺泡塌陷，而且 $PaO_2 + PaCO_2 \geq 400mmHg$ 对塌陷肺泡的预测 ROC 曲线下面积0.943，说明 $PaO_2 + PaCO_2 \geq 400mmHg$ 是维持肺开放可靠指标。此外，电阻抗法评价肺开放效果尚处于实验阶段。临床上还可根据 P-V 曲线和呼吸力学的变化判断肺复张效果。

（3）肺复张的影响因素：肺复张对 ARDS 预后影响的不确定性可能与多种因素有关。以下因素影响患者对肺复张的反应性：导致 ARDS 的病因、肺损伤的严重程度、患者的病程、实施肺复张的压力及时间和频率、不同的肺复张方法、患者的体位、肺的可复张性等。

3.最佳 PEEP 的滴定

ARDS 最佳 PEEP 的水平目前存在争议。尽管如此，Barbas 等通过荟萃分析比较了不同 PEEP 对 ARDS 患者生存率的影响，结果表明 PEEP>$12cmH_2O$ 尤其是高于 $16cmH_2O$ 明显改善患者生存率。通过胸部 CT 观察 PEEP 肺泡复张效应的研究也显示，PEEP 水平为肺静态压力-容积曲线低位转折点对应的压力（Pflex）+$2cmH_2O$ 通气条件下仍有大量肺泡塌陷。2003 年由 Slutsky 等进行的一项临床研究显示，NIH ARDS Net 研究中小潮气量通气组呼吸频率较快，导致呼气不完全，产生一定水平的内源性 PEEP（5.8 ± 3.0）cmH_2O，使得总 PEEP 水平升高，可达（16.3 ± 2.9）cmH_2O；而常规潮气量组呼吸频率较慢，内源性 PEEP 仅（1.4 ± 1.0）cmH_2O，总 PEEP 为（11.7 ± 0.9）cmH_2O，显著低于小潮气量通气组；故小潮气量通气组患者病死率的降低可能部分源于高水平 PEEP 的维持塌陷肺泡复张效应。提示，ARDS 需要设置较高水平 PEEP 防止呼气末肺泡塌陷。

ARDS 患者 PEEP 的设置方法缺乏大规模、前瞻、随机、对照研究，无统一标准，实验和临床研究的设置方法各不相同。主要有以下几种方法：①上述 NIH ARDS Net 关于小潮气量的对比研究中，依赖氧合障碍的严重程度以及维持足够氧合所需的吸入氧浓度（FiO_2）来设置 PEEP，可见，该方法以维持一定动脉血氧饱和度为目标，所需 FiO_2 越高，设置的 PEEP 水平也越高。故 PEEP 的设置基于患者氧合障碍的严重程度，但 PEEP 维持肺泡复张的效应如何不明确。②一些专家认为依据床边测定的肺顺应性来滴定 PEEP 水平，即设置为获得最大顺应性所需的 PEEP 水平，但最大顺应性并不代表最佳的肺泡复张。③以 Pflex 作为设置 PEEP 的依据（Pflex+$2cmH_2O$），该方法综合考虑 PEEP 对动脉氧合和心排出量的影响，但 Pflex 对应的压力仅代表塌陷肺泡开始复张，随着气道压力的升高，塌陷肺泡的复张仍在继续，故 Pflex+$2cmH_2O$ 也不能反映充分的肺泡复张。

上述方法各有利弊，近来有学者提出新的 PEEP 设置方法。①Lahhaman 和 Amato 等学者提出肺泡充分复张后依据 PEEP 变化引起的动脉血氧分压变化来选择 PEEP。即 PEEP 递增法复张塌陷肺泡后逐步降低 PEEP，当动脉氧分压较前一次 PEEP 对应的值降低5%以上时提示肺泡重新塌陷，则动脉氧分压显著降低前的 PEEP 为最佳 PEEP。②Slutsky 和 Ranieri 等提出通过测定恒定流速、容量控制通气条件下气道压力、时间曲线吸气支的应激指数来确定 ARDS 患者的 PEEP 水平，应激指数位于 0.9 和 1.1 之间时，提示塌陷肺泡充分复张，该指数对应的 PEEP 为最佳 PEEP。可见，上述两种方法从维持塌陷肺泡复张的角度设置 PEEP，更加符合 ARDS 的病理生理改变,可能成为设置 PEEP 的主要方法,但其临床实用和可靠性需要循证医学的证据加以证实。③2010 年 Zhao 等在床边利用 EIT,通过观察塌陷和复张肺组织容积分布的变化及肺组织均一性的改变来滴定最佳 PEEP。EIT 法来滴定 PEEP 不再局限于既往单纯呼吸力学和氧合的变化,而是着眼于使用合适 PEEP 后,ARDS 肺病理生理、组织形态学的改善,并且 EIT 可以在床旁即时反映整体及局部肺的容积变化,从而直观、快速反应肺复张和 PEEP 的效果,指导肺开放策略的实施,具有一定的优势和临床应用前景。④2010 年 Sinderby 等利用单次潮气量和膈肌电活动电位(Edi)比值来滴定最佳 PEEP,为 PEEP 选择提供全新的视角和理念。

4.调整吸呼比

吸呼比影响肺内气体分布和通气/血流比值。对于 ARDS 患者,采用反比通气,有助于传导气道与肺泡之间气体的均匀分布;延长气体交换时间;升高平均肺泡压力,改善通气/血流比值,纠正低氧血症;降低气道峰值压力,减少气压伤的可能性;形成内源性 PEEP(PEEPi),有助于时间常数长的肺泡保持复张状态,改善通气/血流比值。当然,通过延长吸气时间而产生的 PEEPi 与外源性 PEEP 不同,PEEPi 有助于稳定时间常数长的肺泡,而外源性 PEEP 主要使时间常数短的肺泡趋于稳定;辅助通气时,患者触发吸气需额外做功克服 PEEPi,增加呼吸负荷;PEEPi 难以监测和调节,且 ARDS 肺单位以时间常数短的肺泡为主,因此,临床多采用外源性 PEEP 治疗 ARDS。

5.保留自主呼吸

采用保留部分自主呼吸的通气模式是 ARDS 呼吸支持的趋势。部分通气支持模式可部分减少对机械通气的依赖,降低气道峰值压,减少对静脉回流和肺循环的影响,从而可能通过提高心排出量而增加全身氧输送;有助于使塌陷肺泡复张,而改善通气/血流比值;可减少镇静剂和肌松剂的使用,保留患者主动运动能力和呼吸道清洁排痰能力,减少对血流动力学和胃肠运动的干扰,同时,有助于早期发现并发症。当然,部分通气支持尚存在一些问题,例如自主呼吸引起胸腔内压降低,可能使肺泡的跨肺压增大,有可能增加气压伤的危险性,需进一步研究观察。

压力预设通气为减速气流,吸气早期的气流高,有助于塌陷肺泡复张,也有助于低顺应性肺泡的充气膨胀,改善肺内气体分布和通气/血流比值;吸气期气道压力恒定,使肺泡内压不会超过预设压力水平,可防止跨肺压过高,同时气道压力恒定,防止气道峰值压力过高,均可降低气压伤发生的可能性;气道平均压力较恒流高,有利于肺泡复张,改善氧合;减速气流与生理条件下的气流类似,患者易耐受,减少人机对抗。由此可见,ARDS 患者采用减速气流的通气模式更为有益。常用的支持自主呼吸的压力预设通气主要包括压力支持通气(PSV)、容量支持通气(VSV)、气道压力释放通气(APRV)及双水平气道正压通气(BPAP)等。

双水平气道正压通气(BPAP)是一种定时改变连续气道正压通气(CPAP)水平的通气模式,可支持患者的自主呼吸。高水平 CPAP 促使肺泡扩张,CPAP 的压力梯度、肺顺应性、气道阻力及转换频率决定肺泡通气量。在无自主呼吸情况下,BIPAP 实际上就是压力控制通气,但有自主呼吸时,自主呼吸可在高、低两个水平 CPAP 上进行。目前认为 BIPAP 是实施低潮气量通气的最佳模式之一。容量支持通气(VSV)是 PSV 的改进模式,通过自动调节 PSV 支持水平,使潮气量保持恒定,具有较好的应用前景。另外,成比例通气(PAV)是一种新型的通气模式,吸气期呼吸机提供与患者吸气气道压力成比例的辅助压力,而不控制患者的呼吸方式。该通气模式需要患者具有正常的呼吸中枢驱动。采用 PAV 时,患者较舒适,可减少人机对抗和对镇静剂的需求量;同时利于恢复和提高患者的呼吸控制能力,适应自身通气的需求。可见,PAV 是根据患者自主呼吸设计的通气模式,更接近于生理需求,或许是治疗 ARDS 的更有前途的通气模式。

6.俯卧位通气

ARDS 病变分布不均一,重力依赖区更易发生肺泡塌陷和不张,相应地塌陷肺泡的复张较为困难。俯卧位通气降低胸膜腔压力梯度,减少心脏的压迫效应,促进重力依赖区肺泡复张,有利于通气/血流失调和氧合的改善,同时还有助于肺内分泌物的引流,利于肺部感染的控制。俯卧位通气是 ARDS 肺保护性通气策略的必要补充。既往研究显示即使已经采用小潮气量肺保护性通气和积极肺复张,仍有 10%～16% 的重症 ARDS 患者死于严重低氧血症。可见严重、顽固性低氧血症仍是十分棘手的临床难题。俯卧位时通过体位改变改善肺组织压力梯度,改变重力依赖区和非重力依赖区的分布,明显减少背侧肺泡的过度膨胀和肺泡反复塌陷-复张,减小肺组织应力,改善肺均一性,改善氧合,并且减少肺复张时的压力和 PEEP 水平,避免或减轻呼吸机相关肺损伤。另外,俯卧位后体位的改变有利于气道分泌物的引流。因此,俯卧位不仅有利于氧合改善,减轻肺损伤,还有助于气道分泌物的引流,有利于肺部炎症的控制。早期的研究发现俯卧位通气虽然能够改善 ARDS 患者氧合,对病死率影响不大。新近的 meta 分析发现对于严重 ARDS 患者(氧合指数低于 100mmHg)俯卧位通气不仅可以改善氧合,还可以明显改善患者预后。

俯卧位的持续时间及病情严重程度影响俯卧位的效果。俯卧位的持续时间长短与患者病情的严重程度及导致 ARDS 原因有关,肺损伤越严重,需要俯卧位时间越长。有研究发现对于重症 ARDS 患者,俯卧位的时间甚至需要长达 20 小时/天。另外,肺内原因的 ARDS 对俯卧位反应慢,需要时间长;肺外原因的 ARDS 患者俯卧位后氧合改善较快,需时间相对较短。一般建议看到氧合不再升高时应该停止俯卧位通气。

俯卧位通气可通过翻身床来实施,实施过程中避免压迫气管插管,注意各导管的位置和连接是否牢靠。没有翻身床的情况下,需在额部、双肩、下腹部和膝部垫入软垫。防止压迫性损伤和胸廓扩张受限。

俯卧位通气伴随危及生命的潜在并发症,包括气管内插管及中心静脉导管的意外脱落。但予以恰当的预防,这些并发症是可以避免的。对于合并有休克、室性或室上性心律失常等的血流动力学不稳定患者,存在颜面部创伤或未处理的不稳定性骨折的患者,为俯卧位通气的禁忌证。

7.45°半坐卧位机械通气

患者平卧位易发生院内获得性肺炎。研究表明,由于气管内插管或气管切开导致声门的关闭功能丧失,机械通气患者胃肠内容物易于反流误吸进入下呼吸道,是发生院内获得性肺炎的主要原因。前瞻性、随机、对照试验观察了机械通气患者仰卧位和半坐卧位院内获得性肺炎的发生率,结果显示平卧位和半坐卧位(头部抬高 45°以上)可疑院内获得性肺炎的发生率分别为 34％和 8％(P＝0.003),经微生物培养确诊后发生率分别为 23％和 5％(P＝0.018)。可见,半坐卧位显著降低机械通气患者院内获得性肺炎的发生率。进一步相关分析显示,仰卧位和肠内营养是机械通气患者发生院内获得性肺炎的独立危险因素,哥拉斯格评分低于 9 分则是附加因素,进行肠内营养的患者发生院内感染肺炎的概率最高。因此,机械通气患者尤其对于进行肠内营养或(和)昏迷患者,除颈部术后、进行操作、发作性低血压等情况下保持平卧位外,其余时间均应持续处于半坐卧位,以减少院内获得性肺炎的发生。

8.每天唤醒、进行自主呼吸测试

机械通气一方面纠正低氧血症,改善肺泡通气,促进肺泡复张,降低患者呼吸做功,另一方面可产生呼吸机相关肺炎、呼吸机相关肺损伤、呼吸机依赖等并发症。因此,机械通气期间应客观评估患者病情,相应做出合理的临床决策,每天唤醒、适时进行 SBT,尽早脱机拔管,尽可能缩短机械通气时间。

自主呼吸测试(SBT)的目的是评估患者是否可终止机械通气。因此,当患者满足以下条件时,应进行 SBT,以尽早脱机拔管。需要满足的条件包括:①清醒。②血流动力学稳定(未使用升压药)。③无新的潜在严重病变。④需要低的通气条件及 PEEP。⑤面罩或鼻导管吸氧可达到所需的 FiO_2。如果 SBT 成功,则考虑拔管。SBT 可采用 $5cmH_2O$ 持续气道压通气或 T 管进行。

最近前瞻、随机、多中心、对照研究表明,对达到上述条件的机械通气患者每天进行 SBT,可缩短机械通气时间,提高脱机拔管成功率。SBT 方式包括 T 管、$5cmH_2O$ 持续气道正压通气(CPAP)或低水平(依据气管插管的内径采用 $5\sim10cmHg$)的压力支持通气。另外,有研究对比了 SBT 持续 30 分钟与 120 分钟对患者的影响,结果显示两种 SBT 时间对患者成功脱机拔管和再插管率均无显著差异,而 SBT 持续 30 分钟组 ICU 停留时间和总住院时间均显著缩短。故 SBT 推荐持续 30 分钟。需要指出的是该方法也适用于 ALI/ARDS 以外的机械通气患者。

9.NO 吸入

近年来 NO 在 ARDS 中的作用受到重视。其生理学效应主要表现为以下几方面。①调节肺内免疫和炎症反应:主要通过杀灭细菌、真菌及寄生虫等病原体而增强非特异性免疫功能,同时可抑制中性粒细胞的趋化、黏附、聚集和释放活性物质,减少炎性细胞释放 TNF-α、IL-1、IL-6、IL-8 等炎症性细胞因子,减轻肺内炎症反应。②减轻肺水肿:吸入 NO 可选择性扩张肺血管、降低肺动脉压力,减轻肺水肿。③减少肺内分流:NO 吸入后进入通气较好的肺泡,促进肺泡周围毛细血管的扩张,促进血液由通气不良的肺泡向通气较好的肺泡转移,从而改善通气/血流失调,降低肺内分流,改善气体交换,改善氧合。可见,吸入 NO 不仅对症纠正低氧,而且还具有病因治疗作用。吸入的 NO 很快与血红蛋白结合而失活,可避免扩张体循环血管,对动脉血压和心排出量无不良影响。一般认为,吸入低于 20ppm 的 NO 就能明显改善气体交换,而对平均动脉压及心排出量无明显影响。由于 NO 吸入改善顽固性低氧血症,能够降低呼吸机条件和吸入氧浓度,对需高通气条件和高吸入氧浓度的重度 ARDS 患者,可能减少医源性肺损伤,并赢得宝贵的治疗时间。

10.补充外源性肺泡表面活性物质

肺泡表面活性物质有助于降低肺泡表面张力,防止肺泡萎陷和肺容积减少,维持正常气体交换和肺顺应性,阻止肺组织间隙的液体向肺泡内转移。ARDS 时,肺泡Ⅱ型上皮细胞损伤,表面活性物质合成减少;肺组织各种非表面活性蛋白如免疫球蛋白、血清蛋白、纤维蛋白、脂肪酸、溶血卵磷脂以及 C 反应蛋白等浓度大大增加,竞争表面活性物质在气液界面的作用,稀释表面活性物质的浓度,并且抑制磷脂和表面活性物质合成和分泌;导致肺泡表面活性物质明显减少和功能异常。补充外源性肺泡表面活性物质在动物试验和小儿患者取得了良好效果,能够降低肺泡表面张力,防止和改善肺泡塌陷,改善通气/血流比例失调、降低气道压力以及防止肺部感染。另外,有研究认为外源性补充肺泡表面活性物质还具有抑制微生物生长和免疫调节的作用。

关于表面活性物质对成人 ARDS 治疗的时机、使用方法、剂型(人工合成或来源于动物)、使用剂量、是否需要重复使用以及应用所采取的机械通气模式和参数设置等均需进行进一步的研究和探讨。

11.液体通气

特别是部分液体通气明显改善 ARDS 低氧血症和肺功能,可能成为 ARDS 保护性通气策略的必要补充。目前液体通气多以 Perflubron(有人译为潘氟隆,PFC)为氧气和二氧化碳的载体。其有效性机制包括以下几方面:①促进肺下垂部位和背部肺泡复张;PFC 的比重较高,进入肺内位于下垂部位或背部,使该区域肺内压升高,有效对抗由重力引起的附加静水压,促进肺泡复张。可见,PFC 的作用类似于 PEEP 的作用,但可避免 PEEP 引起的非下垂区域肺泡过度膨胀引起的气压伤以及心排出量下降的不良反应。②改善肺组织病变:PFC 可减轻血浆向肺泡内渗出,促进肺泡复张;PFC 比重较大,作为灌洗液将肺泡内渗出物及炎症介质稀释清除。③类表面活性物质效应:PFC 的表面张力低,进入肺泡可作为表面活性物质的有效补充。促进肺泡复张,改善通气/血流失调,纠正低氧血症。尽管液体通气用于动物 ARDS 模型的研究已经取得相当成功的经验,但用于人类的研究尚处于初级阶段。由于液体通气的作用机制是针对 ARDS 的病理生理过程,故成为 ARDS 治疗的新途径。但液体通气需较强镇静甚至肌松抑制自主呼吸,循环易发生波动;PFC 的高放射密度,可能影响观察肺部病理改变;PFC 剂量和效果维持时间的进一步探讨均是应用液体通气需关注的方面。

12.体外膜肺氧合

部分重症 ARDS 患者即使已经采用最优化的机械通气策略,仍然难以改善氧合,继而出现严重低氧血症和继发性器官功能障碍。体外膜肺氧合(ECMO)是通过体外氧合器长时间体外心肺支持,也就是通过体外循环代替或部分代替心肺功能的支持治疗手段。重症低氧血症患者通过 ECMO 保证氧合和 CO_2 清除,同时积极治疗原发病,是重症 ARDS 患者的救援措施,可有效纠正患者气体交换障碍,改善低氧血症。2009 年 CESAR 和澳大利亚、新西兰用 ECMO 治疗重症甲型流感并发 ARDS 患者的多中心研究显示,若病因可逆的严重 ARDS 患者,通过 EC-MO 保证氧合和 CO_2 清除,同时采用较低机械通气条件,等待肺损伤的修复,能明显降低患者病死率。由此可见,对充分肺复张、俯卧位通气、高频震荡通气和 NO 吸入等措施仍然无效的 ARDS,ECMO 可能是不错的选择。

13.神经电活动辅助通气

神经电活动辅助通气(NAVA)是一种新型的机械通气模式。NAVA 通过监测膈肌电活动信号(EAdi),感知患者的实际通气需要,并提供相应的通气支持。越来越多的研究显示 NAVA 在肺保护方面有下列突出优势:①改善人机同步性。NAVA 利用 EAdi 信号触发呼吸机通气,不受内源性 PEEP 和通气支持水平的影响,与自身呼吸形式相匹配。②降低呼吸肌肉负荷。由于 NAVA 能保持良好的人机同步性,并且滴定合适的 NAVA 水平,从而提供最佳的压力支持,使得患者呼吸肌肉负荷显著降低。③有利于个体化潮气量选择,避免肺泡过度膨胀。NAVA 采用 EAdi 信号触发呼吸机送气和吸/呼气切换,通过患者自身呼吸回路反馈机制调节 EAdi 强度,从而实现真正意义的个体化潮气量选择。④增加潮气量和呼吸频率变异度,促进塌陷肺泡复张。动物实验证实潮气量的变异度增加能够促进塌陷肺泡复张,改善呼吸系统顺应性,同时降低气道峰压,减少肺内分流及无效腔样通气,改善肺部气体分布不均一性。研究表明 NAVA 潮气量大小的变异度是传统通气模式的 2 倍,更加接近生理变异状态。⑤有利于指导 PEEP 选择。由于 ARDS 大量肺泡塌陷和肺泡水肿,激活迷走神经反射,使膈肌在呼气末不能完全松弛,以维持呼气末肺容积,防止肺泡塌陷。这种膈肌呼气相的电紧张活动称为 Tonic EAdi。若 PEEP 选择合适,即在呼气末维持最佳肺容积、防止肺泡塌陷,Tonic EAdi 也应降至最低。在 ALI 动物实验中发现当 Tonic EAdi 降至最低的 PEEP 水平即为 EAdi 导向的最佳 PEEP,还需进一步临床研究证实 Tonic EAdi 选择 PEEP 的可行性和价值。

14.变异性通气

变异性通气是呼吸频率和潮气量按照一定的变异性(随机变异或生理变异)进行变化的机械通气模式。这种通气模式不是简单通气参数的变化,而是符合一定规律的通气参数的变异,可能更符合患者生理需要。临床及动物研究均发现变异性通气能改善 ARDS 氧合和肺顺应性,促进肺泡复张,减轻肺损伤。Suki 等研究发现,变异性通气可以促进重力依赖区塌陷肺泡的复张,增加相应区域血流分布,有肺保护作用。可能的原因为:变异性通气过程中产生与患者需要相匹配的不同的气道压力和吸气时间,从而使得不同时间常数的肺泡达到最大限度的复张和稳定。Gama 等在动物实验中发现 PSV 变异性通气可以明显改善 ALI 动物氧合。变异性通气的肺保护作用还需要进一步研究。

15.ARDS 机械通气策略的具体实施步骤

机械通气是 ARDS 重要的治疗手段。经过大量的临床研究和具体实践,小潮气量肺保护性通气、肺开放策略和针对重症 ARDS 的救援措施均逐步应用于临床。面对重症 ARDS,尤其是严重、顽固性低氧血症的患者,临床医生对于机械通气治疗措施的选择和实施需要有正确的判断和清晰的思路。有学者根据文献及实践经验初步拟订 ARDS 机械通气治疗流程图,以使 ARDS 机械通气治疗更加规范、有序,为临床医生提供清晰的治疗思路。

(三)药物治疗

1.糖皮质激素

全身和局部炎症反应是 ARDS 发生和发展的重要机制,而调控炎症反应是 ARDS 的根本治疗措施。利用糖皮质激素的抗炎作用预防和治疗 ARDS 一直存在争议。大剂量糖皮质激素不能起到预防 ARDS 发生和发展的作用,反而增加感染等并发症已是临床医生共识。小剂量糖皮质激素治疗 ARDS 的起始时间、剂量、疗程与适用人群也一直备受关注。近期 meta 分析显示,应用小剂量糖皮质激素治疗早期 ARDS 患者可改善 ARDS 患者氧合,缩短机械通气时间并降低患者的病死率,提示对于重症 ARDS 患者早期应用小剂量糖皮质激素可能是有利的,但其有益作用仍需要大规模的随机对照研究进一步证实。特别值得注意的是,近期研究显示对继发于流行性感冒的重症 ARDS 患者,早期应用糖皮质激素可能是有害的。

持续的过度炎症反应和肺纤维化是导致 ARDS 晚期病情恶化和治疗困难的重要原因,有学者提出可应用糖皮质激素防治晚期 ARDS 患者肺纤维化。但 ARDS Net 研究显示,ARDS 发病大于 14 天的患者应用小剂量糖皮质激素后病死率显著增加,提示晚期 ARDS 患者也不宜常规应用糖皮质激素治疗。因此,对于早期重症 ARDS 患者,可根据患者个体情况权衡利弊决定小剂量糖皮质激素的应用,而晚期 ARDS 患者不宜应用糖皮质激素治疗。

2.鱼油

鱼油富含 ω-3 脂肪酸,是有效的免疫调理营养素,通过多种机制对 ARDS 患者发挥免疫调节作用。mate 分析证实,应用鱼油可以显著改善氧合和肺顺应性,缩短机械通气时间及 ICU 住院时间并降低 ARDS 患者的病死率。尽管应用鱼油治疗 ARDS 取得了较大进展,但其给药途径、时机及剂量等问题仍值得关注。肠内给予 ω-3 脂肪酸虽然能增加肠道黏膜血供,保护肠黏膜屏障功能,但吸收差,尤其是鱼油在脂质代谢过程中会大量丢失。肠外给药避免了脂质代谢的影响,常用于重症患者的治疗,但仍有并发感染、胆汁淤积及肝功能损伤的风险。研究显示,鱼油剂量大于 0.05g/(kg·d)时可改善危重症患者生存率并缩短住院时间。目前认为 0.2g/(kg·d)的鱼油可改善危重患者的预后,但该剂量是否适用于 ARDS 患者仍需大规模临床研究验证。

3.NO

吸入 NO 可选择性扩张肺血管。吸入后 NO 分布于肺内通气良好的区域,可扩张该区域的肺血管,降低肺动脉压,减少肺内分流,改善通气血流比例失调。临床研究及 mate 分析均显示,NO 吸入治疗的 24 小时内可明显改善 ARDS 患者氧合,但并不能降低 ARDS 患者的病死率。因此,吸入 NO 不作为 ARDS 的常规治疗手段,仅在一般治疗无效的严重低氧血症时考虑应用。

4.神经肌肉阻滞剂

多数 ICU 机械通气患者包括 ARDS 患者使用小潮气量通气和允许性高碳酸血症通气策略在恰当的镇痛、镇静下能够耐受机械通气。然而,有些重症 ARDS 患者即使在深度镇静时仍然存在明显的人机不同步,特别是在应用反比通气、俯卧位通气等非常规机械通气模式时。2002 年美国危重病医学会(SCCM)神经肌肉阻滞剂使用指南指出:ICU 中只有在其他治疗(如镇静、镇痛)均无效后才考虑使用神经肌肉阻滞剂。《新英格兰杂志》发表的多中心、随机、对照研究显示,严重 ARDS 机械通气患者与对照组相比,早期 ARDS 患者短期(48 小时)应用顺式阿曲库铵可明显提高人机同步性,降低呼吸肌氧耗,减少呼吸机相关肺损伤,改善氧合并降低 ARDS 患者病死率,但并不增加肌肉无力的发生。同时发现,对于氧合指数低于 120mmHg 的重症 ARDS 患者病死率的改善更为明显。虽然该研究结果不能推论到其他种类神经肌肉阻滞剂的应用,但仍提示对于镇静、镇痛治疗无效的部分重症早期 ARDS 患者短期应用神经肌肉阻滞剂可能有益。值得注意的是,神经肌肉阻滞剂的种类及疗程均可影响用药后肌肉无力的发生。同时,在使用神经肌肉阻滞剂前,应充分镇静以使患者达到无意识状态。

5.其他药物治疗

ARDS 患者存在肺泡表面活性物质减少或功能丧失,易引起肺泡塌陷。因此,补充肺泡表面活性物质可能成为 ARDS 的治疗手段。但研究显示,补充表面活性物质并缩短机械通气时间也不降低病死率,而且药物来源、用药剂量、具体给药时间、给药间隔等诸多问题仍有待解决,因此,表面活性物质还不能作为 ARDS 的常规治疗手段。

鉴于炎症反应在 ARDS 发病过程中的重要作用,细胞因子拮抗剂可能成为 ARDS 治疗的药物之一。但由于炎症反应的复杂性,仍无有利临床证据证实任何细胞因子的拮抗剂对于 ARDS 治疗的有效性,因此,细胞因子的拮抗剂不能用于 ARDS 常规治疗。

此外,虽然部分临床或动物实验发现重组人活化蛋白 C、前列腺素 E、抗氧化剂等环氧化酶抑制剂可能对于 ARDS 患者具有有益作用,但上述药物均不能用于 ARDS 的常规治疗。

(四)液体管理

液体管理是 ARDS 治疗的重要环节。ARDS 的肺水肿主要与肺泡毛细血管通透性增加导致血管内液体漏出有关,其次毛细血管静水压升高可加重肺水肿的形成。故对 ARDS 应严格限制液体输入。通过限制输液和利尿而保持较低肺动脉嵌压的 ARDS 患者,有较好的肺功能和转归。而且,早期限制输液和利尿并不增加肾衰竭和休克的危险性。因此,在维持足够心排出量的前提下,通过利尿和适当限制输液量,保持较低前负荷,使肺动脉嵌顿压不超过 12mmHg 是必要的。

1.保证器官灌注,限制性液体管理

高通透性肺水肿是 ARDS 的病理生理特征,肺水肿程度与 ARDS 预后呈正相关。研究显示,创伤导致的 ARDS 患者,液体正平衡时患者病死率明显增加。积极的液体管理改善 ARDS 患者肺水肿具有重要的临床意义。研究表明应用利尿剂减轻肺水肿可改善氧合、减轻肺损伤,缩短 ICU 住院时间。但减轻肺水肿的同时可能会导致有效循环血量下降,器官灌注不足。因此 ARDS 患者的液体管理必须考虑二者的平衡。在维持循环稳定、保证器官灌注的前提下,限制性液体管理是积极有利的。

2.增加胶体渗透压

ARDS 患者采用晶体液还是胶体液进行液体复苏一直存在争论。值得注意的是胶体渗透压是决定毛细血管渗出和肺水肿严重程度的重要因素。研究证实,低蛋白血症可导致 ARDS 病情恶化,机械通气时间延长,病死率增加。尽管清蛋白联合呋塞米治疗未能明显降低低蛋白血症(总蛋白<50~60g/L)ARDS 患者病死率,但与单纯应用呋塞米相比氧合明显改善、休克时间缩短。因此,对低蛋白血症的 ARDS 患者,有必要输入清蛋白或人工胶体液,有助于提高胶体渗透压,实现液体负平衡,减少肺水生成,甚至改善预后。

3.改善肺毛细血管通透性

肺泡上皮细胞和毛细血管内皮细胞受损,导致通透性增加是 ARDS 主要的病理改变,因此改善肺毛细血管通透性是减轻 ARDS 肺水肿的关键。但临床上可行的方法不多,近年来有研究发现,ARDS 患者 β 受体阻滞剂雾化吸入 7 天后血管外肺水明显低于对照组,气道平台压降低,提示 β 受体阻滞剂有改善肺毛细血管通透性的作用。

(五)营养和代谢支持

早期营养支持值得重视。危重患者应尽早开始营养代谢支持,根据患者的肠道功能情况,决定营养途径。肠道功能障碍的患者,采用肠外营养,应包括糖、脂肪、氨基酸、微量元素和维生素等营养要素,根据全身情况决定糖脂热量比和热氮比。总热量不应超过患者的基本需要,一般为 25～30kcal/(kg·d)。如总热量过高,可能导致肝功能不全、容量负荷过高和高血糖等并发症。肠道功能正常或部分恢复的患者,尽早开始肠内营养,有助于恢复肠道功能和保持肠黏膜屏障,防止毒素及细菌移位引起 ARDS 恶化。

(六)间充质干细胞可能成为 ARDS 治疗的未来

促进损伤肺毛细血管内皮细胞和肺泡上皮细胞的有效修复可能是 ALI/ARDS 治疗的关键和希望。随着干细胞工程学的发展,间充质干细胞(MSC)作为一种理想的组织修复来源,具有低免疫原性、免疫调节及抗炎作用,在 ALI/ARDS 治疗中受到越来越多关注。MSC 具有减轻肺损伤、抗纤维化和抑制炎症反应的作用。研究发现给予外源性的 MSC 后,能明显减轻肺的炎症反应和纤维化,减少细胞外基质成分层粘连蛋白和透明质烷的分泌。另外,MSC 可增加肺泡液体清除能力,有助于维持肺泡血管屏障的完整性。MSC 还可作为基因治疗的细胞载体,使基因在肺组织高选择性和持久表达,并针对损伤局部提供治疗蛋白。

第三节　肺栓塞

肺栓塞(PE)是以各种栓子阻塞肺动脉系统为其发病原因的一组疾病或临床综合征的总称,包括肺血栓栓塞症、脂肪栓塞综合征、羊水栓塞、空气栓塞等。而肺血栓栓塞症(PTE)为来自静脉系统或右心的血栓阻塞肺动脉或其分支所致疾病,以肺循环和呼吸功能障碍为其主要临床和病理生理特征。PTE 为肺栓塞的常见类型,占 PE 中的绝大多数,通常所称 PE 即指PTE。肺动脉发生栓塞后,若其支配区的肺组织因血流受阻或中断而发生坏死,称为肺梗死(PI)。

一、病因和发病机制

1.年龄

肺栓塞的发病率随年龄的增加而上升,儿童患病率约为 3%,60 岁以上可达 20%,以 50～60 岁年龄段最多见;90% 致死性肺栓塞发生在 50 岁以上。

2.血栓形成

70%～95% 的血栓来源于深静脉血栓,血栓脱落后随血循环进入肺动脉及其分支。原发部位以下肢深静脉为主,如股、深股及髂外静脉,文献报告达 90%～95%;尤行胸、腹部手术,脑血管意外及急性心肌梗死的患者中深静脉血栓的发生率很高。手术中或手术后 24～48h 内,小腿深静脉内形成,但活动后大部分可消失,其中 5%～20% 的血栓可向高位的深静脉延伸,3%～10% 于术后 4～20 天内引起肺栓塞。腋下、锁骨下静脉也有血栓形成,但来自该处的血栓仅占 1%。盆腔静脉血栓是妇女肺栓塞的重要来源。静脉血栓形成的基本原因是血流停滞、血液高凝状态及血管壁损伤。常见的诱因是卧床少动、创伤、术后、肥胖超过标准体重的20%、糖尿病、红细胞增多症、吸烟,及某些凝血、纤溶机制的先天性缺陷等。

3.心脏病

慢性心、肺疾病是肺栓塞的主要危险因素,25%～50%的肺栓塞患者同时有心、肺疾病,特别是心力衰竭伴心房纤颤患者。以右腔血栓最多见,少数亦源于静脉系统。细菌性栓子除见于亚急性细菌性心内膜炎外,亦可由起搏器感染引起。前者感染性栓子主要来自三尖瓣,偶尔先心病患者二尖瓣赘生物可自左心经缺损分流入右心而到达肺动脉。

4.肿瘤

在我国为第二位死亡原因,占 35%,以胰腺癌、肺癌、泌尿系癌、结肠癌、胃癌、乳腺癌等较常见。恶性肿瘤并发肺栓塞仅约 1/3 的为瘤栓,其余均为血栓。恶性肿瘤患者易并发肺栓塞的原因可能与凝血机制异常有关。故肿瘤患者肺栓塞发生率高,甚至是首发症状。

5.妊娠和避孕药

孕妇肺栓塞的发生率比同龄未孕妇女高 7 倍,易发生于妊娠的头 3 个月和围生期。服避孕药的妇女静脉血栓形成的发生率比不服药者高 4～7 倍。避孕药能引起凝血因子、血小板、纤维蛋白酶系统的活化。羊水栓塞是分娩期的严重并发症。

6.其他

长骨、髋骨骨折致脂肪栓塞、空气栓塞、寄生虫和异物栓塞等也有报道。没有明显的促发因素时,还应考虑到抗凝因素减少或纤维蛋白溶酶原激活抑制剂的增加。

二、病理和病理生理改变

(一)病理

肺栓塞可单发也可多发。多部位或双侧性的栓塞更常见。一般认为栓塞更易出现在右侧和下叶,这可能是由于右肺和下叶血流更充沛的关系。栓子可从几毫米至数十厘米,按栓子大小可以分为以下几种。

1.急性巨大肺栓塞

均为急性发作,肺动脉被栓子阻塞达 50%,相当于 2 个或 2 个以上的肺叶动脉被阻塞。

2.急性次巨大肺栓塞

不到 2 个肺叶动脉受阻。

3.中等肺栓塞

即主肺段和亚肺段动脉栓塞。

4.肺小动脉栓塞

即肺亚段动脉及其分支栓塞。

当肺动脉主要分支受阻时,肺动脉即扩张,右心室急剧扩大,静脉回流受阻,产生右心衰竭的病理表现。若能及时去除肺动脉的阻塞,仍可恢复正常;如没有得到正确治疗,并反复发生肺栓塞,肺血管进行性闭塞至肺动脉高压,继而出现慢性肺源性心脏病。血栓溶解几乎伴随着栓塞同时出现。在纤溶系统的作用下,急性肺动脉血栓栓子可在 7 天至数月内完全或部分溶解。肺梗死与肺栓塞不同,通常无心肺疾患的患者发生肺栓塞后,很少产生肺梗死。这主要是因为肺组织的供氧来自肺动脉、支气管动脉、周围气道。只有当支气管动脉和(或)气道受累时才发生肺梗死。如患者存在慢性心、肺疾病时,即使小的栓子也易发生肺梗死。

(二)病理生理

肺栓塞的病理生理改变,不仅取决于栓子的大小、栓塞的部位和程度,同时还取决于患者的神经体液反应状态和基础心肺功能。主要表现在呼吸功能和血流动力学的影响两个方面。

1.呼吸生理改变

(1)肺泡无效腔增加:肺栓塞时被栓塞区域有通气无血流,造成 V/Q 失调,无灌注的肺泡不能进行有效的气体交换,故肺泡无效腔增大。

(2)通气功能障碍:较大的肺栓塞可引起反射性支气管痉挛,同时 5-羟色胺、缓激肽、血小板活化因子等也促进气道收缩,气道阻力明显增加,使肺泡通气量减少,可引起呼吸困难。

(3)肺表面活性物质减少:在栓塞后 24h 最明显,因不能维持肺泡张力,发生萎陷,肺顺应性下降;肺表面活性物质下降又促进肺泡上皮通透性增加,引起局部或弥散性肺水肿和肺不张,使通气和弥散功能进一步下降。

(4)低氧血症:由于上述原因,低氧血症常见,并还有 V/Q 比例失调、动静脉交通支开放和非梗死区血流增加等原因。

(5)对 $PaCO_2$ 的影响:在肺栓塞患者中由于过度通气 $PaCO_2$ 下降,表现为呼吸性碱中毒。

2.血流动力学改变

血流动力学改变主要决定于下列因素:

(1)血管阻塞的程度。

(2)栓塞前心肺疾病状态。

(3)神经体液因素。

栓子堵塞肺动脉后,受机械、神经反射和体液因素的综合影响,肺血管阻力和肺动脉压增高,约 70% 的肺栓塞患者肺动脉平均压(MPAP)大于 2.67kPa,常为 3.33~4.00kPa。当达到 5.33kPa 时,可发生急性右心衰竭(即急性肺源性心脏病)。当肺血管被阻塞 20%~30% 时,开始出现一定程度的肺动脉高压;肺血管床被阻塞 30%~40% 时,MPAP 可达 4.00kPa 以上,右心室平均压可增高;肺血管床被阻塞 40%~50% 时,MPAP 可达 5.33kPa,右心室充盈压增加,心脏指数下降;肺血管床被阻塞 50%~70% 时,出现持续严重的肺动脉高压;阻塞达 85% 时,出现所谓"断流"现象,可猝死。

三、临床表现和实验室检查

(一)临床表现

肺栓塞的临床症状和体征常常是非特异性的,且变化大,症状轻重与栓子大小、栓塞范围有关,但不一定成正比,往往与原有心肺疾病的代偿能力有密切关系,可从轻症患者的 2~3 个到严重患者 15~16 个肺段不等。

1.症状

最常见的症状有以下几种。

(1)呼吸困难:尤以活动后明显。栓塞较大时,呼吸困难严重且持续时间较长,为不祥之预兆。呼吸频率 40~50 次/min。

（2）胸痛：小的周围性肺栓塞常有类似胸膜炎性的胸痛，随呼吸运动而加重，占75％左右。较大的栓子可呈剧烈的挤压痛，位于胸骨后，难以忍受，向肩和胸部放射，酷似心绞痛发作，约占4％，可能为冠状动脉痉挛所致。

（3）咯血：多在肺栓塞后24小时内发生，量不多，血色鲜红，几日后变为暗红色，占30％。

（4）惊恐：发生率约为55％，原因不清，可能与胸痛或低氧血症有关。

（5）咳嗽：重的或慢性肺栓塞都会出现咳嗽，干咳，无痰。

（6）晕厥：约占13％，小的肺栓塞常有阵发性头晕，这是肺循环功能暂时性失调的反映。急性大块肺栓塞可引起晕厥，这是脑血流降低所致。

2.体征

（1）一般体征：发热、呼吸加快、心率加快、发绀、黄疸等。

（2）肺部体征：可出现呼吸音减低，哮鸣音，干、湿性啰音，也可有肺血管杂音，其特点是吸气过程杂音增强，部分患者有胸膜摩擦音和胸腔积液的体征。

（3）心脏体征：心动过速往往是肺栓塞患者唯一及持续的体征，肺动脉第二音亢进，胸骨左缘第2肋间闻及收缩期喷射性杂音，颈静脉充盈、搏动、肝颈反流征阳性。

（4）下肢深静脉血栓的检出：是诊断肺栓塞的主要体征，可有下肢肿胀、压痛、色素沉着和浅静脉曲张等。

（二）实验室检查

1.动脉血气分析

肺血管床堵塞15％～20％时可出现低氧血症，发生率76％，而且PaO_2可完全正常；93％有低碳酸血症；86％～95％有PaO_2增大，后二者正常是诊断肺栓塞的反指征。

2.胸部X线检查

无特异性，仅凭X线片不能确诊或排除肺血栓栓塞症，但是对提供疑诊肺血栓栓塞症线索和除外其他疾病具有重要价值。

（1）局部肺血管纹理变细、稀疏或消失，肺叶透亮度增加。

（2）肺野局部浸润阴影，尖端指向肺门楔形阴影。

（3）肺膨胀不全或肺不张，胸腔积液（少量至中量）。

（4）右下肺动脉干增宽（也可正常或变细）或肺动脉段突出，右心室扩大。

（5）患侧横膈抬高。

3.心电图

多为一过性，动态观察有助于对本病的诊断。常见的心电图改变是QRS电轴右偏，S_I Q_{III} T_{III}型，肺型P波，右心前区导联及Ⅱ、Ⅲ、aVF导联T波倒置，顺钟向转位至V_1，完全性或不完全性右束支传导阻滞。大多数患者心电图正常，或仅有非特异性改变，因此，ECG正常不能排除本病。

4.核素肺通气及灌注（V/Q）显像

为无创伤性、简便、安全、敏感性较高的方法，主要用于筛查临床疑诊为肺栓塞的患者。灌注显像是用标记药物^{99m}Tc-MAA（人血浆清蛋白聚合颗粒），通过血流到达肺循环，通过扫描可以发现被阻塞的肺动脉供应区放射性分布稀少或缺损，但肺灌注显像的假阳性率较高。如与肺通气显像或 X 线胸片结合,可明显降低假阳性率,使诊断的准确率达 87%～95%。肺血流灌注结合肺通气显像或结合 X 线胸片对 PTE 诊断标准如下。

(1)高度可能性:①大于或等于 2 个肺段的血流灌注稀疏、缺损区,同一部位的肺通气显像与 X 线胸片均未见异常;或肺血流灌注缺损面积大于肺通气或 X 线胸片异常的面积。②1 个较大面积(1 个肺节段的 75% 以上)和 2 个以上中等面积(1 个肺节段的 25%～75%)的肺血流灌注稀疏、缺损区,同一部位的肺通气显像与 X 片检查正常。4 个以上中等面积肺血流灌注稀疏、缺损区,同一部位的肺通气显像和 X 线胸片检查正常。

(2)中度可能性:①1 个中等面积、2 个以下较大面积的肺血流灌注稀疏、缺损区,同一部位的肺通气显像和 X 线胸片正常。②出现在肺下野的血流灌注、通气显像均为放射性分布减低、缺损区,与同一部位 X 线胸片病变范围相等。③1 个中等面积的肺血流灌注,通气缺损区,同一部位的 X 线胸片检查正常。④肺血流灌注,通气显像均为放射性分布减低、缺损区,伴少量胸腔积液。

(3)低度可能性:①肺多发的"匹配性"稀疏、缺损区,同一部位 X 线胸片检查正常。②出现在肺上、中叶的肺气流灌注,通气缺损区,同一部位 X 线胸片正常。③双肺血流灌注、通气显像均为放射性分布减低、缺损,伴大量胸腔积液。④肺血流灌注稀疏、缺损面积小于 X 线胸片显示阴影的面积,肺通气显像正常或异常。⑤肺内出现条索状血流灌注稀疏、缺损,通气显像正常或异常。⑥4 个以上面积较小(1 个肺节段的 25% 以下)的肺血流灌注稀疏、缺损区,通气显像正常或异常,同一部位 X 线胸片检查正常。⑦非节段性肺血流灌注缺损。

5.超声心动图

经胸与经食管二维超声心动图能直接显示肺栓塞的征象。前者适用于肺动脉主干及其左右分支栓塞;后者为右室扩大,室间隔左移,左室变小,呈"D"字形,右室运动减弱,肺动脉增宽,三尖瓣反流及肺动脉压增高等。

6.CT 肺动脉造影(CTPA)

由外周浅静脉快速注入碘造影剂,造影剂经腔静脉回流,以首次通过的方式使肺动脉显影,通过 CT 扫描而成像的方法。CTPA 通常应用螺旋 CT(SCT)或电子束 CT(EBCT)进行扫描。由于 CTPA 检出肺栓塞敏感性与特异型可达 95%,多数学者认为 CTPA 可作为急性 PTE 临床一线筛查方法。

CTPA 还可以做栓塞的定量分析。分析的结果与临床严重程度有很好的相关性,对准确进行临床分型、指导治疗有潜在价值。

CTPA 诊断肺栓塞的依据有直接征象和间接征象。

(1)直接征象:指血栓的直接征象,在纵隔窗观察。①管腔部分性充盈缺损:表现为肺动脉及其分支内充盈缺损影,呈圆形、半圆形等。②管腔梗阻:肺动脉及其分支的部分或完全性梗阻。肺动脉及其分支完全闭塞且管腔缩小者为慢性 PTE 征象。③飘浮症:血栓游离于肺动脉腔内,又称"轨道征",多为新鲜血栓征象。④马鞍征:条状血栓骑跨于左右肺动脉分支部,呈"马鞍"形充盈缺损,为新鲜血栓征象。⑤管壁不规则:主肺动脉及左右肺动脉管壁不规则,为慢性 PTE 征象。⑥血栓钙化:为慢性 PTE 征象,较少见。

(2)间接征象:指造成肺组织心脏,特别是右心房、室和体肺循环的继发改变,在肺窗或纵隔窗观察。①肺血管分布不均匀。②肺实质灌注不均匀形成"马赛克"征。③肺梗死征象。早期为三角形实质变影,反映肺出血、肺不张;中期可以坏死溶解形成空洞;晚期可形成陈旧纤维条索,可并存胸腔积液,膈肌升高。④主动脉增粗,右心室扩大等肺动脉高压征象。⑤右心功能不全的表现——右心房、室增大,腔(奇)静脉扩张,胸腔积液或并存心包积液。⑥胸膜改变,可见胸腔积液等。

7.磁共振血管造影(MRPA)

二维增强 MR 血管造影(MRA)是另一种无创性检查方法,用它进行 MR 肺动脉造影(MRPA)可准确地检出 PTE 主肺动脉、肺叶及肺段动脉内的栓子,对亚段肺动脉水平的栓子检出能力还有待于进一步研究。MRPA 无放射性损害,很少引起过敏反应,使用对比剂[钆-二乙烯三胺五乙酸(Gd-DTPA)]无肾脏不良反应,检查简便、易行、经济,患者无须住院。MR 影像显示的形态学改变:①肺动脉增粗或右心室增大。②黑血序列中肺动脉内流空信号消失或出现软组织信号。③亮血序列中肺动脉内有充盈缺损。

MRPA 显示的形态学改变:①肺动脉内充盈缺损。②肺动脉分支中断。③血管缺支。④未受累血管扭曲、增粗。

8.血浆 D-二聚体

D-二聚体是交联纤维蛋白在纤溶系统作用下产生的可溶性降解产物,血栓时因血栓纤维蛋白溶解使其增高,D-二聚体对急性肺血栓栓塞症诊断敏感性 92%,特异性 40%。因手术、肿瘤、炎症感染、组织坏死等情况均升高,若其含量低于 $500\mu g/L$,可基本除外肺血栓栓塞症。

9.肺动脉造影(PA)

PA 始终被认为是诊断肺栓塞最可靠的方法和"金标准",其敏感性 98%,特异型性 95%~98%。征象为肺动脉内有充盈缺损或血管中断;局限性肺叶、肺段血管纹理减少或呈剪枝征象;造影过程中动脉期延长,肺静脉的充盈和排空延迟。作为一种有创性的检查技术,肺动脉造影有一定危险性,因此造影前要权衡利弊,慎重考虑,应严格掌握其适应证。

10.下肢深静脉检查

肺栓塞 70%~90%的栓子来自下肢深静脉,故下肢深静脉的检查对诊断和防治肺栓塞十分重要。①深静脉造影可清楚显示静脉堵塞的部位、性质、程度、范围和侧支循环以及静脉功能状态,但可致局部疼痛、过敏反应及静脉炎加重,因此传统静脉造影已较少应用。②放射性核素静脉造影,与传统静脉造影符合率达 90%。③血管超声多普勒检查,准确性为88%~93%。④肢体阻抗容积图,与静脉造影的符合率为 77%~95%。

四、诊断与鉴别诊断

(一)诊断

凡有可以引起肺栓塞的原因,如外科手术、分娩、骨折、心脏病(尤其是合并心房纤颤)的患者,突然发生呼吸困难、胸痛、咯血、发绀、心悸、休克、晕厥等的症状,而没有其他原因者应考虑有肺栓塞,但有典型肺栓塞征象的患者不多。患者通常仅有一两个提示可能有肺栓塞的症状,如突发"原因不明"的气短,特别是劳力性呼吸困难,当伴有一侧或双侧不对称性下肢肿胀、疼痛者更需考虑有肺栓塞的可能。需进一步做心电图、胸片、核素肺扫描、CT 或 MR 血管造影,必要时行肺动脉造影以明确诊断。

血栓栓塞性疾病的诊断问题一直是近年来的研究热点。在新近完成的 PTE 诊断前瞻性研究(PIOPED)Ⅲ中,多排螺旋 CT 肺动脉造影(CTPA)联合 CT 静脉造影(CTV)诊断 PTE 的敏感性高于单纯 CTA(90% vs 83%)。当临床与 CTA 结果不符时需做进一步检查。PIOPEDⅡ的研究者们建议对所有疑诊 PTE 患者根据临床评估进行分层。D-二聚体检查阴性结合低或中度临床概率可排除 PTE。如果通过上述检查 PTE 不能除外,建议继续行 CTPA 或 CTPA/CTV 检查,以 CTPA/CTV 检查为宜。当临床评估与 CTPA 检查结果不一致时,建议根据临床评估的结果做进一步检查。对妊娠妇女多数研究者建议首选 V/Q 扫描。PIOPEDⅠ研究阐明了肺通气灌注扫描在肺栓塞诊断中的价值;PIOPEDⅡ的研究目的则在于着重阐明 CTPA/CTV 的作用;PIOPEDⅢ研究亦正在进行当中,主要是评价钆增强 MRA 造影在 PE 诊断中的特异性和灵敏度。来自 PIOPED 研究者的推荐意见对肺栓塞的诊断和治疗带来了巨大的影响。

(二)鉴别诊断

肺栓塞主要与下列疾病鉴别。

(1)肺炎:发热、咳嗽、白细胞增多、X 线胸片示肺浸润性阴影与肺栓塞相混淆。如能注意较明显呼吸困难,下肢静脉炎,X 线胸片显示反复的浸润阴影的呼吸困难,下肺纹理减少以及血气异常等,应疑有肺栓塞,再进一步做肺通气/灌注显像等检查,多可予鉴别。

(2)结核性胸膜炎:约 1/3 肺栓塞患者可发生胸腔积液,易被诊断为结核性胸膜炎。

但是并发胸腔积液的患者缺少结核病的全身中毒症,胸腔积液常为血性,量少、消失也快,X 线胸片可同时发现吸收较快的肺浸润或梗死等阴影。

(3)术后肺不张:可能与术后并发的肺栓塞相混淆,周围静脉检查正常有助于区别,需要时可做放射性核素肺灌注扫描或可动脉造影以资鉴别。

(4)冠状动脉供血不足:典型者有劳力性心绞痛,而无劳力性呼吸困难。约 19% 的肺梗死可发生心绞痛,原因有:①巨大栓塞时,心排血量明显下降,造成冠状动脉供血不足,心肌缺血。②右心室压力升高,冠状动脉中可形成反常栓塞(或矛盾栓塞)。故诊断冠状动脉供血不足时,如发现患者有肺栓塞的易发因素时,则需考虑肺栓塞的可能性。

(5)夹层动脉瘤:多有高血压病史,疼痛部位广泛,与呼吸无关,多不明显,超声心电图检查有助于鉴别。

(6)慢性阻塞性肺疾病合并肺源性心脏病:有时会与慢性栓塞性肺动脉高压混淆,但仔细询问病史,进行肺功能和 $PaCO_2$。测定两者不难鉴别。如肺动脉高压伴有严重低氧血症,而 $PaCO_2$ 不随之上升甚至降低,肺通气功能、肺容量也大致正常时,应警惕慢性血栓栓塞性肺动脉高压。

(7)原发性肺动脉高压(PPH):与慢性血栓栓塞性肺动脉高压难以鉴别,但肺灌注显像正常或普遍稀疏有助于 PPH 诊断,最后鉴别有赖于开胸肺活检。

(8)急性心肌梗死、心肌炎、降主动脉瘤破裂、心脏压塞、急性左心衰竭、食管破裂、气胸、纵隔气肿、支气管哮喘、骨折、肋软骨炎和高通气综合征等也可表现呼吸困难、胸痛,也应与肺栓塞鉴别。

五、治疗

治疗原则是对高度疑诊肺血栓栓塞症但不具备确诊条件或病情暂不能进行相关确诊时,在比较充分排除其他疾病的可能,并无显著出血风险的前提下,可考虑溶栓和抗凝治疗,以免延误病情。

1.一般治疗

(1)严密的生命体征和心电图监测。

(2)大面积肺血栓栓塞症要入住监护病房,绝对卧床,防栓子再次脱落,保持大便通畅。

(3)对症处理疼痛、发热。

2.呼吸循环支持治疗

(1)吸氧治疗:严重呼吸衰竭时用无创面罩机械通气或气管插管通气,避免气管切开,以免影响溶栓抗凝治疗。

(2)循环治疗:①对右心功能不全,正排出量下降但血压尚正常者给一定的肺血管扩张和正性肌力药物,如多巴酚丁胺和多巴胺。②出现血压下降者可增大多巴酚丁胺和多巴胺的剂量或用间羟胺、肾上腺素治疗。

3.溶栓治疗

适用于大面积肺栓塞[即因栓塞所致休克和(或)低血压]的病例,对于次大面积肺栓塞,即血压正常但超声心动图显示右室运动功能减退的病例,若无禁忌证可以进行溶栓,对于血压和右室运动均正常的病例不推荐进行溶栓,溶栓的时间窗一般定为14天。

绝对禁忌证有活动性内出血。相对禁忌证有2周内的大手术、分娩、器官活检或不能以压迫止血部位的血管穿刺,2个月内的缺血性脑卒中;10d的胃肠道出血;15天内的严重创伤;1个月内的神经外科或眼科手术;难于控制的重度高血压(收缩压>180mmHg,舒张压>110mmHg);近期曾行心肺复苏;血小板计数低于10000个/mm^2;妊娠;细菌性心内膜炎;严重肝肾功能不全;糖尿病出血性视网膜病变等。对于大面积PTE,属上述绝对禁忌证。

主要并发症为出血,溶栓前配血,宜置外周静脉套管针,避免反复穿刺血管。以下方案与剂量供参考使用。

(1)尿激酶:负荷量4400IU/kg,静脉推注10分钟,随后以2200IU/(kg·h),持续静脉滴注12h,另可考虑2小时溶栓方案;以20000IU/kg量持续滴注2h。

(2)链激酶:负荷量250000IU,静脉注射30分钟,随后以100000IU/h,持续静脉滴注24小时。链激酶具有抗原性,故用药前需肌内注射苯海拉明或地塞米松,以防止过敏反应。

(3)rt-PA:50～100mg持续静脉滴注2小时,使用尿激酶、链激酶溶栓期间勿用肝素。对以rt-PA溶栓时是否需停用肝素无特殊要求。溶栓治疗结束后,应每2～4小时测定1次凝血酶原时间或活化部分凝血酶时间(APTT)。

4.抗凝治疗

当APTT水平低于正常值的2倍,即应重新开始规范的肝素治疗。为PTE的基本治疗方法。抗凝药物主要有肝素、低分子肝素和华法林。抗血小板药物的抗凝作用尚不能满足PTE或DVT的抗凝要求。

(1)肝素:临床疑诊PTE时,即可使用肝素或低分子肝素进行有效的抗凝治疗。应用肝素/低分子肝素前应测定基础 APTT、凝血酶原时间(PT)及血常规(含血小板计数,血红蛋白);注意是否存在抗凝的禁忌证,如活动性出血、凝血功能障碍、未控制的严重高血压等。对于确诊的 PTE 病侧,大部分为相对禁忌证。普通肝素的推荐用法:予 3000~5000IU 或按 80IU/kg 静推,继之以 18IU/(kg·h)持续静脉滴注。在开始治疗后的最初 24h 内每 4~6h(常为 6h)测定 APTT,根据 APTT 调整剂量,尽快使 APTT 达到并维持于正常值的 1.5~2.5 倍。达稳定治疗水平,改每天测定 APT 一次。使用肝素抗凝务求有效水平。若抗凝不充分将严重影响疗效并可导致血栓复发率的显著增高。

肝素亦可用皮下注射方式给药,一般先予静脉注射负荷量 3000~5000IU,然后按 250IU/kg 剂量每 12h 皮下注射一次。调节注射剂量使在下一次注射前 1h 内的 APTT 达到治疗水平。

APTT 并不是总能可靠地反映血浆肝素水平或抗栓效果。若有条件测定血浆肝素水平,使之维持 0.2~0.4IU/ml(鱼精蛋白硫酸盐测定法)或 0.3~0.6IU/ml,作为调整肝素剂量的依据。

肝素可能会引起血小板减少症,若血小板持续降低达 30% 以上,或血小板计数<100000/mm^3,应停用肝素。

(2)低分子肝素(LMWH):不需监测 APTT 和调整剂量,但对过度肥胖者或孕妇监测血浆抗 Xa 因子活性,并据调整用量。

法安明:200anti-XaIU/(kg·d)皮下注射。单次剂量不超过 18000IU。

克赛:1mg/kg 皮下注射 12h 1 次;或 1.5mg/(kg·d)皮下注射,单次总量不超过 180mg。

速避凝:86anti-XaIU/(kg·d)皮下注射。

肝素或低分子肝素须至少应用 5 天,对大面积 PTE 或髂股静脉血栓,肝素约需至 10d。

华法林:可以在肝素开始应用后的第 1~3 天加用。初始剂量为 3.0~5.0mg。由于肝素需至少重叠 4~5 天,当连续 2 天测定的国际标准化比率(INR)达到 2.5(2.0~3.0)时或 PT 延长至 1.5~2.5 倍时,即可停止使用肝素,单独口服华法林治疗。疗程至少 3~6 个月。

对于栓子来源不明的首发病例,需至少给予 6 个月的抗凝;对癌症、抗凝血酶Ⅲ缺乏、复发性静脉血栓栓塞症、易栓症等,抗凝治疗 12 个月或以上,甚至终生抗凝。妊娠期间禁用华法林,可用肝素或低分子量肝素治疗。

5.其他

肺动脉血栓摘除术,经静脉导管碎解和抽吸血栓,静脉滤器。

第四节　急性间质性肺炎

肺间质主要包括结缔组织、血管和淋巴管。因为结缔组织的密度稀疏,所以在其间存在有一定的间隙或腔隙。这种间隙从其解剖学分布看可被分为:①脉管周围的间质间隙。主要为围绕于血管、神经、淋巴管以及支气管囊周围的结缔组织,与血管等组织共同形成了 X 线中的肺纹理。②肺实质周围的间质间隙。又称间质腔,是指肺泡壁内的存在于肺泡上皮细胞基底膜和肺泡毛细血管内皮细胞基底膜之间的结缔组织腔隙。后者也正是人们通常所说的间质性肺病的发生部位。正常情况下,间质由少量的间质巨噬细胞、成纤维细胞、肌成纤维细胞,以及肺基质、胶原、大分子物质、非胶原蛋白等组成。当肺间质发生病变时,上述成分的数量和性质都会发生改变。炎症细胞的激活和参与、组织结构的破坏、成纤维细胞的增生、胶原纤维的沉积和修复等共同构成了间质性肺病的组织病理学特性。需要指出的是,炎症的浸润和纤维的修复绝不仅限于间质,在肺泡、肺泡管、呼吸性和终末性细支气管气道内也可见到。

1944 年,Hamman 和 Rich 报道了一组以暴发起病、快速进展为呼吸功能衰竭并迅速死亡为特征的肺部疾病。虽然这类患者的胸部 X 线片提示有广泛的肺部弥散性浸润影,但病理检查中并无类似于细菌性肺炎的肺泡腔中大量炎性细胞的浸润;而是特异性地表现为肺间质中结缔组织的弥散增生。因而,他们将这种新的疾病命名为"急性弥散性间质纤维化",即所谓的 Hamman-Rich 综合征。因为从临床角度看,该综合征可以等同于不明病因的急性呼吸窘迫综合征(ARDS),而组织学上又属于弥散性肺泡损伤(DAD);所以在一段时间内,人们对其应归属何类疾病一直有争议。其中一种比较流行的看法是将其归入特发性肺纤维化(IPF)的范畴。众所周知,IPF 几已成为慢性肺纤维化的代名词;故此种分类不仅在组织学上不准确,而且会使这种具有潜在逆转可能的急性肺损伤与那些不可逆的慢性进行性肺纤维化病变在临床和病理特征上发生混淆。1986 年,Katzenstein 报道了 8 例与 Hamman-Rich 综合征相似的病例,均有急性呼吸衰竭,并在症状出现的 1～2 周内使用机械通气;7 例在半年内死亡,1 例康复。组织上主要为肺泡间隔增厚水肿,炎症细胞浸润,活跃的成纤维细胞增生但不伴成熟的胶原沉积,广泛的肺泡损伤和透明膜形成。以后正式提出以急性间质性肺炎(AIP)取代已使用多年的 Hamman-Rich 综合征等相关名词,并纳入 IIP 范畴,以此与 IIP 中的寻常型间质性肺炎(UIP)、脱屑型间质性肺炎(DIP)和非特异性间质性肺炎(NSIP)等慢性疾病加以区别。现在这一命名已基本得到确认。

一、病因及发病机制

虽然已将 AIP 归入 IIP 范畴,但由于其临床表现及病理表现与 ARDS 几乎一致,而其发病时又无明确病因,有人认为,AIP 的发病与病毒急性感染密切相关,只是限于检测技术尚无法测定病毒而已。病毒与 IIP 的关系一直是该病病因学研究的热点之一,其中研究最多的是腺病毒和 EB 病毒。现在初步认为病毒在 IP 发生、发展中所起的作用可能有 3 种情况:①病毒感染的人体细胞所表达的病毒蛋白可以促进慢性炎症和修复过程,如 EB 病毒的隐性膜蛋白可以提高 β-淋巴细胞的 Ⅱ 类抗原的表达。②病毒的感染可以激活肺泡上皮细胞的 Ⅰ 型胶原基因。③病毒基因是一种转活化因子,可以与 DNA 结合或接触,以调节 RNA 蛋白转录和修改细胞的生物特性。然而遗憾的是,这些研究结果均来自 IIP 的慢性类型;也许是由于病例数偏少,至今尚未有 AIP 与病毒关系的研究报告。

有研究报道,部分患者肺周边淋巴细胞、淋巴滤泡及浆细胞中有自身抗体,肺泡壁上有免疫复合物沉积。而诸如血沉,部分患者丙种球蛋白高,抗核抗体效价上升,类风湿因子、免疫球蛋白、狼疮细胞阳性,补体水平降低都表明该病可能与炎症免疫过程有关。也有报道称本病可能具有遗传因素。

AIP 的急性肺损伤是一种大范围的、病理表现单一的肺实质性变化,这与已知的 ARDS 的表现并无二致;但与其他 IIP 类型中所见的急性损伤、反复数年的多灶性损伤迥然不同。这种不同造成了二者在组织病理和临床表现上各具特色;并就此推测二者的发病机制亦有差别。虽然研究已深入到蛋白甚至基因水平,人们已知诸如促炎症因子、抗炎症因子、金属蛋白酶及抑制因子和凋亡等在 AIP 中的相应作用,但 AIP 的确切发病机制尚不清。

二、病理表现

病理显示,肺大体标本呈暗红色,重量增加,外观饱满,质实变硬,触压不萎陷。肺切面为暗红色斑点与灰白色相间,并有交错分布的灰白纤维组织条索和小灶性瘢痕组织。光镜检查:早(渗出)期病变(肺损伤后约 1 周内)时,肺泡间隔因血管扩张、基质水肿和炎性细胞浸润而弥散增厚;其中以淋巴细胞浸润为主,亦有浆细胞、单核(或巨噬细胞)、中性粒细胞和嗜酸性粒细胞及少许成纤维细胞;肺泡上皮增生和化生形成柱状,加宽了肺泡间隔;肺泡腔内则正常或有少许蛋白性物质及细胞渗出。此时的肺泡间隔相对较薄、肺泡结构尚正常,对治疗反应良好。随着病情的进展,血管内皮及肺泡上皮细胞受损、坏死和脱落;肺泡腔内形成均匀粉染的嗜酸性物质透明膜。约 2 周时,DAD 进入晚(增生或机化)期;肺泡间隔出现广泛增生的成纤维细胞和肌成纤维细胞,而胶原沉积却较少,这使得肺泡间隔明显增宽。毛细血管被纤维组织替代而数量减少;肺小动脉内膜增生、管壁增厚;有时在中小肺动脉内可见机化的栓子。肺泡因纤维化和闭锁而减少,残存的肺泡形状不规则,大小不一,或呈裂隙状或异常扩张。由于 I 型肺泡上皮细胞的坏死,II 型上皮细胞增生,呈柱状或鞋钉样排列,衬于肺泡表面;这与 UIP 中有相当数量的细支气管上皮细胞参与分布于肺泡表面的情况有所不同。另外,呼吸性细支气管上皮可出现鳞状化生。数周后,蜂窝肺即可出现。

电镜检查:I 型肺泡上皮细胞丧失,局部乃至大面积的肺泡上皮细胞基底膜剥脱;II 型肺泡上皮细胞及毛细血管内皮细胞的胞质水肿和坏死脱落。细胞碎片与纤维蛋白、红细胞及表面活性类物质的混合物沿肺泡表面分布,这尤其见于镜下的透明膜形成区。散在的炎性细胞,尤其是巨噬细胞、淋巴细胞和浆细胞存在于肺泡腔中;而间质中水肿的基质及不同数量的胶原和弹性纤维周围分布着大量成纤维细胞、少量炎症细胞及散在的原始实质细胞。进一步的研究发现,间质中大量成纤维细胞及少量胶原的存在并不是造成间质增厚的唯一原因。由于肺泡上皮细胞基底层的剥脱,使得大部分肺泡均有不同程度的塌陷。此种塌陷的另一特征是塌陷的肺泡部分中,有许多邻近的上皮细胞基底层相互重叠和对折。这种由二层基底层组成的结构以匍行的方式插入肺泡壁,在间隔内部形成深的裂隙。当 II 型肺泡上皮细胞沿剥脱的基底层重新上皮化时,细胞并不深入裂隙之间,而是沿裂隙的两个外侧面覆盖。而若肺泡全部塌陷,相互分离的肺泡间隔此时也会发生对折。II 型肺泡上皮细胞重新生长时,它并不是全部直接生长在脱落的基底层表面,有部分的上皮细胞与基底层之间存在有一层残留的炎症初期时的肺泡腔内渗出物。这两种现象的结果是,当 II 型肺泡上皮细胞增生重新覆盖脱落的上皮基底层时,细胞所覆盖的是塌陷部分,而不是沿完整的基底层重新呈线样排布和重新扩张肺泡;由于一层部分重叠的肺泡壁结合进了单一增厚的肺泡间隔,再加上部分区域肺泡腔内渗出物的"渗入间隔",这就与其他因素一起造成了镜下所见的间质纤维化。

三、临床表现及诊断

AIP 起病突然、进展迅速，迅速出现呼吸功能衰竭，多需要机械通气维持，存活时间很短，大部分在 1～2 个月内死亡。

AIP 的发病无性别差异，文献中的发病年龄范围是 7～83 岁，平均 49 岁。大多数患者既往体健、发病突然；绝大部分患者在起病初期有类似上呼吸道病毒感染的症状，可持续 1 天至几周，虽经广泛研究仍无病毒感染的证据。半数以上的患者突然发热、干咳，继发感染时可有脓痰；有胸闷、乏力、伴进行性加重的呼吸困难，可有发绀、喘鸣、胸部紧迫或束带感；很快出现杵状指（趾）。双肺底可闻及散在的细捻发音。部分患者可发生自发性气胸。抗生素治疗无效，多于 2 周至半年内死于急性呼吸衰竭和有心功能衰竭。如早期足量应用糖皮质激素，病情可缓解甚至痊愈。实验室检查不具有特异性；外周血 WBC 可增多，少数有嗜酸性粒细胞轻度增多，RBC 和 Hb 因缺氧而继发增高。血沉多加快，可达 60mm/h，血清蛋白电泳示 α 或 γ 球蛋白增高，IgG 和 IgM 常增高，IgA 较少增高；血气分析为呼吸衰竭 Ⅰ 型，偶见 Ⅱ 型。

本病并没有特异性的临床诊断指标，所以最重要的是考虑到该病存在的可能。之后应在 AIP 和 ARDS 之间做出鉴别。AIP 缺乏明确的病因和系统性的损伤，无原先已存在的可引起弥散性肺泡损伤的疾病；而 ARDS 往往都有比较明确的诱因。若要明确诊断，必须依赖临床诊断和肺组织活检，尤其是开胸肺活检。

绝大部分的 ⅡP 患者为慢性类型，表现为进行性加重的肺部受损，其平均存活期为 4 年。但有些患者也会在慢性病程的任何阶段出现病情的急性加重，而这又往往被误诊为肺部感染。其中的原因尚不清楚。

Kondoh 曾报道了 3 例急性加重的 IIP 病例，持续时间为 3～20 天，于慢性病程发生 6～24 个月后出现。病情可以定义为：①突然恶化的呼吸困难达数周。②X 线胸片出现新近的弥散性肺部浸润影。③持续恶化的低氧血症（$PaO_2/FiO_2 < 225$）。④无感染的依据。患者起病时可表现为流感样症状或咳嗽伴发热；3 个病例均有血白细胞增多和 C-反应蛋白升高；随经多种检测均无感染存在的证据；BALF 示中性粒细胞和清蛋白含量升高；加重后 2 周所做的开胸肺活检示无透明膜形成的 DAD 伴 UIP 的表现。经糖皮质激素治疗，3 位患者病情均转为稳定。

Akira 也报道了 17 例类似的病例，其中 9 例有系统的 HRCT 和病理资料，并将 HRCT 的表现分为外周型、多发灶型和弥散型肺实质浸润三种情况，发现：①全部的外周型患者（6 人）和一半的多发灶型患者（3/6）对糖皮质激素治疗有反应。②弥散型患者全部（5/5）死亡，50% 的多发灶型病例死亡，而外周型的患者则全部存活。③在病理中，多发灶型和弥散型肺实质浸润的病理符合急性 DAD，而外周型则为活跃的成纤维细胞灶。

在一部分系统性疾病，特别是结缔组织病和血管炎中，也可出现与 AIP 的临床和病理表现相同的病例。通过对文献的复习以及临床经验来看，有人认为，尚不应将这两种类似于 AIP 的疾病划入 AIP 范畴。因为这类疾病的确切病因尚不清；AIP 只见于既往无肺部疾患的患者，而这两者均已有肺部损伤；这两大类疾病在对治疗的反应和预后上的确存在差异。

四、影像学表现

AIP 的影像学表现并不具备特异性，与 ARDS 差别不大。在早期，部分患者的胸部 X 线片可正常；多数则为双肺中下野散在或广泛的点片状、斑片状阴影，此时与支气管肺炎不易鉴别。随着病情的进行性加重,双肺出现不对称的弥散性网状、条索状及斑点状浸润性阴影,并逐渐扩展至中上肺野,尤以外带明显;但肺尖部病变少见,肺门淋巴结不大;偶见气胸、胸腔积液及胸膜增厚。胸部 CT 多为双肺纹理增厚、结构紊乱、小片状阴影并可见支气管扩张征;也有双侧边缘模糊的磨玻璃样改变,或为双侧广泛分布的线状、网状、小结节状甚或实变阴影,偶见细小蜂窝样影像。

Ichikado 等总结了 14 例 AIP(3 例开胸肺活检,11 例尸检)的病理结果与 HRCT 的关系。他首先将肺部的病理表现分为急性渗出、亚急性增生和慢性纤维化三期,其分别代表如下表现的存在:透明膜、肺泡内的水肿、渗出或出血;Ⅱ型肺泡上皮细胞增生、成纤维细胞在间质及肺泡腔中增生;大量成纤维细胞和胶原结缔组织增生和肺内蜂窝样改变。随后通过 HRCT 技术,比较病理分期与影像学所见之间的相互关系。发现:①渗出期,会有部分残存的正常肺组织影像接近阴影区[指磨玻璃样变和(或)实变区]或存在于阴影区之中;不论是何种阴影表现,均不伴有支气管扩张影像的出现。②增生期,磨玻璃样变和实变区内支气管扩张影像的出现概率近乎相同。③纤维化期,近乎全部肺阴影区均伴有支气管扩张影像的出现,并发现有 1 例患者有小蜂窝样改变。从这一结果的分析中我们可以看出,HRCT 对 AIP 的诊断不具有特异性,影像学的表现也无法做到像病理表现那样划界分明;支气管牵拉性扩张影像的出现预示着渗出期将尽而某种程度的机化也已出现。但无论怎样,对疑为 AIP 的患者及时进行 HRCT 检查,至少对于指导开胸肺活检的取样部位、尽早取得相应的正确诊断和采取适时的治疗措施仍是有益的。

Akira 对 AIP 和 IIP 急性加重期的 CT 改变做了比较,发现 AIP 患者从不出现胸膜下玻璃样变的影像学表现,只有在 7 天后才会逐渐出现支气管的牵拉性扩张和蜂窝肺;而在 IP 的急性加重期,却可以见到双侧的弥散或多发灶性玻璃样变和胸膜下的蜂窝样变同时存在。

五、病理诊断

能够产生 DAD 表现的疾病很多,诸如各种类型的感染、药物性 DAD、吸入有毒气体、急性放射性肺炎、结缔组织病和血管炎等。所以,除了临床鉴别之外,必须进行病理学方面的鉴别诊断。

1.慢性间质性肺炎

包括 UIP、DIP 和 NSIP,其共同特点是起病多隐匿、病程较长,一般存活时间为 4～5 年。患者多表现为进行性的胸闷、气短。胸部 CT 可见蜂窝影或网状影,胸膜下弓形线状影及支气管扩张;田山雅行曾报道,这些患者全部有影像学上的蜂窝影。其组织学的共同特点是纤维化区域内多为成熟的胶原纤维束,而活化的成纤维细胞很少出现,甚至没有。这与 AIP 的表现正好相反。对于具体的某种类型的病理表现分述如下。

(1)UIP 最大的特点:当转换低倍镜视野时,正常肺组织、间质纤维化、炎症细胞浸润和蜂窝样改变尽显微镜察。大部分纤维组织由大量嗜酸性胶原及少许相应的炎症或基质细胞组成。胶原的沉积增厚了肺泡壁并形成片状痕迹或伴蜂窝样改变。在蜂窝状扩大的气腔中,支气管上皮细胞或增生的Ⅱ型肺泡上皮细胞覆盖于气腔表面;气腔中多含有浓缩的黏液组织、中性粒细胞及其他炎症细胞。肺泡之间有由胶原和不同数量的慢性炎症细胞所致的增厚的肺泡壁分隔。虽然大部分的纤维化区域是由无细胞成分的胶原组织构成的,揭示出纤维化的"陈旧性";但也有些区域会出现活化的成纤维细胞的聚集,体现出纤维化尚处于活动期;此种"新旧"纤维化同时出现于标本中的表现是诊断 UIP 的关键。整个标本中,炎症反应通常只呈中等程度,主要以小淋巴细胞为主,其次是巨噬细胞及中性粒细胞。这些炎症细胞主要出现在胶原沉积区域或蜂窝样变化的区域,这与人们所推测的不明原因的慢性炎症引起慢性纤维修复,尤其是 UIP 发病机制的假设相吻合。对偶尔出现的急性加重的 UIP 病例,除病理表现外,临床表现也是有力的鉴别手段。

(2)DIP 最大的特点是大量巨噬细胞聚集于肺泡腔,宛如肺泡上皮细胞大量脱落,故而得名。实际上,这些细胞多为单个核细胞,也有少量分散的多核巨细胞存在。肺泡壁上的肺泡上皮细胞呈增生形态。肺泡间隔因胶原的沉积和少量炎性细胞的浸润而呈轻~中度增宽。在低倍镜下,DIP 的表现很是单一,不仅不存在成纤维细胞聚集区,蜂窝样改变也很少出现;这与 UIP 的组织学特点形成了鲜明的对照。

(3)NSIP 肺泡壁中的炎症和纤维化的程度变化较大,缺乏诊断 UIP、DIP 和 AIP 的特异性指征,自然也就无法纳入上述的任何一种类型。近一半的 NSIP 标本以间质炎症为主,纤维化的程度较轻甚至缺如。浸润于肺泡间质中的慢性炎症细胞包括淋巴细胞和大量浆细胞;这些细胞的浸润密度在所有类型的 IIP 中被认为是最高的。所以,这种表现在组织学上极易识别,也被认为是 NSIP 的特异表现。另外 40%的 NSIP 病例,其炎症细胞的浸润和纤维化的程度基本相近;但有时,这种表现也不易与 UIP 区分。鉴别的要点是标本的总体变化相当一致,没有明显的蜂窝样变,成纤维细胞聚集区也很少见。另外,所剩的 10%以间质胶原沉积为主,可局限或弥散存在;但是沉积区中很少见到活跃的成纤维细胞,而多为成熟的胶原束;所以与 AIP 也很易鉴别。

2.ARDS

其组织学特征为肺间质水肿和 DAD。而 AIP 的病理表现就是 DAD 的增生或机化期的表现,所以二者在临床表现和组织上均难以鉴别。但 ARDS 多有原发病及明确的病因,如感染、外伤等,故 ARDS 的诊断不应依赖肺活检,通过结合临床对典型病例往往不难诊断。有部分学者仍推测 AIP 源于某些病毒的感染且属于 ARDS 范畴,遗憾的是至今也无任何证据。所以 Ash 认为,对二者的鉴别有时需做大量工作来寻找 ARDS 的病因。可以理解为何某些文献将 AIP 称为特发性 ARDS 以及临床上会将 AIP 误认为是 ARDS。但目前看来,这二者是有区别的。一方面是病因方面的差异;另一方面是在应用糖皮质激素后,AIP 的预后可望改善,而ARDS 对糖皮质激素的治疗反应常属无效。

3.闭塞性细支气管炎伴机化性肺炎(BOOP)

发病较急,但进展缓慢。X 线胸片上双肺多发性斑片影在病程中常有明显的游走现象。胸部 CT 可见层状或结节状分布的较强的密度增高区,不见血管影像,其边缘区域有"气状征"。病理特点是阻塞性细支气管炎,有肉芽组织堵塞于扩大的小气道内,有时延伸至肺泡管;肺泡壁及间隔有以单核细胞为主的浸润;这些改变多局限于次小叶范围。影像及病理学的病变区和正常区界限分明,通常不会与 AIP 混淆。

因为 DAD 具有机化期,所以在极少见的情况下会出现 BOOP 和 NSIP 的病理表现与 AIP无法区分的情况。此时,病史的表现就成了鉴别诊断的要点。

六、治疗和预后

因为对病因和发病机制尚知之甚少,所以对本病并无特异性的治疗手段。综合有限的文献资料,可以认为,AIP是一种具有潜在逆转可能的急性肺损伤性疾病,如在病变早期及时治疗可完全康复而不遗留肺部阴影或仅有少许条索状阴影。本病对肾上腺皮质激素反应尚好,而且应该早期、大量和长期地运用。用法:泼尼松 40～80mg/d,持续 3 个月,病情稳定后方逐渐减量,维持时间当视病情发展而定,但疗程不宜短于 1 年。如果减量过程中病情复发加重,应当重新加大剂量以控制病情。如果病情凶险,可使用冲击疗法:静脉注射甲基泼尼松龙 500～1 000mg/d,持续 3～5 天;病情稳定后再改为口服。此外,还有联合应用免疫抑制剂,如甲基泼尼松龙 250mg/d＋环磷酰胺 1 500mg/d＋长春新碱 2mg 并取得满意疗效的报道。

既然将 AIP 划归 IIP 范畴,那么间质成纤维细胞的增生活化作用应视为极为重要的发病机制。从病理学的电镜所见看,部分区域肺泡腔内渗出物的"渗入间隔"也必然会伴有纤维化的发生。所以,糖皮质激素的应用应该对抑制纤维化的发生起重要作用。当然,单纯的药物治疗是远远不够的,急速恶化的呼吸功能衰竭往往是主要的致命因素;所以,机械通气通常是必须的。如果肺泡的塌陷可以明显促进纤维化的发生、发展并且加重肺泡间隔的增厚,那么在机械通气时加用一定水平的 PEEP 就显得尤为重要;甚至有人认为,人工合成的表面活性物质也具有一定的应用价值。这充分表明了 AIP 与 ARDS 的相似性。

应用大剂量糖皮质激素治疗 ARDS 一直未能取得令人满意的疗效。从病理学角度看,ARDS 可分为渗出期和纤维增生期两大阶段;但在临床中尚无法区分。我们以 ARDS 的最常见病因败血病为例,纤维增生期的 ARDS 患者也会有发热、白细胞增多、气道脓性分泌物以及 X 线胸片上新近出现浸润灶或原有浸润灶的进一步加重。这就使得在临床上对何时运用糖皮质激素无法明确掌握。从现有资料看,绝大部分治疗无效的报道都集中在病变的早期(＜48 小时)应用糖皮质激素时。但是 Keal 等人将 31 例至少已使用呼吸机 7 天的 ARDS 患者分成两组,再行大剂量糖皮质激素治疗研究。发现治疗组的病死率是 38％(5/13),而对照组为 67％(12/18)。

更为有意义的是,5 例患者在糖皮质激素应用后的 48 小时,其 PaO_2/FiO_2 值较用前的 48 小时明显改善(P＜0.05),另有 3 例则在用药后 5～6 天内也出现了 PaO_2/FiO_2 比值的改善。其原因是在 ARDS 的早期,死亡率主要取决于原发疾病的类型及其严重程度;而在之后则直接或间接地决定于肺纤维增生过程的影响,进一步加重气血交换的障碍。也就是说,大剂量糖皮质激素的作用在纤维增生期更为重要也更为合理。很显然,这种看法的提出说明了 AIP 和 ARDS 这两种疾病在发病机制上可能还是存在差异的。

AIP 的平均病死率为 78％(60％～100％),平均存活期为 33 天。虽然尚无法预示存活率的组织病理指征,但存活者多有严重的肺实质损害,而死亡者则少有之。现在 ARDS 的病死率因治疗手段的不断改进已降至 50％以下;而 AIP 的病死率却一直居高不下。总之,医学界应进一步加强对 AIP 的研究。

第三章 神经内科疾病

第一节 脑 出 血

一、概述

脑出血1个月内病死率超过40％，大多数幸存者常遗留严重的神经功能缺损，是常见的临床重症之一。在我国，脑出血占全部卒中的20％～30％，急性期病死率为30％～40％。高血压是卒中的独立危险因素，由高血压所致的脑出血占全部脑出血的60％～70％。

研究显示，高血压、淀粉样血管变性、动－静脉畸形连接、颅内动脉瘤、凝血机制障碍、饮酒、吸烟可能与脑出血有关。脑出血最初的损伤由血肿扩大的机械性压迫所致；血肿形成后，凝血酶引发的凝血连锁反应，红细胞溶解后血红蛋白、铁诱导的毒性反应、炎症反应等机制引起脑组织的继发性损害，最终导致神经元坏死、灰质损害、血管损伤、血脑屏障破坏和脑水肿。

二、临床表现

脑出血的好发年龄为50～70岁。男性稍多于女性，冬春两季发病率较高，多有病史。多在情绪激动或活动中突然发病。发病后病情常于数分钟至数小时内达到高峰。

脑出血患者发病后多有血压明显升高。由于颅内压升高，常有头痛、呕吐和不同程度的意识障碍，如嗜睡或昏迷等，大约10％的脑出血病例有抽搐发作。

(一)基底节区出血

1.壳核出血

最常见，约占脑出血病例的60％，系豆纹动脉尤其是其外侧支破裂所致，可分为局限型（血肿仅局限于壳核内）和扩延型。常有病灶对侧偏瘫、偏身感觉缺失和同向性偏盲，还可出现双眼球向病灶对侧同向凝视不能，优势半球受累可有失语。

2.丘脑出血

占脑出血病例的10％～15％，系丘脑膝状体动脉和丘脑穿通动脉破裂所致，可分为局限型（血肿仅局限于丘脑）和扩延型。常有对侧偏瘫、偏身感觉障碍，通常感觉障碍重于运动障碍。深浅感觉均受累，而深感觉障碍更明显。可有特征性眼征，如上视不能或凝视鼻尖、眼球偏斜或分离性斜视、眼球会聚障碍和无反应性小瞳孔等。小量丘脑出血致丘脑中间腹侧核受累可出现运动性震颤和帕金森综合征样表现；累及丘脑底核或纹状体可呈偏身舞蹈投掷样运动；优势侧丘脑出血可出现丘脑性失语、精神障碍、认知障碍和人格改变等。

3.尾状核头出血

较少见。多由高血压动脉硬化和血管畸形破裂所致，一般出血量不大，多经侧脑室前角破入脑室。常有头痛、呕吐、颈项强直、精神症状，神经系统功能缺损症状并不多见，故临床酷似蛛网膜下隙出血。

(二)脑叶出血

脑叶出血占脑出血的 5%～10%，常由脑动静脉畸形、血管淀粉样病变、血液病等所致。

出血以顶叶最常见，其次为颞叶、枕叶、额叶，也有多发脑叶出血的病例。额叶出血可有偏瘫、尿便障碍、运动性失语、摸索和强握反射等；颞叶出血可有感觉性失语、精神症状、对侧上象限盲、癫痫；枕叶出血可有视野缺损；顶叶出血可有偏身感觉障碍、轻偏瘫、对侧下象限盲，非优势半球受累可有构象障碍。

(三)脑干出血

1.脑桥出血

约占脑出血的 10%，多由基底动脉脑桥支破裂所致，出血灶多位于脑桥基底部与被盖部之间。大量出血(血肿>5mL)累及双侧被盖部和基底部，常破入第四脑室。患者迅速出现昏迷、双侧针尖样瞳孔、呕吐咖啡样胃内容物、中枢性高热、中枢性呼吸障碍、眼球浮动、四肢瘫痪和去大脑强直发作等。小量出血可无意识障碍，表现为交叉性瘫痪和共济失调性偏瘫，两眼向病灶侧凝视麻痹或核间性眼肌麻痹。

2.中脑出血

少见，常有头痛、呕吐和意识障碍。轻症表现为一侧或双侧动眼神经不全麻痹、眼球不同轴、同侧肢体共济失调，也可表现为 Weber 或 Benedikt 综合征；重症表现为深昏迷，四肢弛缓性瘫痪，可迅速死亡。

3.延髓出血

更为少见，临床表现为突然意识障碍，影响生命体征，如呼吸、心律、血压改变，继而死亡。轻症患者可表现不典型的延髓背外侧综合征(Wallenberg 综合征)。

(四)小脑出血

小脑出血约占脑出血的 10%，多由小脑上动脉分支破裂所致。常有头痛、呕吐，眩晕和共济失调明显，起病突然，可伴有枕部疼痛。出血量较小者，主要表现为小脑受损症状，如患侧共济失调、眼震和小脑语言等，多无瘫痪；出血量较大者，尤其是小脑蚓部出血，病情迅速进展，发病时或病后 12～24 小时出现昏迷及脑干受压征象，双侧瞳孔缩小至针尖样，呼吸不规则等。暴发型则常突然昏迷，在数小时内迅速死亡。

(五)脑室出血

脑室出血占脑出血的 3%～5%，分为原发性和继发性脑室出血。原发性脑室出血多由脉络丛血管或室管膜下动脉破裂出血所致，继发性脑室出血是指脑实质出血破入脑室。常有头痛、呕吐，严重者出现意识障碍如深昏迷、脑膜刺激征、针尖样瞳孔、眼球分离斜视或浮动、四肢弛缓性瘫痪，及去脑强直发作、高热、呼吸不规则、脉搏和血压不稳定等症状。临床上易误诊为蛛网膜下隙出血。

三、诊断措施

1.CT 检查

颅脑 CT 扫描是诊断脑出血首选的重要方法，可清楚显示出血部位、破入量、血肿形态、是否破入脑室以及血肿周围有无低密度水肿带和占位效应等。病灶多呈圆形或卵圆形均匀高密度区，边界清楚，脑室大量积血时多呈高密度铸型，脑室扩大。1 周后血肿周围有环形增强，血肿吸收后呈低密度或囊性变。动态 CT 检查还可评价出血的进展情况。

2.MRI 和 MRA 检查

对发现结构异常、明确脑破入的病因很有帮助。对检出脑干和小脑的出血灶和监测脑出血的演进过程优于 CT 扫描,对急性脑出血诊断不及 CT。

3.脑脊液检查

脑出血患者一般无须进行腰椎穿刺检查,以免诱发脑疝形成,如需排除颅内感染和蛛网膜下隙出血,可谨慎进行。

4.DSA

脑出血患者一般不需要进行 DSA 检查,除非疑有血管畸形、血管炎又需外科手术或血管介入治疗时才考虑进行。DSA 可清楚显示异常血管和造影剂外漏的破裂血管及部位。

5.其他检查

包括血常规、血液生化、凝血功能、心电图检查和胸部 X 线摄片检查。外周白细胞可暂时增多,血糖和尿素氮水平也可暂时升高,凝血活酶时间和部分凝血活酶时间异常提示有凝血功能障碍。

四、治疗

治疗时间的概念,国内争议尚大:超早期为 3~6 小时,急性期为 2~7 天,亚急性期为 8~30 天;防止急性脑出血后血肿扩大的治疗时间窗一般认为血肿扩大多发生在 6 小时内,少数发生在 6~24 小时内,24 小时后几乎血肿不再扩大。

(一)止血药和降血压

无论对凝血功能正常或异常者,都肯定重组因子 VIIa 有止血作用,是急性脑出血内科治疗最有前途的药物,许多国家临床对照试验都证实其可显著降低急性脑出血的病死率和致残率。重组因子 VIIa 是一种维生素 K 依赖糖蛋白,是止血的始动因子。降血压不要过于积极,一般应维持在血压<180/105mmHg。

(二)脑水肿

脑出血早期病情恶化主要是血肿增大的结果,而 48 小时后则主要是脑水肿所致。当颅内压>20mmHg 持续 5 分钟,降压目标:颅内压<20mmHg,脑灌注压>70mmHg。病初 24 小时内不主张预防使用甘露醇,除非病情危重有脑疝或脑疝危险者用。剂量 0.25~0.5g/kg,每 4~6 小时一次;可同时用呋塞米 10mg,每 2~8 小时一次,时间<5d,使血浆渗透压≤310mmol/L。清蛋白可提高胶体渗透压,反跳少,有神经保护作用,100mL/d,3~5 天。亚低温疗法(32~35℃)一直被认为是减轻脑水肿降低颅内压最有效的措施。国内外亚低温治疗时间窗:开始时间越早越好,最好在 12 小时内开始实施;持续时间应在脑出血后,出现颅内高压降至正常后再维持 24 小时,如无颅内高压,亚低温持续 24 小时,即可复温。七叶皂苷钠可稳定血管内皮细胞,改善微循环,抗炎性介质,抗自由基损伤,与甘露醇联用效果更好。

(三)早期血压管理

2003 年欧洲卒中促进会指南指出:不建议在急性期降低血压,除非血压特别高(出血性卒中>180/105mmHg)。脑出血急性期血压控制方案(<24h)。①间隔 5min 以上的 2 次血压,如 SBP>230mmHg 或 DBP>140mmHg,应用硝普钠 0.5~1.0μg/(kg·min),静脉滴注,将血压控制在平均动脉压 130mmHg 左右,脑灌注压＞70mmHg。②间隔 20 分钟以上 2 次血压,SBP 180～230mmHg 或 DBP 105～140mmHg,平均动脉压＞130mmHg,可静脉给拉贝洛尔、艾司洛尔、依那普利或其他易于调整剂量的药物,将血压控制在上述标准。③如 SBP＜180mmHg、DBP＜105mmHg,可暂不降压。④对 SBP＜180mmHg、DBP＞105mmHg,何时将血压降到正常水平无统一意见,主张脑出血后 2 周开始用温和长效降压药物,用 1～2 个月将血压降到正常。

(四)防止细胞凋亡治疗

在脑出血发病后 24 小时内血肿周围组织中即可出现细胞凋亡,持续 5 天。水蛭素可减轻凝血酶诱导的脑水肿和神经细胞凋亡,水蛭素可与凝血酶的活性中心形成高度稳定的非共键化合物从而抑制凝血酶活力,脑出血发生后 24～72 小时给予水蛭素。牛磺酸熊去氧胆酸理论上可通过调控细胞凋亡的经典途径减少细胞凋亡,是治疗脑出血及其他与凋亡相关急性神经系统损伤极有潜力的药物。

(五)血肿周围缺血半暗带治疗

由于少数患者 48 小时内仍有活动性出血,所以治疗脑缺血定在 48h 后进行较为安全,可用尼莫地平以 2～5mg/d 缓慢静脉滴注。只要血压稳定,无明显凝血机制障碍,可进行活血化瘀,如川芎嗪、复方丹参、灯盏花等。

(六)神经保护剂治疗

证实有一定神经保护作用的药物有尼莫地平、硫酸镁、银杏制剂、丹参制剂;突触前谷氨酸释放抑制剂有苯妥英、拉莫三嗪衍生物,二者均为钠通道阻滞剂,正在进行Ⅲ期临床试验;γ 氨基酸受体激动剂;自由基清除剂(维生素 E、维生素 C、20％甘露醇)。抗感染治疗,认为白细胞造成继发性脑损伤为缺血性脑损伤提供了"第二治疗时间窗",可以使用单核巨噬细胞拮抗剂、IL-1 受体拮抗剂等。胞磷胆碱:抗自由基,抗氧化,清除有害因子,稳定细胞膜,有双重神经保护作用,改善认知功能障碍(已经进入Ⅲ期临床试验),0.5～1.5g/d×6w。吡拉西坦:具有神经保护作用,可以增加受损伤区血流,降低梗死灶及其附近葡萄糖代谢,增加 ATP 的产量,改善神经传导等功能,12g/d×4w,静脉滴注,继之口服 4.8g/d×8w。

(七)控制癫痫

大多数发生在脑出血后最初 24 小时内,首选大伦丁。如 1 个月无再次发作可逐渐停药;如果出血 2 周后发作,再次发作风险性很高,应长期预防用抗癫痫药物。

(八)胰岛素

脑出血急性期由于应激高血糖反应,可常规应用胰岛素以降低高血糖,并注意钾的补充。另外,胰岛素对出血周围的缺血脑组织有保护作用,其作用机制可能是:纠正缺血引起的细胞内酸中毒,改善细胞代谢;清除自由基;调节神经递质的释放。胰岛素疗效确切、价格便宜,可在临床上广泛应用。

五、预后

出血死亡率约为 40％,脑水肿、颅内压增高和脑疝形成是致死的主要原因。预后与出血量、出血部位及有无并发症有关。脑干、丘脑和大量脑室出血预后较差。

第二节 蛛网膜下隙出血

一、概述

蛛网膜下隙出血（SAH）是多种病因引起脑底部或脑及脊髓表面血管破裂导致急性出血性脑血管疾病，血液直接流入蛛网膜下隙，又称原发性或自发性蛛网膜下隙出血。由于脑实质内脑室出血和硬膜下血管破裂，血液穿破脑组织和蛛网膜流入蛛网膜下隙者，称为继发性蛛网膜下隙出血。而由于外伤导致的蛛网膜下隙出血称为外伤性蛛网膜下隙出血。

二、流行状况

蛛网膜下隙出血的发病率，不同国家相差较大。日本的研究显示，如果将因 SAH 导致猝死的病例包括在内，发病率将高达 32/10 万。蛛网膜下隙出血约占急性脑卒中的 10%，占出血性脑卒中的 20%。SAH 的预后很差，死亡率较高，约 1/3 的存活者生活不能自理。

三、病因

蛛网膜下隙出血的危险因素主要包括高血压、吸烟、酗酒、口服避孕药、冠心病、家族史等。蛛网膜下隙出血的病因中 85% 为脑动脉瘤破裂，10% 为中脑环池蛛网膜下隙出血，5% 是罕见原因所致。前者称为动脉瘤性蛛网膜下隙出血，后两者称为非动脉瘤性蛛网膜下隙出血。脑动脉瘤分为囊状、动脉硬化性、细菌性、夹层、外伤性、肿瘤性、多发性和偶然性及巨大动脉瘤。最常见的为囊状动脉瘤。非动脉瘤性蛛网膜下隙出血的原因可能是脑桥前池或脚间池扩张的静脉和静脉急性破裂。

四、临床表现

(一)诱因及先驱症状

发病前多有明显诱因，如剧烈运动、过劳、激动用力、排便、饮酒等，少数可在安静条件下发病。当动脉瘤扩张压迫邻近结构可出现头痛或脑神经麻痹，如后交通动脉动脉瘤易引起动眼神经麻痹；颈内动脉海绵窦段动脉瘤易损害第 III、IV、V、VI 对脑神经，破裂后可导致颈内动脉海绵窦瘘；大脑前动脉瘤可出现精神症状，大脑中动脉瘤可出现偏瘫、偏身感觉障碍和癫痫发作，椎基底动脉瘤可引起面瘫等脑神经麻痹等。约 1/3 的蛛网膜下隙出血患者动脉瘤破裂前数日或数周有头痛、恶心、呕吐等"警告性渗漏"症状。

(二)典型临床表现

蛛网膜下隙出血在任何年龄均可发病，由动脉瘤破裂所致者好发于 30～60 岁，女性较多。蛛网膜下隙出血典型表现突发剧烈头痛、呕吐，脑膜刺激征与血性脑脊液等三大症状。发生短暂意识丧失的比例可达到 50%。患者可因发病年龄、病变部位、破裂血管的大小及发病次数不同，临床表现各异，轻者可无明显症状、体征，重者突然昏迷并在短期内死亡。绝大多数病例发病后数小时内可出现脑膜刺激征，有时脑膜刺激征是蛛网膜下隙出血唯一的临床表现。如不出现脑膜刺激征提示血量少，病情较轻。眼底检查可见视网膜出血、视盘水肿，约 25% 的患者可见玻璃体膜下片块状出血，发病 1h 内即可出现，是急性颅内压增高、眼静脉回流受阻所致，具有诊断特异性。可出现脑神经瘫痪、轻偏瘫、感觉障碍、眩晕、共济失调和癫痫发作等，少数患者急性期可出现精神症状,如欣快、谵妄、幻觉和烦躁不安等,2～3周后自行消失。

(三)不典型临床表现

儿童或 60 岁以上老年蛛网膜下隙出血患者表现不典型,老年人对疼痛不敏感,无头痛或头痛不剧烈,脑膜刺激征不显著,与老年人伴脑萎缩和蛛网膜下隙扩大有关。起病较缓慢,但意识障碍和脑实质损害症状较重,精神症状较明显,常伴心脏损害的心电图改变、肺部感染、消化道出血、泌尿道和胆道感染等并发症。

五、诊断

(一)CT 检查

蛛网膜下隙出血首选的常规诊断方法,但确定出血动脉及病变性质仍需借助于数字减影血管造影(DSA)。蛛网膜下隙出血急性期 CT 检查较敏感,发病当日 CT 阳性率为 95%,1d 后降至 90%,5 天后 80%,7 天后 50%。CT 增强扫描可能显示大的动脉瘤和脑血管畸形,高分辨率 CT 可确诊大的动脉瘤,约 1/3 仍不能发现＜6mm 的动脉瘤。某些外伤患者在环池后部、小脑幕边缘水平可见明显积血,可能是静脉被小脑幕边缘割破所致。CT 显示弥散性出血或局限于前部的出血可能有再出血危险,应尽早行 DSA 检查,确定动脉瘤部位并早期手术。

(二)脑脊液检查

蛛网膜下隙出血主要的辅助诊断方法,常见均匀一致血性脑脊液,压力增高,蛋白含量增高,糖和氯化物水平正常。最初脑脊液中红细胞、白细胞数比例与外周血一致(700∶1),数日后因无菌性炎性反应,细胞数可增加,糖含量轻度降低。发病 12h 后开始黄变,如无再出血,2～3 周后脑脊液中红细胞黄变消失。脑脊液氧合血红蛋白含量增加,多种酶活性增高,细胞学检查可见巨噬红细胞及碎片。这些发现均有助于蛛网膜下隙出血诊断和与损伤鉴别。脑脊液检查已被 CT 所取代,由于腰椎穿刺有诱发脑疝的风险,只有在无条件做 CT 检查且病情允许的情况下,才考虑腰椎穿刺检查。

(三)数字减影血管造影(DSA)

临床确诊的蛛网膜下隙出血患者应尽早做 DSA 检查,确定动脉瘤部位,或发现蛛网膜下隙出血的其他病因如动静脉畸形、烟雾病和血管性肿瘤等。DSA 可显示 80% 的动脉瘤和几乎100% 的脑血管畸形,对诊断继发性动脉痉挛亦有帮助,可为蛛网膜下隙出血病因诊断提供可靠的证据,对外科治疗确定手术方案有重要价值。约 1/3 的患者有多发性动脉瘤,故应做全脑血管造影,若仍为阴性应考虑颅内夹层动脉瘤、硬膜动静脉畸形、出血性疾病或颈髓出血等可能,也可能因动脉瘤血栓形成、隐匿性血管畸形或出血后血管痉挛等所致。是否需重复造影一直存有争议,DSA 检查阴性的自发性蛛网膜下隙出血可占 13%～25%,每年再发率为 0.6%～0.8%。重复 DSA 检查应遵循选择性原则,如第一次 DSA 发现血管痉挛或再出血应予复查,重复造影阳性率 0～22%,需权衡重复血管造影检出动脉瘤概率很小与脑血管造影风险的利弊。血管造影正常但基底池显示弥散性或前部局限性出血患者需考虑其他原因,其中大部分是不可能看到的隐性动脉瘤。

(四)磁共振血管造影(MRA)检查

蛛网膜下隙出血急性期通常不采用,因可能诱发再出血。磁共振血管造影(MRA)对直径3～15mm 动脉瘤检出率可达 84%～100%,但显示动脉瘤颈部和穿通支动脉不如 DSA,检查隐性动脉瘤的价值还不清楚。可发现血管畸形流空现象,但空间分辨率较差,还不能取代 DSA。

(五)经颅多普勒超声(TCD)

作为非侵入性技术,对追踪检测蛛网膜下隙出血后脑血管痉挛有一定局限性,不能确定脑动脉远端分支狭窄,10%的患者找不到适当超声窗。

(六)实验室检查

血常规、凝血功能及肝功能等检查有助于寻找出血的其他原因。

(七)诊断依据

根据患者突发剧烈头痛、恶心、呕吐,出现脑膜刺激征,CT 检查显示蛛网膜下隙及脑池、脑室积血,或血性脑脊液等临床表现与辅助检查结果,可以做出蛛网膜下隙出血的诊断;眼底发现玻璃体膜下出血等支持颅内压增高;DSA 检查可确定蛛网膜下隙出血病因诊断。

六、治疗

(一)蛛网膜下隙出血的早期评估和治疗

应该重视蛛网膜下隙出血的超急性期处理,一旦怀疑蛛网膜下隙出血,急救人员应首先对患者进行评估,以维持气道通畅、呼吸和循环功能。若患者出现意识障碍、呼吸困难,应行气管插管,维持患者的血氧浓度,检测心脏情况,并避免血压波动。纠正低钠血症可联合使用氟氢可的松和高渗盐水。对年轻或有药物滥用史的患者必须要检测是否中毒。

(二)一般治疗

卧床休息是预防蛛网膜下隙出血患者再出血的重要措施。尚无严格的对照研究证实控制血压与蛛网膜下隙出血急性期再出血的关系,各项研究的结果不尽相同,可能是由于其观察的时间及应用降压药物的不同造成的。当患者血压升高时,应静脉持续输注短效、安全的降压药。因此,最好选用尼卡地平、拉贝洛尔和艾司洛尔等降压药。若患者出现急性神经系统症状,则最好不要选择硝普钠,因为硝普钠有升高颅内压的不良反应,长时间输注还有可能引起中毒。因此,必须检测和控制患者的血压,以预防卒中、高血压相关性的脑出血,并维持脑灌注压。

(三)脑血管痉挛的治疗

蛛网膜下隙出血患者中 30%～90%的发生脑血管痉挛的可能,分为急性脑血管痉挛和迟发性脑血管痉挛,特别是后者具有较高的致死性和致残性。迟发性脑血管痉挛发生于出血后 4～15 天,7～10 天达高峰,12～14 天开始缓解。通常症状性脑血管痉挛的第一个客观标志是,一个新出现的且不能用脑水肿或再出血解释的局灶性病变。血管成像是诊断脑血管痉挛的金标准,经颅多普勒超声(TCD)及单光子发射计算机体层摄影(SPECT)也可用于判断有无脑血管痉挛。

^{3}H 疗法是通过升高血压来提高脑灌注压、增加脑血流量,扩充血容量增加前负荷,降低血液黏度防止脑缺血缺氧、脑水肿、脑梗死。高血流动力学治疗在初始阶段可能带来明显的风险,如心力衰竭、电解质异常、脑水肿及凝血因子稀释导致的出血,甚至潜在的未经治疗的未破裂动脉瘤破裂。因此,在破裂动脉瘤早期处理阶段,需要维持正常循环血容量,避免低血容量。

钙拮抗剂:口服尼莫地平可降低动脉瘤性蛛网膜下隙出血所致的各种严重并发症的风险,

其他口服药物以及静脉注射钙拮抗剂的疗效尚不明确。

其他药物治疗:有研究表明,镁离子可使迟发型脑缺血的发生率降低34%。患者经3个月的治疗后,其不良预后的风险降低23%。内皮素抗体、阿司匹林、抗氧化剂以及他汀类药物对脑血管痉挛有一定的治疗作用,尚需进一步研究。

血管内治疗:1989年,Newe等报告了血管成形术治疗蛛网膜下隙出血后症状性血管痉挛的方法,阐述了该操作的可行性、安全性和经血管造影证实的有效性。随着微导管技术水平的提高和超选择技术的发展,已经可以将导管超选择置入3、4级脑血管。此外,有文献报告,在血管内介入治疗中联合应用球囊成形术和血管扩张剂灌注以治疗末端脑血管痉挛,其疗效有待进一步考证。

因此,在³H治疗同时或治疗后或替代³H治疗时,采用脑血管成形术或选择性动脉扩张剂灌注治疗可能是有效的,具体情况需视临床情况而定。

(四)蛛网膜下隙出血合并脑积水的治疗

对蛛网膜下隙出血后合并慢性症状性脑积水的患者,推荐进行临时或永久大脑脊液分流术。蛛网膜下隙出血后出现脑室扩大并且伴有意识障碍大患者,可对其行脑室穿刺术。

(五)蛛网膜下隙出血合并癫痫的治疗

尚不能确定蛛网膜下隙出血并发癫痫对患者造成的危害,临床上也没有对蛛网膜下隙出血患者行常规的抗癫痫治疗。建议在蛛网膜下隙出血后的超急性期对患者预防性应用抗惊厥药。不推荐对患者长期使用抗惊厥药,但若患者有以下危险因素,如大脑中动脉瘤、脑实质内血肿、脑梗死及高血压病史等则可考虑使用抗惊厥药。

(六)病因治疗

1.动脉瘤

需对蛛网膜下隙出血患者行动脉瘤夹闭或血管内治疗以减少再出血的发生。与动脉瘤完全闭塞相比较,行动脉瘤包裹术、夹闭不全及不完全栓塞的动脉瘤,再出血风险较高,需要长期随访。

因此,应尽可能完全闭塞动脉瘤。研究显示,对破裂动脉瘤患者采用栓塞治疗,1年预后优于手术夹闭治疗。对于破裂动脉瘤治疗方案的选择,经验丰富的外科医师和血管内治疗医师一致认为,血管内或手术治疗均可实施,则血管内治疗的效果更好。此外,推荐对多数患者进行早期干预。

2.动静脉畸形

由于动静脉畸形早期再出血风险低于动脉瘤,可择期采用动静脉畸形整块切除、供血动脉结扎术、血管介入栓塞或伽马刀治疗等。

七、预后

蛛网膜下隙出血的29天病死率为50%。蛛网膜下隙出血的病死率较前有所下降,有报告蛛网膜下隙出血患者30天的病死率为45%,且多数患者死于发病当天。

第三节 脑 栓 塞

一、概述

脑栓塞是指脑动脉被进入血液循环的栓子堵塞所引起的急性脑血管疾病,是一种常见的缺血性脑血管病。它是指血液中的各种栓子,如心脏的附壁血栓、动脉硬化斑块、脂肪、肿瘤细胞、空气等随血流进入脑动脉而阻塞血管,当侧支循环不能代偿时,引起该动脉供血区脑组织缺血性坏死,出现局灶性神经功能缺损,占脑卒中的12%~20%。按栓子来源分为心源性脑栓塞、非心源性脑栓塞和来源不明的脑栓塞,其中以心源性脑栓塞最常见。其起病急骤,常在数秒或数分钟内症状达高峰,少数呈进行性恶化,如未能及时诊治,常导致严重后果。

二、流行状况

脑栓塞的发病率为(0.2~0.5)/10万。1952-1961年,每百万人中每年平均有0.39人死于脑栓塞,脑栓塞的病死率为20%~50%。在荷兰,脑栓塞的发病率大约为1.32/10万,女性(1.86/10万)的发病率显著高于男性(0.75/10万)。

三、病因

1995年第4届全国脑血管病会上将脑栓塞分为心源性、动脉源性、脂肪性和其他等类型。以心源性脑栓塞较为多见。由于抗生素的广泛应用,风湿热发病率大为减少,而老年性、非风湿性心脏病患者的脑栓塞发病率有上升趋势,60.3%的老年非风湿性房颤患者曾发生脑缺血症状,其中2/3是由心源性栓子所致脑栓塞。心脏手术引起的脑栓塞中,发生于术后24h内者占79%,大多表现为多发性脑栓塞,部位以大脑后部、小脑多见。严重的主动脉粥样硬化所形成的附壁血栓或斑块脱落也可成为脑梗死的病因。脂肪栓塞多见于长骨骨折后,脂肪的残片通过颈内动脉分支逆行,引起眼和脑的栓塞。研究显示,因子 V(Leiden/G1691A)、凝血酶原(G20210A)和亚甲基四氢叶酸还原酶(C677T)与脑栓塞相关。

四、临床表现

患者发病前曾有肢体发麻、运动不灵、言语不清、眩晕、视物模糊等征象。常于睡眠中或晨起发病,患肢活动无力或不能活动,说话含混不清或失语,喝水发呛。多数患者意识消除或轻度障碍。面神经及舌下神经麻痹,眼球震颤,肌张力和腹反射减弱或增强,病理反射阳性,腹壁及提睾反射减弱或消失。

脑血栓轻微者表现为一侧肢体活动不灵活、感觉迟钝、失语,严重者可出现昏迷、大小便失禁甚至死亡。但由于发生的部位不一样,脑血栓的症状也不一样。

病变发生在颈内动脉时,脑血栓的症状在临床上表现为"三偏症",即偏瘫、偏身感觉障碍、偏盲。同时有可能伴有精神症状,主侧半球病变尚有不同程度的失语、失用和失认,还出现特征性的病侧眼失明伴对侧偏瘫称黑矇交叉性麻痹,动眼神经麻痹,视网膜动脉压下降。

病变发生在大脑前动脉时,由于前交通动脉提供侧支循环,近端阻塞时可无症状;周围支受累时,常侵犯额叶内侧面,常出现下肢瘫痪,并可伴有下肢的皮质性感觉障碍及排尿障碍;深穿支阻塞,影响内囊前支,常出现对侧中枢性面舌瘫及上肢轻瘫。双侧大脑前动脉闭塞时可出现精神症状伴有双侧瘫痪。

病变发生在大脑中动脉时,主干闭塞时有三偏征,主侧半球病变时尚有失语。这种部位血栓最为常见。

当病变出现在小脑前下动脉时,脑血栓的症状为眩晕、眼球震颤,两眼球向病灶对侧凝视,病灶侧耳鸣、耳聋,Horner 征及小脑性共济失调,病灶侧面部和对侧肢体感觉减退或消失。

当病变出现在小脑后下动脉时,引起延髓背外侧部梗死,出现眩晕、眼球震颤,病灶侧舌咽、迷走神经麻痹,小脑性共济失调及 Horner 征,病灶侧面部对侧躯体、肢体感觉减退或消失。

五、诊断措施

1.经颅多普勒

能追踪脑血管血流中的微栓子;有助于发现无症状性脑栓塞,能发现脑栓塞的危险因素之一;颅内和颈部大动脉狭窄,尤其是狭窄程度在70%以上者,经颅多普勒超声(TCD)诊断的阳性率高达95%以上。

2.经食管超声心动图

能发现心房附壁血栓、大动脉斑块等,心源性脑栓塞患者早期应用经食管超声心动图能探测左房栓子并预报并发栓塞的危险度。

3.单光子发射断层扫描

利用单光子发射断层扫描半定量地测量不对称性的脑血流灌注,得以评估栓塞后脑组织损害程度和残存脑组织的功能。还可利用单光子发射断层扫描研究脑缺血的病理生理变化。

4.磁共振影像

脂肪性脑栓塞中,头部 CT 未发现异常,MRI 则显示 T2 加权像上分散的、高信号的脑梗死灶,单光子发射断层扫描和经颅多普勒也在急性期显示出脑部血流量降低。MRI 在诊断脂肪性栓塞方面比头部 CT 敏感性高,应作为此类栓塞影像学检查的首选方法。还有一些新型 MRI 如弥散加权磁共振影像(DWI)、灌注加权磁共振影像(PWI)等,多用来监测溶栓治疗过程及评价溶栓效果。

5.D-二聚体检测

D-二聚体是测定纤溶系统主要因子,对于诊断与治疗纤溶系统疾病(如各种血栓)及与纤溶系统有关疾病(如肿瘤、妊娠综合征),以及溶栓治疗监测,有着重要的意义。纤维蛋白降解产物 D 的水平升高,表明体内存在着频繁的纤维蛋白降解过程。因此,纤维 D-二聚体是深静脉血栓、肺栓塞、弥散性血管内凝血的关键指标。D-二聚体的敏感性为 93.9%,特异度为89.7%。

六、治疗

脑栓塞的治疗应包括对于原发病即栓子来源器官病变的治疗和脑栓塞的治疗两部分。

脑栓塞的治疗主要在于改善脑循环,减轻缺血缺氧所致的脑损害。各种治疗措施与脑梗死大致相同。由于脑栓塞极易发生梗死后出血,故抗凝治疗必须慎重。

(一)一般处理

卧床及镇静处理;保持呼吸道通畅和心脏功能;注意营养状况,保持水和电解质的平衡;加强护理防止肺炎、泌尿系感染和压疮等并发症的发生。

（二）脱水降颅压

治疗脑栓塞的主要措施之一，目的在于减轻脑水肿，防止脑疝形成，以降低病死率。常用的是高渗脱水药、利尿药和肾上腺皮质激素。

（三）血管扩张药

若有意识障碍、颅内压增高或脑脊液有红细胞，禁忌应用血管扩张药；病程已超过 24h 或心功能不全者，也不宜使用。常用的有罂粟碱、烟酸、碳酸氢钠或山莨菪碱（654－2）静脉滴注，二氧化碳气体间断吸入和口服桂利嗪、双氢麦角碱等，以促进侧支循环，增加缺血区的局部血容量。

（四）抗血小板聚集药

阻止血小板的聚集，有助于预防心内新血栓的形成，防止血管内血栓继续增生扩展，故在脑栓塞发病后就必须重视使用抗血小板聚集药。通常可选用阿司匹林、双嘧达莫（潘生丁）、磺吡酮（苯磺唑酮）等。

（五）抗凝及溶栓治疗

应用抗凝及溶栓疗法，比动脉粥样硬化性脑梗死的适应证更严格，考虑溶栓剂易发生出血的并发症，应特别慎用。由于临床上心源性脑栓塞最多见，为预防心内形成新血栓以杜绝栓子的来源，同时防止脑血管内的栓子或母血栓继续增大，以避免脑梗死范围扩大，多采用抗凝治疗。炎症性病变所致的脑栓塞，如亚急性感染性心内膜炎等，禁忌应用。通常在严格观察出、凝血时间，凝血酶原活动度和时间的条件下，先给予肝素钙（低分子肝素）治疗，也可选用新双豆素，剂量应随时调整。

（六）颈星状交感神经节封闭

颈星状交感神经节封闭能减轻脑栓塞的症状。操作简易，无须特殊的器械和药物，故常被采用。但是治疗应早期进行，开始越早，疗效就越佳，临床常见在起病24h内封闭可明显好转。一般每天 1 次，约 10 天为 1 疗程。通常应注意先行普鲁卡因皮试以排除过敏，穿刺部位不能过低，以防刺入脊髓蛛网膜下隙、颈动脉或椎动脉、颈静脉、肺尖等。严重肺气肿者禁用，如患者已开始抗凝治疗也不宜使用。

（七）神经保护剂

缺血超早期，神经元膜离子转运停止，神经元去极化，钙离子内流导致兴奋性氨基酸增多，加剧钙离子内流和神经元去极化，致细胞的结构破坏。常用的神经保护剂有钙拮抗药、兴奋性氨基酸受体拮抗药、自由基清除剂、神经营养因子、神经节苷脂等。

（八）亚低温治疗

在急性期，如条件允许可考虑适当早期给予亚低温治疗。亚低温对缺血性的脑损伤亦有肯定意义，不但减轻梗死后的病理损害程度，而且能促进神经功能恢复，并不产生严重的并发症。尽量在发病 6h 内给予。

（九）康复治疗

宜早期开始，病情稳定后，积极进行康复知识和一般训练方法的教育，鼓励患者树立恢复生活自理的信心，配合医疗和康复工作，争取早日恢复，同时辅以针灸、按摩、理疗等，以减轻病残率提高生存质量。

七、脑血栓的二级预防

脑血栓是 5 年内平均复发率在 40％以上的缺血性脑血管疾病,其病理基础是动脉硬化,是属于发病率高的进展性慢性疾病,所以具有复发率高、致残率高等特点。脑血栓预防包括一级预防(对未发生脑血栓疾病的危险人群而言)和二级预防(对脑血栓患者而言),预防措施无论对脑血栓患者或脑血栓高发危险人群都十分必要。脑血栓的预防应该是从饮食、锻炼、用药、危险因素控制等综合性地进行防治,尤其对已发生的脑血栓患者而言,预防的目的就是改善症状,防止进展及复发。脑血栓的防治应该包括以下方面,贯穿在脑血栓急性后期、恢复期、后遗症期的各个阶段,只有坚持二级预防才能够有效针对病因进行治疗,有效降低复发。

二级预防提倡"双有效",即有效药物、有效剂量。吃吃停停,停停吃吃,是脑血栓二级预防的禁忌,不但效果不好,而且更危险。

阿司匹林:主要是抗血小板凝集和释放,改善前列腺素与血栓素 A2 的平衡,预防动脉硬化血栓形成,从临床上看,每天常规服用阿司匹林肠溶片 100mg,能够防止脑血栓的复发。但阿司匹林有 47％的人存在用药抵抗,所以常与长效中药一起服用,以增加疗效,降低不良反应及抗药性。

血压血脂:高血压可加快加重动脉硬化发展的速度和程度,血压越高发生脑血栓或复发脑血栓的机会越大;高血脂一方面使得血液黏稠,血流缓慢,供应脑的血液量减少,另一方面损伤血管内皮,沉积在血管壁形成粥样硬化斑块,直接导致心脑血管疾病的发生和发展。高血压、高血脂都属于原发性高危因素疾病,有效治疗可预防心脑血管病的复发。

中药防治:大复方道地取材的现代中药防治脑血栓有确切而全面的临床效果,包括具有传统医药特色的活血化瘀芳香开窍、降脂抗凝类中药。

控制糖尿病:80％以上糖尿病导致脂质代谢异常,常伴动脉硬化、高血脂并发心脑血管病,而且血内葡萄糖含量增多也会使血液黏度和凝固性增高,利于脑血栓形成。糖尿病患者宜低糖低热量饮食,适当用降糖药。

康复教育:通过网络宣传、免费赠阅实用读物、定期康复指导等方式,加强脑血栓、冠心病、动脉硬化、高血压预防知识的普及。积极干预危险因素,让患者能耐心接受长期的防治措施,主动配合药物治疗。

第四节　病毒性脑炎

急性病毒性脑炎为最常见的中枢神经系统病毒感染性疾病,是病毒感染引起的脑实质急性炎症。临床常表现为发热、头痛、抽搐、意识障碍、精神障碍及中枢神经系统局灶性损害。其病情凶险,病死率高。因受病毒检测技术的影响,发病率估计值偏低。有 100 余种病毒可以引起中枢神经系统感染,年患病率为(3.15～7.4)/10 万,粗略估计每年有 15 万～30 万名病毒性脑炎患者,其中以单纯疱疹病毒脑炎发病率最高,达 16％,半数病例留有精神衰退、遗忘、人格改变、智力障碍及偏瘫等后遗症。

一、病因及发病机制

观点认为,许多病毒都有侵犯中枢神经系统的倾向。现在已发现与急性脑炎、脑膜脑炎、脑脊髓炎有关的病毒种类有:①虫媒病毒,为 RNA 病毒。由蚊传播的虫媒病毒感染性疾病主要有东南亚和西太平洋的流行性乙型脑炎,美洲和中美洲的马脑脊髓炎、东部脑炎、西部脑炎、委内瑞拉脊髓炎、圣路易斯脑炎、加利福尼亚脑炎,澳洲的摩莱山谷脑炎及亚洲、非洲的西尼罗脑炎和辛德比斯脑炎。②疱疹病毒,为 DNA 病毒。疱疹病毒属的单纯疱疹病毒 1 型、带状疱疹病毒、巨细胞病毒、EB 病毒均可引起脑炎。③肠道病毒,为 RNA 病毒。脊髓灰质炎病毒、柯萨奇病毒和埃可病毒均可引起脑膜炎、脑炎和脊髓炎。④副黏病毒,为 RNA 病毒。如流感病毒、麻疹病毒和流腮病毒可引起脑膜脑炎或脑炎。此外,还有新发现的尼巴病毒脑炎。⑤淋巴细胞脉络丛脑膜炎病毒,为 RNA 病毒,可引起脑膜脑炎。它们可以通过皮肤、黏膜、呼吸道、肠道和泌尿生殖道等不同途径侵入人体,但入侵后并不一定引起中枢神经感染。病毒是否能够侵入中枢神经取决于病毒的性质、病毒寄生部位以及机体的免疫反应。侵袭途径主要有两个:①病毒通过血液经血脑屏障或血脑脊液屏障进入中枢神经系统,产生脑膜脑和脊髓实质的病毒感染。②病毒可沿周围神经轴索向中枢入侵。某些病毒和特殊神经元之间有天生的亲和力,如脊髓灰质炎病毒对运动神经元有很强的亲和力。大部分病毒对神经系统的选择性较小,如单纯疱疹病毒等。

单纯疱疹病毒分 HSV-1 和 HSV-2 两个抗原亚型。单纯疱疹病毒脑炎的发生取决于宿主的免疫力和病毒的侵袭力及毒力。成人和青少年出现的单纯疱疹病毒脑炎几乎全部由 HSV-1 感染引起。HSV-1 型病毒通过嗅神经和三叉神经入侵脑组织,选择性地损害额叶基底部和颞叶。HSV-2 也可引起急性脑炎,它通常是由于母亲生殖器感染疱疹病毒后在分娩时导致新生儿感染。成人的 HSV-2 感染多出现无菌性脑膜炎、脊髓炎或神经根炎。

二、临床表现

急性病毒性脑炎的临床表现有一定的共性,如头痛、头晕、发热、咽痛、恶心、呕吐等前驱症状,头痛、脑膜刺激征等脑膜受累的表现,癫痫、意识障碍、精神症状、偏瘫、失语等脑实质损害症状。在自然感染状态下,常见的可导致人类急性病毒性脑炎的病毒有疱疹病毒、虫媒病毒和肠道病毒。不同的病毒感染机制各不相同,其临床表现也有差异,以下是几种常见的急性病毒性脑炎的临床表现特点。

(一)单纯疱疹病毒性脑炎

单纯疱疹病毒性脑炎(HSE)是唯一四季常见的散发性脑炎,在任何年龄、全球任何地域均可发生。居散发性病毒性脑炎之首,占 10%～20%,20 岁以下及 40 岁以上多发。临床表现如下。

1.前驱期症状

有头痛、咽痛、恶心、呕吐、全身肌肉酸痛不适等上呼吸道感染症状,持续一至数日。部分患者有口唇及生殖道疱疹史。起病不久即开始发热,体温可达 39～40℃。意识及精神障碍常见,意识障碍表现为嗜睡、昏睡、谵妄等,病情严重者可昏迷。

2.脑实质损害

偏瘫、偏盲、失语、局灶性癫痫常见。病情严重者常出现严重脑水肿。若出现癫痫持续状态,可加重脑水肿,严重者可导致脑疝形成甚至死亡。90%患者出现双侧或单侧颞叶或额叶底面受累的症状及体征,包括幻嗅、幻味、谵妄、反应迟钝、少动不语或躁动乱语等精神行为异常。部分患者恢复阶段出现记忆力受损。

(二)水痘带状疱疹病毒性脑炎

水痘-带状疱疹病毒为双链 DMA 病毒。该病冬、春季节高发,通过直接接触传播。初次感染者常为儿童,感染后长期潜存于脊神经节或三叉神经节细胞内,当机体免疫力低下时病毒被启动、复制增生,沿感觉神经到相应皮肤引起皮疹。另外,病毒可以沿神经纤维上行进入中枢神经系统引起脑炎或脑膜炎。带状疱疹病毒脑炎多在出疹后几天内出现。临床表现如下。

(1)典型皮疹、发热及全身症状儿童皮疹表现为水痘,成人皮疹表现为带状疱疹。

(2)神经痛是本病的特征性表现之一,疼痛可在发病前出现或伴随皮疹出现。疼痛剧烈,常为刀割、电击、锥刺或烧灼样疼痛,难以忍受。皮疹消退后疼痛仍可持续,称为带状疱疹后神经痛,可迁延数月或更久。

(3)对第 V、Ⅶ、Ⅷ 对脑神经损害多见。

(4)脑实质损害急性脑炎、脊髓炎、小脑性共济失调、癫痫、偏瘫、脑出血等表现。

(三)肠道病毒性脑炎

肠道病毒为小 RNA 病毒。该病夏、秋季节高发,经消化道传播,可有流行性及散发性。多引起病毒性脑膜炎,仅 2% 可侵犯脑实质。临床表现多样性是肠道病毒的特点,有癫痫发作、肢体偏瘫、共济运动差、意识障碍等。其他临床特征为起病初出现消化道症状(如腹泻等)和肠道病毒性手足口病,可出现流行性肌痛、疱疹性咽炎、皮疹,部分有心肌炎和肺水肿表现。

(四)流行性乙型脑炎

流行性乙型脑炎病毒归类于虫媒病毒黄病毒科黄病毒属,为 RNA 病毒。乙脑属于《中华人民共和国传染病防治法》中规定的乙类传染病,由库蚊斑蚊传播。夏季好发,儿童对乙脑病毒普遍易感。人感染乙脑病毒后潜伏期为 5～15 天,常为隐性感染。发病者以高热、惊厥、昏迷等症状为主要特征,病程一般可分为 4 个阶段。

1.前驱期

1～3 天。起病急,主要表现为全身不适、头痛、发热、寒战,体温 38～39℃。头痛常较剧烈,伴有恶心、呕吐,呈喷射状。小儿可有呼吸道症状或腹泻。

2.急性脑炎期

4～10d。最突出的症状是持续高烧,体温高达 39～40℃甚至以上。出现不同程度意识障碍,如神志恍惚、昏睡和昏迷、惊厥或抽搐、颈项强直、肢体瘫痪,可有中枢性呼吸衰竭与外周性呼吸衰竭同时存在,容易导致患者死亡。神经系统检查见肢体痉挛性瘫痪、肌张力增高,巴宾斯基征阳性;少数人可呈软瘫。小脑及动眼神经受累时,可发生眼球震颤瞳孔不等大、对光反射迟钝等。自主神经受损常有尿潴留、大小便失禁。

3.恢复期

急性脑炎期过后,体温在 2～5 天降至正常,昏迷转为清醒,有的患者有一短期精神"呆滞阶段"，以后言语、表情、运动及神经反射逐渐恢复正常。部分患者恢复较慢，需 1～3 个月甚至以上。个别重症患者表现为低热、多汗、失语、瘫痪等。但经积极治疗，常可在 6 个月内恢复。

4.后遗症期

虽经积极治疗，5%～20% 的患者在发病 6 个月后仍可遗留有神经、精神症状，以失语、瘫痪及精神异常最为多见。如继续积极治疗，仍可望有一定程度的恢复。

(五)风疹病毒性脑炎

风疹病毒(RV)为被膜病毒科，风疹病毒属，是 RNA 病毒。冬、春季节好发，人群对风疹普遍易感，经呼吸道传播，但感染后即有免疫力。风疹病毒感染后脑炎比较少见，发病年龄在 5～14 岁。孕妇在妊娠第 1 个月感染风疹病毒可导致胎儿先天性风疹综合征(CRS)。后天感染多见年龄较大的儿童。神经系统症状多在出疹后 2～8 天。急性起病，出现高热、意识丧失、各种类型癫痫发作。也有患者起病稍缓，出现头痛、易激惹、共济失调，及截瘫、偏瘫、复视、括约肌功能障碍等大脑半球、脑干、脊髓和颅神经麻痹等神经功能受损表现。在风疹疫苗纳入计划免疫管理之前，风疹病毒是小儿病毒性脑炎的主要病原；随着风疹疫苗的普及应用，风疹脑炎发病率大大降低。

(六)麻疹病毒性脑炎

麻疹病毒为副黏病毒科，麻疹病毒属，是 RNA 病毒。冬、春季节通过空气传播，常见于 10 岁以下儿童。多见于出疹后 2～8 天，也见于出疹前和恢复期。临床上有高热、头晕、呕吐、意识障碍等。部分患者以癫痫为首发症状，脊髓也可受累表现为横贯性或上升性脊髓炎，波及脑膜者出现脑膜刺激征。病情严重者出现颅内高压及偏瘫、失语和共济失调，甚至出现中枢性呼吸衰竭，治疗不及时常留有共济失调、人格改变、精神迟滞、继发性癫痫，及截瘫、偏瘫和运动障碍等后遗症。部分患者因麻疹病毒的持续感染出现亚急性硬化性全脑炎或脊髓炎。

三、辅助检查

1.周围血常规

外周血细胞检查的参考价值不大。一般病毒感染的白细胞总数正常，中性粒细胞相对低，而淋巴细胞相对高。流行性乙型脑炎和单纯疱疹病毒性脑炎的白细胞总数及中性粒细胞水平可以增高。

2.脑脊液常规检查

脑脊液检查可以初步鉴别病毒、细菌或其他病原体引起的感染。脑脊液压力正常或轻中度增高，外观清亮，白细胞计数多为 $(10～500)×10^6/L$，通常 $<200×10^6/L$。分类常以淋巴细胞为主，但乙型脑炎、肠道病毒性脑炎感染早期可有中性粒细胞增多。脑脊液生化检查，蛋白定量正常或稍高，糖和氯化物基本正常。值得注意的是，大多数病毒性脑炎患者的脑脊液改变与病情轻重关系不大。

单纯疱疹病毒性脑炎患者脑脊液压力常增高，白细胞增多，可达 $(10～1000)×10^6/L$，通常在 $200×10^6/L$ 内，以淋巴细胞为主，有时可见红细胞，提示出血病变。蛋白含量可轻至中度增高(通常在 1g/L 内)，糖和氯化物含量正常，晚期糖可减低，5%～10% 的病例在发病数日内脑脊液化验正常。

3.病原学检查

病原学检查是确定中枢神经系统病毒感染诊断的金标准。但感染神经系统的病毒种类繁多,仅肠道病毒就有 70 余种,不同的血清型与中枢神经系统疾病密切相关,并不断有新发现病毒的报告。迄今为止病原学诊断的现状不容乐观。究其原因:一是大多数实验室所能检测的病毒种类及其血清型有限;二是由于病毒存在变异,实验室所建立核酸扩增诊断的检测方法满足不了临床需要。目前常用的方法如下。

(1)脑脊液病毒酶联免疫吸附试验(ELISA):若 IgM 抗体阳性,提示早期病毒感染,因 IgG 抗体效价增高常在发病 2 周后出现,故仅作为回顾性依据。单纯疱疹病毒抗体测定时常取双份血清及脑脊液动态观察。当双份脑脊液抗体有增高趋势、滴度在 1:80 以上,双份脑脊液抗体有 4 倍以上升高,单份血与脑脊液抗体比值<40,具有诊断价值。

(2)脑脊液聚合酶链反应(PCR):敏感性高但假阳性多,故并不可靠。

4.脑组织活检

单纯疱疹病毒性脑炎光镜下可发现神经细胞核内 Cowdry 型包涵体或电镜下见 HSV 病毒颗粒。

5.脑电图(EEG)

病毒性脑炎的 EEG 检查非常重要,绝大多数患者有异常表现。早期脑电图主要表现有 α 波逐渐减少,频率减慢,形成 4～7Hz θ 活动波,以中央、顶区显著,最后扩散至其他区域,呈广泛性慢波节律。也有出现痫样发作波。这些改变虽无特异性,但其异常率高。病情进展,EEG 转变为低电活动,提示脑细胞严重受损而临床症状重,这类患者后遗症发生率高,预后较差。反之,EEG 是高波幅甚至极高波幅,其临床表现症状轻,后遗症发生率低,预后相对较好。脑电图的表现和病理改变的严重程度与临床症状之间有一定平行关系,临床症状愈重,脑电图异常率愈高,异常程度愈明显。EEG 不但有助于早期诊断,判断病情,而且对疗效及预后的估计也意义。我们建议对治疗中的患者每周复查 1 次 EEG。单纯疱疹病毒性脑炎的脑电图检查阳性率很高,多数病毒性脑炎早期就有典型异常脑电图改变。双侧脑电对称,背景节律频率降低,80%～90%的为病变区域弥散性高波幅慢波,在慢波背景上出现局灶性周期性(1～4秒)棘慢综合波或周期性痫性放电。脑电图的异常程度与临床病情严重程度大致平行,随着临床症状的改善而逐渐恢复,常比临床恢复慢。临床症状越重,恢复越慢。持续的 EEG 异常,特别是局灶性异常,常提示脑损害严重,脑炎后发生癫痫的可能性增大。

6.影像学检查

病毒性脑炎影像学表现多种多样,缺乏特异性,有些甚至无阳性影像学改变。CT 及 MRI 对定位诊断有意义,同时可以观察颅内是否有出血、水肿、脑积水等并发症,但对区分具体病毒种类有一定困难。由于 CT 多在 5～6 天后才有明显异常,早期(尤其 48 小时内)病变显示不明显,而 MRI 能较早发现病灶,较 CT 有明显优势。病毒性脑炎共同表现如下。

(1)脑灰质受累为主,极少数病原菌所感染的部位有其特殊性:单纯疱疹病毒性脑炎病变多位于单侧或双侧颞叶内侧面及额叶低面灰质;乙脑的病变弥散于整个大脑半球灰质;斜方体脑炎病灶多位于脑干等。

(2)病灶在 CT 平扫呈低密度,若为单纯疱疹病毒性脑炎可有额颞叶脑实质出血改变,

MRI 的 T_1WI 为低信号，T_2WI 为略高或高信号。

（3）病变区软脑膜增强后，可出现脑回状或环状强化。

（4）一般情况下无占位效应，水肿范围大者可有明显占位效应。

另外，MRI 液体衰减反转回复技术（FLAIR）能有效分辨脑部的正常和病变组织，特别是对于病毒性脑炎早期暂时性损害或小病灶和近皮质病灶的显示明显优于 CT 及 MRI 的 T_2 加权序列，大大增加了对病毒性脑炎诊断的敏感性。

单纯疱疹病毒脑炎约 90% 的患者 CT 显示脑低密度病灶，边界不清，有占位效应，病灶累及双侧颞叶皮质，也可单侧出现，部分波及额叶、岛叶。发病 3～4 天内检查多正常，部分病例有不规则高密度点、片状出血。病情严重者可见中线移位。MRI 较 CT 敏感。双侧颞叶、额叶受累为主，扣带回、脑岛及海马均受累，病变以外囊为界与豆状核分界清楚。T_1WI 呈稍低或等信号，T_2WI 呈稍高或高信号，FLAIR 序列为高信号。增强扫描多无明显强化，也有表现为线样、斑点状、斑片状、结节状、脑回状强化等，偶伴有脑膜强化。可通过 MRI 动态观察了解病情的转归，病情好转见病灶有所吸收，治疗彻底病情痊愈者病灶消失，部分可遗留少量异常信号。病情严重、损伤面积大者恢复过程中 MRI 见病损脑组织萎缩，脑室扩大。

四、诊断及鉴别诊断

根据患者流行病学、临床表现、实验室检查及影像学检查进行综合分析。其主要诊断要点为：①急性感染且有脑实质受损征象。②常有病毒感染史，具有某种致病病毒感染的流行病学特点及其他相关系统病变的表现。③脑脊液轻度（或无）感染征象，以淋巴细胞增多为主，排除结核、真菌、化脓菌等感染证据。④脑电图出现弥散性慢波或局限性异常。⑤CT、MRI 有广泛病变，无明显占位征象（单纯疱疹病毒性脑炎除外）。⑥脑脊液病毒血清抗体滴度增高，恢复期高于急性期 4 倍以上，病毒 PCR 检测阳性，或分离出病毒。⑦脑活检发现病毒。

①～⑤项为临床诊断依据。由于病原学检测的局限性，主要参考临床诊断依据。单纯疱疹病毒脑炎的诊断要点：①急性或亚急性起病。②发热、咽痛等上呼吸道感染征象。③局灶性神经系统损害表现，可伴有脑膜刺激征。④精神症状及人格改变。⑤口周等皮肤黏膜疱疹病史。⑥脑脊液以淋巴细胞为主的白细胞数轻度或中度增高。⑦EEG 以颞额叶为中心的双侧不对称弥散性高波幅慢波。⑧CT 或 MRI 显示颞叶、额叶为主软化灶，部分伴出血，可有脑岛、海马及扣带回病变。⑨脑脊液 HSV 抗原 PCR 检测阳性，HSV 抗体检测阳性，或分离出病毒。⑩脑组织活检发现神经细胞核内 Cowdry A 型包涵体或 HSV 病毒颗粒。

病毒性脑炎需要与其他病原菌（细菌、真菌、结核菌）等造成的颅内感染鉴别，与各种代谢性或中毒性等因素导致的脑病进行鉴别，还要与静脉系统血栓形成、脑器质性精神病和慢病毒感染性脑炎鉴别。单纯疱疹病毒性脑炎尚需与脑肿瘤、脑脓肿及其他病毒性脑炎鉴别。

五、治疗

除少数病毒外，中枢神经系统病毒感染的治疗缺乏特效方法。除一般支持、对症治疗外，下列抗病毒药物可供选用。

（一）抗病毒治疗

1. 抗 DNA 病毒药物

常用的抗疱疹病毒药物包括阿昔洛韦、泛昔洛韦、更昔洛韦及喷昔洛韦等。这些药物对中枢神经系统感染的疱疹病毒有效,但对潜伏的疱疹病毒无效。这些药物均存在不同程度的中枢神经系统、血液系统、泌尿系统及消化系统的不良反应,如头痛、精神障碍、抽搐,红细胞、白细胞和血小板减少,肝肾功能损害、药物性皮疹、静脉炎、药物热等。

用药期间应密切观察病情,注意监测血常规、肝肾功能,必要时停药。

(1)阿昔洛韦(ACV):又名无环鸟苷,为去氧鸟苷类化合物,血脑屏障透过率约50%,发挥作用的重要环节在于抑制疱疹病毒的DNA聚合酶,使病毒DNA的复制终止。因为脑组织中药物浓度仅为血浆药物浓度的11%～33%,临床必须给予足够的药物剂量。常用剂量为每次500mg或10～15mg/kg,每8小时静脉滴注1次,连用14～21天,或根据病情延长疗程。给药72h后,60%～90%的阿昔洛韦从肾脏排出,当肾功能损伤、肌酐清除率下降或与其他肾毒性药物同时应用时,剂量应适当减少。阿昔洛韦经肝、肾排出,不良反应较少,有皮疹、血尿和血清转氨酶暂时升高等,偶有药物相关的神经系统毒性,如可引起谵妄、嗜睡、幻觉、震颤、共济失调和抽搐等。大剂量静脉滴注或快速注射阿昔洛韦可引起可逆性肾功能异常。阿昔洛韦对水痘带状疱疹病毒亦有一定疗效,但对其他疱疹病毒的作用不肯定。新生儿播散性感染时,阿昔洛韦使用方便,故为首选。

(2)泛昔洛韦:为阿昔洛韦的前体药,口服制剂,吸收迅速完全,在肠壁和肝脏经酶水解后转变为阿昔洛韦,与口服阿昔洛韦相比生物利用度高,有效成分维持时间长,但不作为重症单纯疱疹病毒脑炎的首选药。常用的口服剂量为每次0.3g,每天2次,连用7～10天。

(3)更昔洛韦:为去氧鸟苷类化合物,抗疱疹病毒谱广,细胞内半衰期>24小时,但对疱疹病毒疗效等同于阿昔洛韦,有报告对阿昔洛韦耐药疱疹病毒突变株敏感,对巨细胞病毒的作用也较好。用量5～15mg/(kg·d),分2次,连续14～21天。或每次250mg,静脉滴注,每12h 1次,每次给药时间须超过1天,14～21天为1个疗程。主要不良反应是肾功能损害和骨髓抑制,免疫抑制患者可出现与剂量相关的中性粒细胞和血小板减少,停药后可以恢复。有致畸、致癌和免疫抑制作用。

(4)喷昔洛韦:为无环核苷类化合物,为高度选择性抗疱疹病毒药物,抗病毒谱和药理作用与阿昔洛韦相似,但细胞内浓度比阿昔洛韦高,细胞内停留时间比阿昔洛韦长,20世纪90年代被美国FDA批准为新的抗病毒药。仅为口服用药,每次250～500mg,每8小时1次,连用7～10天。

2.广谱抗DNA病毒药物

膦甲酸或膦甲酸钠为无机焦磷酸盐,抗病毒种类相对较广,如疱疹病毒、EB病毒等。可抑制病毒体外复制。发挥抗病毒作用在于选择性抑制病毒DNA聚合酶的焦磷酸结合位点,从而抑制病毒DNA的合成,但不影响人体细胞的DNA多聚酶。对阿昔洛韦耐药的单纯疱疹病毒脑炎可更换本药,每次40mg/kg,每8～12h 1次,连用14～21d。

3.抗DNA及RNA病毒药物

临床常用种类有限,三唑核苷又称利巴韦林,是人工合成的鸟嘌呤核苷类似物,主要机制是抑制DNA及RNA的合成,阻断病毒复制。成人用量:首次2g(30mg/kg),静脉滴注;以后每次1g(15mg/kg),静脉滴注,每6小时1次,使用4d;0.5g(7.5mg/kg),静脉滴注,每6～8小时1次,连用4天。临床也可作为预防用药,口服600mg,每天4次,使用10天。

（二）癫痫发作的治疗

首次发作者，予以口服抗癫痫药物，常用卡马西平、丙戊酸钠、苯妥英钠口服。癫痫持续状态是本病的危重症状，须尽快控制发作，静脉途径给药作用迅速而有效，首次给药应注意足量，并维持治疗，防止复发。

（三）颅高压的处理

头部床位抬高对降低颅内压有效；常用药物为甘露醇、甘油果糖、呋塞米、10％高渗盐水及清蛋白等，建议使用方法如下。①甘露醇 125mL 快速静脉滴注，每 6～8 小时 1 次，5～7 天后减量。②严重病者可加 20％清蛋白 50mL，每天 1 次。③甘油果糖 200mL，每天 2～3 次，静脉滴注。④10％高渗盐水 50～100mL 静脉推注，每天 2 次，0.5 小时内完成。

（四）激素

肾上腺皮质类固醇具有非特异性抗炎作用，可降低血管通透性、减轻脑水肿、保护血脑屏障。采用早期、大量和短程给药，尤其严重脑水肿时，如地塞米松 10～20mg/d，连用 10～14 天；或甲基泼尼松龙 500mg/d 冲击治疗，连用 3～5 天。

（五）对症处理

高热、精神错乱及躁动不安等可分别给予降温、镇静剂或安定剂等。注意维持营养及水、电解质平衡，保持呼吸道通畅，给予静脉营养支持。重型病例应加强护理，注意口腔卫生，防治压疮、肺炎及泌尿系感染等并发症，高热需物理降温。

六、预后

病毒性脑炎预后的好坏，一方面取决于该病毒对脑部所导致病变的广泛性和严重程度。如流行性乙型脑炎病变范围广，单纯疱疹病毒性脑炎如果出现脑组织出血、坏死，预后均差。不同病毒性脑炎的临床症状轻重相差悬殊，重症者短时间内昏迷、反复抽搐、中枢性呼吸衰竭；轻症者无神经系统体征，精神状况良好，经脑脊液及 EEG 检查才发现为脑炎。另一方面取决于患者年龄、身体状况、疾病的严重程度、有无早期诊断和及时治疗。未经抗病毒治疗、治疗不及时或不充分以及病情严重者预后不良，其中单纯疱疹病毒性脑炎病死率高达 60％～80％。及时足量地应用抗病毒药物以及有效治疗，可极大地降低病死率。一般情况下，年轻且意识障碍轻的患者预后较好，可以不留后遗症。婴幼儿，老年人，免疫功能低下者，早期出现意识障碍、癫痫持续状态、影像学提示病灶大、占位征象明显且有出血者，预后不良。

第五节　病毒性脑膜炎

一、概述

病毒性脑膜炎是由各种特异性病毒感染软脑膜（软膜和蛛网膜）后引起弥散性炎症的一组临床综合征。不同病毒所引起的临床表现无显著差异，临床主要表现发热、头痛、呕吐、倦怠和脑膜刺激征。通常病程短而呈自限经过。引起中枢神经系统病毒感染的病原主要有肠道病毒、疱疹病毒、黏液病毒、虫媒病毒等。随着组织培养技术的发展和聚合酶链反应技术的应用，病毒性脑膜炎的诊断阳性率逐步提高。病毒性脑膜炎主要传播途径为经粪口传染,常在晚春和夏季时有流行倾向,各年龄组都有发病,较多见于儿童。随着腮腺炎、风疹、麻疹和脊髓灰质炎病毒疫苗的预防接种,引起中枢神经系统感染的常见病毒也逐渐发生了变化。

二、病因

已明确 80%～85% 病毒性脑膜炎为肠道病毒感染,该病毒属于微小核糖核酸病毒科,有70 多个不同的亚型,包括脊髓灰质炎病毒(Ⅰ～Ⅱ型)(Coxsacke,A 组 23 个型,B 组 6 个型),埃可病毒(31 个型),以及未分类的肠道病毒(5 个型)。肠道病毒呈世界性分布,人类是肠道病毒的天然宿主,我国多为夏秋季流行,散发病例全年可见。肠道病毒感染无年龄组区别,侵入门户为胃肠道,其次为呼吸道,罕有经结合膜感染者。流行性腮腺炎病毒在病毒性脑膜炎病原中居第二位。流行性腮腺炎病毒是一种 DNA 病毒,经呼吸道飞沫传播,只有一个血清型。全年均可发病,夏季为高峰。单纯疱疹病毒和虫媒病毒也是引起本病的较常见病原体。但腮腺炎病毒、流感病毒及淋巴细胞性脉络丛脑膜炎病毒少见。由于肠道病毒是最主要的病原体,因而大部分学者认为病毒性脑膜炎的流行病学、病因学和临床表现主要为肠道病毒感染的特性。

三、发病机制

引起脑膜炎的病毒经胃肠道(肠道病毒)、呼吸道(流行性腮腺炎病毒、肠道病毒、腺病毒)、皮肤(虫媒病毒、疱疹病毒)或结合膜(某些肠道病毒)进入人体。首先在侵入部位和局部淋巴结内复制,在病毒血症的初期经血源性途径播散至中枢神经系统以外的组织(如皮肤、肝脏、心内膜、腮腺等),偶尔进入中枢神经系统。中枢神经系统的感染发生在病毒血症的后期,即病毒在中枢神经系统以外部位多次复制后,经脉络丛进入脑脊液。

四、临床表现

典型病例呈突然起病,几小时内病情发展至高峰。表现为额部或眶后较剧烈的疼痛,并出现发热,体温可达 38～40℃。此外,常伴周身不适、颈痛、肌痛、眼运动时疼痛、畏光、食欲缺乏、恶心和呕吐等病毒感染造成的非特异性的全身症状和体征。可出现嗜睡、昏睡或易激惹,很少出现精神障碍。查体时可见有颈项强直,但较细菌性脑膜炎轻。Kernig 征和 Brudzinski 征既可以阳性也可以阴性。但若出现严重意识障碍、神经系统局限性体征或癫痫发作则意味着脑实质受侵犯,应考虑为病毒性脑膜炎。

病毒性脑膜炎中枢神经系统以外的表现常提示与所感染的病毒种类有关,某些症状和体征见于特定病毒,有助于病原学诊断。例如,皮疹多为肠道病毒(尤其见于埃可病毒和水痘-带状疱疹病毒),阵发性肋间神经痛、心内膜炎、心肌炎和睾丸炎(B 组柯萨奇病毒)、疱疹性咽峡炎(A 组柯萨奇病毒)、腮腺炎(流行性腮腺炎病毒)和生殖器疱疹(HSV-2)。

病毒性脑膜炎一般症状轻微,发病数天后开始恢复,多数在 2 周内完全恢复。少数患者可出现持续数周的头晕、疲乏、头痛和肌痛等不适症状,个别可持续数月至数年。

五、辅助检查

病毒性脑膜炎的脑脊液外观清亮,压力多正常。早期以多形核中性粒细胞占优势,尤其是肠道病毒脑膜炎。8～48 小时后转为淋巴细胞占优势,淋巴细胞明显增多,达 90%～100%,计数一般在 (50～500)×10⁶/L。流行性腮腺炎、病毒性脑膜炎的初期以单核细胞为主。脑脊液中蛋白含量常有轻度升高。脑脊液中糖和氯化物含量大多正常,偶在流行性腮腺炎病毒、

HSV-2、带状疱疹病毒性脑膜炎中可出现糖含量轻度减少。

从脑脊液中分离出病毒是确诊病毒性脑膜炎的金标准。所有引起脑膜炎的病毒大部分可从脑脊液中发现,但从脑脊液中分离病毒的成功与否因致病病毒的性质而变化很大,如流行性腮腺炎病毒、单纯疱疹病毒分离容易,而脊髓灰质炎病毒则分离困难。另外,病毒分离需时较长,一般用作回顾性研究,临床应用价值不大。由于病毒血症出现在脑膜炎起病之前,因而从血液中分离出病毒的可能性极小。

脑电图检查基本正常,部分见散在慢波,当病情好转时异常的脑电图也逐渐恢复正常。

六、诊断及鉴别诊断

病毒性脑膜炎的诊断主要依靠临床表现和脑脊液化验检查,患者多呈急性起病,出现以脑膜刺激症状为主的临床表现,脑脊液检查淋巴细胞轻至中度增多,排除其他疾病后可做出本病的临床诊断。确诊须从脑脊液中分离出病毒或 PCR 检查的结果阳性。绝大多数病毒性脑膜炎实际上没有必要做出确切病原诊断,因为大多为良性自限性病程,治疗上只需对症治疗,不需要应用抗生素。如果需要明确病原学诊断,可以从脑脊液分离病毒或检出 IgM 抗体或病毒抗原。

病毒性脑膜炎必须鉴别的情况有细菌性脑膜炎的早期,治疗不完全的细菌性脑膜炎、蛛网膜下隙出血、其他原因的无菌性脑膜炎、结核性脑膜炎、真菌性脑膜炎、寄生虫脑膜炎、胶原疾病等。

七、治疗

病毒性脑膜炎是一种良性、自限性疾病,多于病后数天内开始恢复,数周内完全康复,一般不需特殊抗病毒制剂治疗。大多病毒引起的脑膜炎缺乏特异性治疗,主要针对病情改变给予相应营养支持及对症治疗。包括:①维持水电解质酸碱平衡和提供均衡营养。②控制体温。③防止高热,若出现过度兴奋、躁动及惊厥者可予镇静剂及安神药物。④对于高度怀疑单纯疱疹病毒和水痘带状疱疹病毒感染者,可以应用无环鸟苷治疗。对前者剂量为 15mg/(kg·d),对后者为 30mg/(kg·d),分 3 次给药,间隔 8 小时静脉滴注,疗程 10～14d。

八、预后

病毒性脑膜炎预后良好,通常 10～14 天内恢复,为自限性疾病。脑脊液异常可持续 2 周左右,极少留有后遗症。免疫力差者、出现抽搐发作者、合并脑组织受损者预后较差。

第六节　结核性脑膜炎

一、概述

结核性脑膜炎(TMB)是由结核杆菌引起的脑膜非化脓性炎症。常继发于粟粒结核或其他脏器结核病变。除肺结核外,骨骼关节结核和泌尿生殖系统结核常是血源播散的根源。部分病例也可由于脑实质内或脑膜内的结核病灶液化溃破,使大量结核杆菌进入蛛网膜下隙所致。此外,脑附近组织如中耳、乳突、颈椎、颅骨等结核病灶,亦可直接蔓延,侵犯脑膜,但较为少见。

既往以小儿多见,常为肺原发综合征血源播散的结果或全身性结核的一部分。成年发病率占半数以上,以青年发病率较高,但也可见于老年。有结核病史者在儿童中约为55%,在成人中仅为8%~12%。在发展中国家,由于人口流通和居住、营养条件等问题,结核病仍然多见。而且耐药性发生、AIDS发生结核性脑膜炎,故中枢神经系统的结核仍然应该引起重视。

二、病因及发病机制

结核性脑膜炎大部分由人型结核杆菌引起,粟粒性肺结核、淋巴结核、骨结核病灶在感染初期形成结核性菌血症,结核杆菌经血行播散进入颅内,在脑膜内种植形成结核结节,结节破溃后,其中的结核菌大量地蔓延到软脑膜、蛛网膜以及脑室的室管膜而发病。也有部分患者是由于结核菌从颅骨或椎骨结核病灶直接破溃进入颅内或椎管内。成人患者往往难以找到原发病灶。

结核结节所在部位与中枢神经系统感染后的症状有关。如病灶位于大脑表面或室管膜处,结核结节破裂后细菌播散至蛛网膜下隙或脑室系统可引起脑膜炎。如病灶位于脑实质深部或脊髓膜,则容易形成中枢神经系统结核瘤,一般不会形成脓肿。

三、病理

结核性脑膜炎可出现脑膜脑炎、脑积水和脑血管炎等病理改变。

1.脑膜脑炎

镜下病理可出现渗出、变性及增生等表现,在不同时期往往有一种或两种病理变化占优势。由于重力作用,结核杆菌侵犯脑膜后以脑底部为主要的感染部位。急性期表现为弥散性炎性渗出、浑浊充血和形成粟粒状结核结节。脑基底部的脚间池、环池、视交叉池、侧裂池,以及脑底动脉环处积聚大量的黏稠的灰黄色纤维蛋白渗出物,渗出物含淋巴细胞、单核细胞和丰富的蛋白质,脑膜增厚粘连,包绕颅神经和脑底部的血管。可出现第Ⅲ、Ⅵ、Ⅶ对脑神经受损。视交叉部粘连可导致视盘水肿,甚至导致视神经萎缩。亚急性期和慢性期出现肉芽组织增生和干酪样坏死,渗出、变性及增生沿软脑膜扩散,侵入脑实质、室管膜、脊膜和脊髓。干酪样坏死进一步形成干酪纤维病变,脑膜极度增厚。

2.脑积水

结核性脑膜炎常发生急性脑积水。初期由于脉络膜充血及室管膜炎而致脑脊液生成增加;后期由于脑膜炎症粘连,使脑蛛网膜粒及其他表浅部的血管间隙、神经根周围间隙脑脊液回吸收功能障碍;这两种情况,可致交通性脑积水。浓稠炎性渗出物积聚于小脑延髓池或堵塞大脑导水管或第四脑室诸孔,可致阻塞性脑积水。脑室内积液过多可使脑室扩大,脑实质受挤压而萎缩变薄。

3.结核性脑血管炎

为中、小动脉的闭塞性动脉炎,血管内膜增厚,管腔狭窄,血栓形成引起供血区的脑梗死,以大脑中动脉受累为主。脑膜炎症的同时脑实质的浅层也有炎性病变,出现不同程度的脑水肿和脑肿胀、大量炎性渗出物。脑表面见多处大小不一的干酪样结节,静脉瘀血。

结核性脑膜炎出现以脑膜为主的广泛炎症改变,大脑皮质、脑血管、脊髓、脊髓膜和脑神经均可受累。由于病变的广泛性,临床症状也多样化。

四、临床表现

1.典型结核性脑膜炎的临床表现

(1)前驱期(早期):一般1~2周,起病缓慢,在原有结核病基础上,出现性情改变,如烦躁、易怒、好哭,或精神倦怠、呆滞、嗜睡或睡眠不宁,两眼凝视,食欲缺乏、消瘦,并有低热、便秘或不明原因的反复呕吐。年长儿可自诉头痛,初可为间歇性,后持续性头痛。婴幼儿表现为皱眉、以手击头、啼哭等。

(2)脑膜刺激期(中期):一般1~2周,主要为脑膜炎及颅内压增高表现。低热,头痛加剧可呈持续性。呕吐频繁、常呈喷射状,可有感觉过敏,逐渐出现嗜睡、意识障碍。典型脑膜刺激征多见于年长儿,婴儿主要表现为前囟饱满或膨隆、腹壁反射消失、腱反射亢进。若病情继续发展,则进入昏迷状态,可有惊厥发作。此期常出现颅神经受累症状,最常见为面神经、动眼神经及外展神经的瘫痪,多为单侧受累,表现为鼻唇沟消失、眼睑下垂、眼外斜、复视及瞳孔散大。眼底检查可见视神经炎、视乳突水肿,脉络膜可偶见结核结节。

(3)晚期(昏迷期):一般1~2周,意识障碍加重,反复惊厥,进入昏睡甚至昏迷状态,瞳孔散大,对光反射消失、呼吸节律不整,甚至出现潮式呼吸或呼吸暂停。常有代谢性酸中毒、脑性失铁钠综合征、低钾积压症等,水、电解质代谢紊乱。最后体温可升至40℃以上,终因呼吸循环衰竭而死亡。

2.非典型结核性脑膜炎

(1)较大儿结核性脑膜炎多因脑实质隐匿病灶突然破溃,大量结核菌侵入脑脊液引起脑膜的急骤反应。起病急,可突然发热、抽搐,脑膜刺激征明显,肺及其他部位可无明显的结核病灶,易误诊为化脓性脑膜炎。

(2)有时表现为颅内压持续增高征象,低热、进行性头痛、逐渐加剧的喷射呕吐。可见视神经盘水肿及动眼、外展、面神经受累症状,易被误诊为脑脓肿或脑肿瘤。

(3)因中耳、乳突结核扩散所致者,往往以发热、耳痛、呕吐起病,易误诊为急性中耳炎,出现脑膜刺激征时易误诊为中耳炎合并化脑,如出现局限性神经系统定位体征,则易误诊为脑脓肿。

(4)6个月以下的小婴儿,全身血行播散性结核时,可继发结核性脑膜炎,或同时发生结核性脑膜炎,发热、肝脾淋巴结肿大,可伴有皮疹。

五、辅助检查

(一)常规实验室检查

周围血常规检查白细胞正常或轻度增多,红细胞沉降率轻中度增快,部分血电解质提示低钠、低氯。由于亚临床感染广泛存在,结核菌素试验多为阳性,在结核不再流行的国家和地区,结核菌素试验阳性对诊断结核感染并不可靠,阴性结果也不能作为排除结核性脑膜炎指标。

(二)脑脊液检查

1.常规检查

脑脊液检查对结核性脑膜炎的诊断极其重要,在应用抗生素之前必须行腰椎穿刺检查。但结核性脑膜炎的脑脊液变化并不典型。通常脑脊液压力增高,最高可达400mmH$_2$O以上,成人占50%,儿童为40%~75%。常规情况下腰椎穿刺脑脊液压力测定能客观地反映颅内压,但需注意以下两种情况:一是因颅内压明显增高,脑脊液流出过快而发生脑疝;二是蛛网膜炎脑脊液流通不畅,腰椎穿刺压力正常或下降,不能完全反映颅内压。

脑脊液外观无色透明或浑浊呈毛玻璃状,如合并严重血管炎,可出现血性脑脊液,放置数小时后可见蜘蛛网样白色纤维薄膜形成,是结核性脑膜炎最具有特征性的表现,直接涂片染色可找到结核杆菌,但阳性率很低。

白细胞数增高,在(10~500)×10⁶/L,少数超过 1000×10⁶/L;细胞种类可以多变,在疾病早期或严重病例则可能为中性粒细胞占多数,其后很快以淋巴细胞为主,并持续数周,但脑脊液结核菌量大、杀菌后脑膜对结核菌裂解产物反应强烈时,多核粒细胞亦可占优势,容易误诊为化脓性脑膜炎。

蛋白含量增高,多数在 3.0g/L 以下。晚期有椎管梗阻者超过 3.0g/L。葡萄糖含量降低至 2.2mmol/L 以下(同时测血糖对照)。糖和氯化物的降低比其他性质的脑膜炎明显,可作为典型的结核性脑膜炎表现。抗结核药物治疗后,脑脊液细胞数下降和糖含量恢复较快;蛋白含量受脑脊液循环通畅与否的影响,可能下降很慢,或持续不变,或有所增高。乳酸盐的增高对结核性脑膜炎的诊断也有重要价值。

2.特殊检查

(1)微生物学检查:抗酸染色法涂片找到结核杆菌及脑脊液培养出结核杆菌是结核性脑膜炎的金指标。但抗酸染色法涂片敏感性差,结核菌检出率很低。改良后使用高速离心沉渣厚涂片法可提高检出率。反复多次送检和增加涂片次数也可提高检出率。脑脊液结核杆菌培养在诊断上起决定性作用,但这项检查受菌量、菌活力和实验环境影响,阳性率低(1/10),而且对培养基的营养要求高,生长缓慢(耗时长),容易受抗结核治疗的影响,在实验室诊断上不作为首选。

脑脊液噬菌体裂解法可显著提高检出率,其原理为分枝杆菌噬菌体能感染活的分枝杆菌,并在菌体内迅速增生,菌体裂解后释放出子代噬菌体,又可感染随后加入的指示细胞(也是一种分枝杆菌),并使指示细胞裂解,在培养板上出现噬菌斑。根据噬菌斑的有无,即可确定待检标本中是否含有相应的活的分枝杆菌。其优点是仅对结核分枝杆菌敏感,灵敏度显著高于涂片及培养,特异性可达 98%以上。此方法快速、简便、易操作、24h 出结果,但对临床脑脊液结核分枝杆菌的检出情况的报告较少。

(2)免疫学及分子生物学检查:常用的免疫学检查方法为补体结合试验、酶联免疫吸附试验等检测脑脊液中特异性 IgG 或 IgM 抗体,不但有较高的敏感性和特异性,还可快速为诊断提供依据。但细菌、真菌抗原成分与分枝杆菌容易出现抗体交叉反应,临床上有较多假阳性,仅作参考。

分子生物学检查方法中聚合酶链反应(PCR)检测脑脊液中 DNA 片断的扩增方法已广泛应用在临床,还有核酸指纹技术、核酸探针技术和核酸扩增杂交技术等发展,不但将检测时间缩短,敏感性及阳性率也极大提高,但对实验室质量控制要求非常严格,否则会使假阳性率显著增高。

(三)影像学检查

1.胸片及头颅 X 线片

怀疑结核性脑膜炎患者应常规行胸片检查,提供脑外肺结核或胸膜结核的诊断证据。头颅 X 线片如发现颅内数毫米到数厘米松散的球形钙化,常提示中枢神经系统结核的可能。

2.头颅 CT

头颅 CT 平扫和增强扫描是结核性脑膜炎的重要诊断手段,有其特征改变如下。①脑实质粟粒性结核灶的 CT 表现:在结核性脑膜炎早期,细菌血行播散至脑组织形成小的粟粒样肉芽肿,脑实质广泛、散在等密度或高密度的粟粒状结节。增强见强化点状小病灶。②渗出物的 CT 表现:结核纤维素渗出、粘连、增厚,肉芽组织增生和干酪样坏死,使脑池模糊不清并稍致密、脑半球表面呈线状或粗毛刺状强化;基底池可完全闭塞,甚至钙化,出现梗阻性或交通性脑积水。③结核结节、结核瘤和结核性脑脓肿的传统表现:显示单发或多发的结节状、盘状、环状或薄包膜状强化病灶,可有高密度钙化点,0.5~2.0cm,呈不规则团块状或串珠状融合;周围不规则低密度水肿区,若感染严重可出现全脑水肿表现。④血管炎所致脑梗死常在大脑中动脉穿支供血区域。⑤少数出现脊髓蛛网膜下隙闭塞或囊肿形成,脊髓受压;脊髓血管受累出现脊髓软化坏死,空洞形成。

3.头颅 MRI

MRI 对脑部结核病变的显示率较 CT 敏感:①能显示早期或较小的病变,对于结核性脑膜炎具有诊断意义的基底池和大脑凸面的脑膜、侧裂池渗出物较敏感,表现为 T_1WI 低信号和 T_2WI 高信号,强化后比 CT 明显。②对于视交叉、脑干及其周围、颞叶、基底核区、丘脑和脑室周围深部的脑白质等部位的病变,特别对于脑梗死或出血性脑梗死的显示有明显的优势。③能真实反映病变的形态、大小及水肿范围,对软组织分辨率高,有利于显示结核瘤及结核性脑脓肿。④对结核性脑膜炎抗结核治疗效果的早期判断很有价值,特别针对后颅凹病变和微小的结核结节较为敏感。在脑脊液改善之前,病灶的高信号即开始减轻。

六、诊断及鉴别诊断

(一)诊断

根据患者有结核病史或结核病接触史,身体其他部位有结核病灶,出现脑膜刺激征和脑脊液改变的典型病例诊断并不困难。但结核性脑膜炎往往因症状不典型而难以明确诊断。正确的诊断取决于对结核性脑膜炎病理生理发展过程及特点的充分认识,对临床表现、实验室检查和影像学检查的正确评价,以及对中枢神经系统以外结核病灶的取证。

当脑脊液白细胞总数中度增高($<500\times10^6/L$),且以淋巴细胞为主,脑脊液糖和氯化物含量降低,脑脊液蛋白中度增高即符合结核性脑膜炎的诊断。不系统或不合理的治疗使临床表现或脑脊液改变不典型将增加诊断难度。如何做到早期诊断一直是临床难题之一。对有低热、盗汗等结核中毒症状,同时具有脑膜刺激征者,应首先考虑到本病,需反复多次腰椎穿刺进行脑脊液检查以便确诊。应注意排查是否有神经系统以外结核病史及接触史。头颅 CT 平扫及增强扫描或头颅 MRI 检查对结核性脑膜炎的诊断意义重大。对高度怀疑结核性脑膜炎但一时无法确诊的患者,可进行试验性抗结核治疗,治疗过程中严密观察临床表现及动态监测脑脊液变化。

(二)鉴别诊断

结核性脑膜炎的临床表现复杂,症状也无特异性,在诊断过程中需与其他感染性脑膜炎,尤其是病毒性脑膜炎、化脓性脑膜炎、隐球菌性脑膜炎,以及癌性脑膜炎进行鉴别。脑脊液的特征性改变对于常见脑膜炎的鉴别具有重要意义。

1.病毒性脑膜炎

早期结核性脑膜炎的临床表现和脑脊液常规改变与病毒性脑膜炎极其相似,都会出现头痛、发热、脑膜刺激征等,但病毒性脑膜炎一般出现低热,头痛多不剧烈,有轻度或中度脑膜刺激征,脑脊液淋巴细胞数轻度升高。脑脊液乳酸正常,C反应蛋白正常,乳酸脱氢酶正常或略高。而结核性脑膜炎临床症状更严重,实验室指标的异常更加明显。为了不延误治疗,有时可抗结核和抗病毒治疗同时进行,在悉心观察中寻找诊断证据。病毒感染有自限性特征,4周左右病情明显好转或痊愈,而结核性脑膜炎病程迁延,短期治疗不易改善。

2.化脓性脑膜炎

急性重症结核性脑膜炎无论临床表现或实验室检查均须与化脓性脑膜炎鉴别,特别当脑脊液细胞总数>1000×10^6/L、分类以多形核粒细胞占优势时。化脓性脑膜炎发病急、高热、寒战。

脑脊液浑浊,白细胞增多,以中性粒细胞为主,糖含量较结核性脑炎更低。脑脊液涂片革兰染色或脑脊液培养可发现致病菌。但化脓性脑膜炎对治疗反应良好,病情在较短时间内迅速好转。应注意结核性脑膜炎与化脓性脑膜炎二者的混合感染,一开始脑脊液浑浊,以化脓性脑膜炎为主,治疗后脑脊液转清亮,细胞数下降,但仍压力增高、糖持续性降低、蛋白增高,则应高度警惕结核性脑膜炎。

3.隐球菌性脑膜炎

结核性脑膜炎与隐球菌性脑膜炎的临床表现和脑脊液改变酷似,故鉴别诊断最为困难,两种脑膜炎均可表现为急性暴发性临床过程,脑脊液常规、生化改变亦极为相似。隐球菌性脑膜炎头痛、呕吐呈渐进性加剧。脑膜刺激征相对较轻,与头痛的程度常不平行,且少有颅神经损害。

脑脊液糖含量显著降低,氯化物轻度降低。墨汁染色和培养可见发亮的圆形酵母菌为确诊隐球菌性脑膜炎的指征。临床上重要的是坚持不懈地寻找细菌学证据(结核菌和隐球菌),以便做出正确诊断。若临床可疑结核性脑膜炎,需积极抗结核治疗,但未发现明确隐球菌感染证据,不可贸然进行抗真菌治疗。

七、治疗

对结核性脑膜炎应早期诊断,尽快治疗。遵循早期给药、合理选药、联合用药、适量全程规律用药的原则,选用有杀菌、抑菌作用,且易通过血脑屏障的一线药物进行治疗。目的在于迅速杀灭细菌,避免耐药菌株的产生,提高疗效,减少用药剂量,缩短疗程,减轻药物的不良反应。所用抗结核药物有异烟肼(H)、链霉素(S)、利福平(R)、吡嗪酰胺(Z)、乙胺丁醇(E)等。异烟肼和吡嗪酰胺是自由通过血脑屏障的杀菌药;利福平和链霉素是部分通过血脑屏障的杀菌药;乙胺丁醇是部分通过血脑屏障的抑菌药,抗菌作用与链霉素类似,不良反应比链霉素少,可以替代链霉素组成化疗方案。

（一）结核性脑膜炎的给药方案

1.初治的结核性脑膜炎

多选用 3HRZS(E)/9HRE 或 3HRZS(E)/6HRE/9HR 的 12～18 个月化疗方案。

2.重症结核性脑膜炎

可采用 4HRZS(E)/8HRE/12HR 的 24 个月化疗方案。

3.重症的结核性脑膜炎、合并脑外结核

尤其是全身血行结核应选用 6HRZSE/18HRE 化疗方案治疗。

4.晚期顽固性或慢性结核性脑膜炎，或合并椎管梗阻

在上述方案的基础上可加用异烟肼和激素鞘内注射。

5.其他

儿童因视神经毒性作用而不选择乙胺丁醇，孕妇因胎儿位听神经的影响而不选用链霉素。化疗时间采用短疗程（6～8 个月）或"标准"疗程（12～18 个月）。

有研究提示，结核性脑膜炎治疗的强化期延长为 4～6 个月，总疗程延长为 18～24 个月的疗程的复发率为零；强化期应住院治疗，待症状基本消失、脑脊液接近正常后，可出院继续治疗，必须全程督导化疗，定期复查到治愈为止。

（二）结核性脑膜炎的一线治疗药物

1.异烟肼（INH）

杀菌药，早期杀菌作用最强，异烟肼易透过血脑屏障，因此是治疗结核性脑膜炎的首选药物，抗菌机制与抑制结核菌中分枝菌酸的生物合成有关。强化期应静脉给药。INH 大部分以原形或代谢产物从肾脏排出，小部分经肝脏代谢。主要毒性反应是肝损害、周围神经炎、精神异常和癫痫。若单项血清转氨酶（ALT）轻度升高而无黄疸等明显肝损害症状，可继续用药；一旦出现明显肝损害表现则应减量或停药。成人用量 $10\sim15mg/(kg\cdot d)$，常规 600～900mg/d，儿童 $15\sim30mg/(kg\cdot d)$，静脉滴注，3 个月后减量口服。为了防止或治疗本药所致的周围神经炎，须同时服用维生素 B_6，每天 100mg。考虑到维生素 B_6 与 INH 相互竞争对疗效的影响，用药时间需分开。

2.利福平（RFP）

杀菌药，不易透过血脑屏障，只有部分通过炎性血脑屏障，尽管脑脊液药物浓度是血中的 10%～20%，但已超过最低抑菌浓度。抗菌机制是特异性抑制细菌 DNA 依赖性 RNA 多聚酶的活性，阻止 mRNA 的合成。主要在肝内代谢，自胆汁排泄。主要不良反应为肝肾功能损害、胃肠道反应、流行性感冒样综合征，及白细胞、血小板减少。RFP 与 INH 联合使用可增加肝损害，必要时减量或停药。成人 450～600mg/d，儿童 $10\sim20mg/(kg\cdot d)$，空腹顿服。异烟肼和利福平合用能防止耐药性的出现，具有一定协同作用。

3.吡嗪酰胺（PZA）

半杀菌药，干扰细菌内的脱氢酶，阻碍细菌对氧的利用。对急性炎症区、干酪病灶及巨噬细胞内相对酸性环境中生长缓慢的结核菌有特殊杀菌作用，能自由通过血脑屏障。不良反应主要是药疹、胃肠功能紊乱和肝损害，因影响尿酸排泄而致高尿酸关节损害。成人用量为20～30mg/(kg·d)，常规 1.5g/d，儿童 $10\sim20mg/(kg\cdot d)$，顿服。

4.乙胺丁醇(EMB)

抑菌药,部分通过血脑屏障,脑脊液中浓度是血液浓度 10%～50%。抑菌机制为与结核菌内二价离子络合,干扰 RNA 的合成。主要经肾脏排泄,肾功能不全时易蓄积中毒,应适当减量。主要的不良反应是视神经炎,需定期检查视觉灵敏度和红绿色辨别力,一旦发生视神经损害即刻停药。成人 600～750mg/d。

5.链霉素(SM)

半杀菌药,脑膜炎症时才容易通过血脑屏障发挥抗菌作用。脑脊液是血中浓度的 20%。不良反应是肾小管损害和位听神经损害。成人 0.75～1.0g/d,连续 2 个月,以后改为隔日 1 次或每周 2 次,总量为 90g。

(三)结核性脑膜炎复发的治疗

通常将治疗初发结核病的化疗方案称为结核病的一线化疗方案,复发治疗为二线化疗方案。复诊患者根据既往用药史和药敏试验结果,选择敏感药物。一般选择对氨基水杨酸异烟肼、丙硫异烟胺、左氧氟沙星、阿米卡星等。

(四)肾上腺皮质激素的应用

抗结核药物与肾上腺皮质激素并用已成为治疗结核性脑膜炎的常规方法。作用机制:①降低毛细血管壁和细胞膜的通透性,减少渗出及炎性反应,减少脑膜的渗出和脑水肿,促进脑膜和脑实质炎症的消散与吸收,防止纤维组织增生,缓解中毒症状,恢复受损的血脑屏障,改善结核性脑膜炎患者的脑膜刺激征,降低颅内压。②通过抗纤维组织增生作用,减少继发性脑动脉内膜炎、多脑神经炎和脊神经根炎,抑制炎症反应,减少结核性渗出物,降低脑脊液循环通路梗阻的发生率。③减轻Ⅳ型变态反应,抑制结缔组织增生,减少粘连及瘢痕形成。

抗结核药使用同时配合适当的激素治疗,不仅能提高结核性脑膜炎的疗效,对结核性脑膜炎后遗症的发生也有一定程度的预防作用。激素必须与有效抗结核药物同时应用,剂量和疗程要适中,需要应用的病例越早用越好。

使用建议如下。①适用对象:中毒症状明显,持续高热不退者;有蛛网膜下隙阻塞者;有各种神经系统缺损症状者;颅内压增高者。②为尽量避免肾上腺皮质功能减退,选用起效快、作用强、电解质影响小、对脑水肿明显疗效的激素,一般主张使用泼尼松 30mg/d,最大剂量不超过 45mg/d,泼尼松龙 1.5～2mg/(kg·d),地塞米松比泼尼松强 5 倍,剂量为其 1/5;上午 8 时一次顿服,昏迷、呕吐或脑脊液蛋白明显增高患者静脉滴注。地塞米松 5～10mg/d 静脉滴注或泼尼松龙 100mg/d,一般应用 6～8w,病情好转后减量以至停药。病情严重者可增加剂量。③临床症状好转,脑膜刺激症状明显缓解,脑脊液检查提示明显好转后,开始递减用量。④激素治疗时间不宜过长,用量不宜过大,激素减量过程中须仔细观察病情变化,若在病情已好转的基础上突然出现体温升高、头痛加剧、脑脊液所见相应恶化等,考虑是否激素"反跳"现象或者合并其他感染,要进行脑脊液复查。若为前者要加大激素用量,若为后者要合并抗菌药物治疗。

(五)颅内高压的处理

对并发高颅压、脑水肿、脑积水,甚至脑疝患者,需积极处理,抢救生命。药物方面需选用脱水利尿药物,常用有甘露醇、甘油果糖、人血清蛋白或血浆、呋塞米、乙酰唑胺等。急性期高颅压及进行性顽固性、难治性高颅压、脑积水者,当使用上述脱水疗法仍不能起效,需考虑脑脊液引流减压法,包括经腰蛛网膜下隙引流法和经侧脑室引流法。经腰蛛网膜下隙引流法引流脑脊液时应注意缓慢、适量的原则,一般以末压降 $100\sim150mmH_2O$ 为宜,每次放脑脊液 $8\sim30mL$,引流脑脊液次数根据病情及疗效而定:急性者每周 $1\sim2$ 次,慢性者每周 $2\sim3$ 次。

经侧脑室引流法引流量为每天 $100\sim350mL$,平均 $200mL$,留置时间为 72h 以内,高颅压未缓解、无感染征象最长可留置 7d,高颅压缓解后夹闭 24h,观察颅压无增高再决定是否拔管。一旦出现脑疝先兆,脑室穿刺可作为抢救手段。

(六)改善循环、促进脑代谢药物的应用

结核性炎症刺激可引起脑动脉痉挛或结核性动脉炎,使脑动脉狭窄或闭塞而发生脑梗死。为积极改善脑血循环,纠正代谢紊乱,促进脑功能恢复,防止和减少脑损害产生后遗症,可应用改善循环、扩张脑血管药,如尼莫地平、前列腺素 E 等,酌情应用降压药物。可应用脑代谢活化剂,如胞磷胆碱、三磷腺苷、辅酶 A 等。也可用各种 B 族维生素药物以改善神经系统代谢。

(七)对症治疗

高热和抽搐会消耗大量的氧,使脑组织缺氧更加严重,从而加剧脑水肿,增高颅内压。对高热者进行物理降温,对抽搐患者可用镇静剂、抗惊厥剂。加强营养以保证足够的热量。

八、预后

本病预后好坏主要决定于治疗的早晚及其神志状态,有神志障碍者,病死率明显升高。另外,幼儿病死率亦较高。

我国自普遍推广接种卡介苗和大力开展结核病防治以来,本病的发病率较过去明显下降。并且由于诊断方法的改进、化疗方案的发展和不断完善,结核性脑膜炎的预后大为改善。早期合理治疗,可以完全治愈。如诊断不及时,治疗不合理,或患儿年龄太小、病变太严重等,仍有较高($15\%\sim36\%$)的病死率。在治疗随访过程中,发现复发病例,再行合理治疗,仍可改善预后。

第四章　心内科疾病

第一节　急性心肌梗死

一、定义

急性心肌梗死是持久而严重的心肌急性缺血所引起的部分心肌坏死,伴有心功能障碍,临床上产生胸痛和组织坏死的全身反应、心肌急性损伤与坏死的心电图进行性演变和心肌酶水平升高,常并发急性循环衰竭和严重心律失常。

二、病理解剖

冠状动脉的闭塞或高度狭窄是心肌梗死的最常见原因,心肌梗死的部位和范围主要取决于冠状动脉的病损部分和供血范围。动脉粥样硬化斑块的形成是冠状动脉狭窄的主要原因,急性心肌梗死是在粥样硬化斑块的基础上产生了斑块破裂、出血和继发血栓形成使冠状动脉急性闭塞所致。

冠状动脉共有 3 支,即前降支(LAD)、左回旋支(LCX)和右冠状动脉(RCA)。任何一支冠脉发生急性闭塞都会产生相应部位的急性心肌梗死。冠状动脉前降支主要分布在前纵沟两侧的左右心室前壁、近心尖区的膈面和室间隔的前 2/3 区,故前降支的上 1/3 区域内的闭塞主要产生左室前壁、心尖部及室间隔前部的梗死,而中 1/3 区域内的闭塞主要引起心尖部的梗死,但是病理检查常可发现近前纵沟部右室前壁心肌梗死;回旋支主要分布于左心室的后壁和侧壁,因此该支动脉的闭塞、梗死发生于左室侧壁,并根据回旋支的发达程度,可累及不同范围的左室后壁及室间隔后部;右冠状动脉主要分布于右心室的前壁、侧壁、后壁和室间隔的后部,有时还分布到后纵沟旁的左室后壁,因此,右冠状动脉的闭塞引起右室前壁、右室后壁、后纵沟旁的左室后壁和室间隔后部的梗死。心房的梗死很少见。乳头肌是否受累取决于该乳头肌起始部心壁血液供应的病损程度。窦房结动脉在 2/3 的人起源于右冠状动脉,1/3 的起源于左回旋动脉;房室结动脉供应房室结和房室束的血液,约 90% 的起自右冠状动脉,10% 的起自左回旋动脉。这两个动脉分支的血流受阻可以引起心律失常。此外,梗死周围区的心肌缺血也可以引起心律失常。

在心肌梗死的最初 1~2 天无明显的大体形态变化,以后则出现典型的贫血性梗死形态,病变区的心肌呈灰白或浅黄色,干燥无光泽,与周围非梗死心肌间分界不清且不规则,梗死与非梗死心肌又互相掺杂,坏死累及心包时引起无菌性纤维素性心包炎。心内膜被累及时可由于心内膜的炎性反应诱发心室腔内心肌梗死部位的血栓形成,脱落的血栓可致动脉栓塞。在显微镜下,急性心肌梗死发生后 6 小时出现明显的病理改变,早期可见心肌细胞肿胀,嗜酸性增强,空泡变性,核溶解,横纹消失,并聚集成块,最后发生坏死崩解。间质内水肿,继而有白细胞浸润。随着电子显微镜和细胞学技术的应用发现:缺血数分钟心肌细胞即可有细胞内水肿、糖原颗粒减少及线粒体肿胀,但是作为心肌收缩装置的肌原纤维在心肌细胞死亡相当时间后才有病理形态的变化。不可逆损伤的心肌细胞受到再灌注或再给氧,会加速出现凝固性坏死和膜结构的破坏。随着病变的发展,心肌梗死部位中性多形核粒细胞与吞噬细胞增多,而坏死组织逐渐被溶解吸收,肉芽组织从梗死周围区长入,由于心肌细胞的再生能力极差,梗死最后被纤维瘢痕所代替,心肌梗死即进入愈合期。

心肌梗死的愈合时间随着梗死范围的大小而异,一般需要5～8周,心肌梗死部位在心腔内压力的影响下逐渐伸展,心壁变薄,局部膨出,形成室壁瘤,瘤体腔内常可见附壁血栓。急性期梗死区的心室壁向外膨出,称为急性室壁瘤。急性室壁瘤常随心脏的舒缩呈反常或反向运动。严重的急性透壁性心肌梗死有时可以引起心脏破裂,使血液急剧充盈到心包腔内发生心脏压塞。心肌梗死也有室间隔穿孔或乳头肌断裂而致二尖瓣脱垂或关闭不全者。

三、临床表现

(一)先兆

突然发生或出现较以往更剧烈而频繁的心绞痛,心绞痛持续时间较以往长,诱因不明显,硝酸甘油疗效差,心绞痛发作时伴有恶心、呕吐、大汗、心动过缓、急性心功能不全、严重心律失常或血压有较大波动等,都可能是心肌梗死的先兆(梗死前心绞痛)。如此时心电图示 ST 段一时性明显抬高或压低,T 波倒置或增高,更应警惕近期内发生心肌梗死的可能。及时积极治疗,有可能使部分患者避免发生心肌梗死。也有少数患者起病隐袭,症状轻微,可无疼痛。

(二)症状

随梗死面积的大小、部位、发展速度和原来心脏的功能情况,特别是曾否有过陈旧性心肌梗死等而轻重不同。

1.疼痛

疼痛是最先出现的症状,疼痛部位和性质与心绞痛相同,但常发生于安静或睡眠时,即使在劳力后发生者,经安静休息或含服硝酸甘油,也不能缓解,疼痛程度较重,范围较广,持续时间可长达数小时或数天,或暂时减轻后又加剧并更为持久,患者常烦躁不安、出汗、恐惧,有濒死之感。疼痛部位大多数累及胸骨后,甚至包括整个心前区,在我国 1/6～1/3 的患者疼痛的性质及部位不典型;如位于上腹部,常被误认为胃溃疡穿孔或急性胰腺炎等急腹症;位于下颌或颈部,常被误认为骨关节病。疼痛的性质和程度,可带有心绞痛时那种紧闷和压迫感,但大多数更为剧烈,呈压榨感,难以忍受,常常需要使用麻醉性强镇痛药才能减轻。部分患者无疼痛,多为糖尿病患者或老年人,一开始即表现为休克或急性心力衰竭;少数患者在整个过程中都无疼痛或其他症状,而事后才发现得过心肌梗死。

2.全身症状

全身症状主要是发热,伴有白细胞增多和红细胞沉降增快等非特异性全身反应,由坏死物质吸收所引起。一般在疼痛发生后 24～48 小时出现,程度与梗死范围常呈正相关,体温一般在 38℃上下,很少超过 39℃,持续 1 周左右。发热延长至 1 周以上或一度消退后重新出现,或体温特别高者,应怀疑有无并发感染,少数延长或再度出现的发热可由新的心肌梗死、栓塞的并发症或梗死后综合征引起。

3.胃肠道症状

胃肠道症状常出现在发病早期，特别是当疼痛剧烈时，1/3 的患者伴有恶心、呕吐和上腹胀痛，可能是急性心肌病变引起迷走神经对胃肠道反射性作用的结果。肠胀气也不少见。

4.低血压和休克

疼痛期血压下降常见，可持续数周后再上升，且常不能恢复以往的水平，未必是休克。如疼痛缓解而收缩压低于 10.6kPa(80mmHg)，患者烦躁不安、面色苍白、皮肤湿冷、脉细而快、大汗淋漓、尿量减少、神志迟钝，甚至昏厥者则为休克的表现。

5.心力衰竭

主要是急性左心衰竭，可在起病最初数日内发生或在疼痛、休克好转阶段出现。发生率为 20%～48%，为梗死后心脏收缩力显著减弱和顺应性降低所致。患者出现呼吸困难、咳嗽、发绀、烦躁等，严重者可发生肺水肿或进而发生右心衰竭的表现，出现颈静脉怒张、肝肿痛和水肿等。右心室心肌梗死者，一开始即可出现右心衰竭的表现。

(三)体征

急性心肌梗死时心脏体征可在正常范围内，体征异常者大多数无特异性。心脏可有轻至中度增大，其中一部分与以往的心肌梗死或高血压影响有关；心率可增快，也可减慢；在前壁心肌梗死的早期，可能在心尖处和胸骨左缘之间扪及迟缓的收缩期膨出，是由心室壁反常运动所致，常在数天或数周内消失；心尖部扪及额外的收缩期前向外冲动，伴有听诊第四心音，与左心室顺应性减弱有关；第三心音奔马律反应左室舒张中期压和舒张期容积增高，常表示有左心室衰竭；第 1、2 心音多减轻；10%～20% 的病例在发病第 2、3 天出现心包摩擦音，说明有反应性纤维蛋白性心包炎，一般不伴有明显的心包积液；有乳头肌功能障碍引起二尖瓣关闭不全时出现心尖部的收缩期杂音；右心室梗死较重者可见颈静脉膨胀，深吸气时更为明显。

四、诊断

(一)临床要点

心肌梗死的诊断主要依靠症状、心电图和心肌酶的测定。在急性期有显著的胸痛伴有休克或心力衰竭症状者，诊断比较容易。疼痛性质与部位典型而持续半小时以上，经休息和使用硝酸甘油后不能缓解者，随后出现体温升高、血白细胞计数增高、血沉加速，特别是血清酶增高，而无其他胸痛的明确原因，即使心电图变化不典型，也可做出急性心肌梗死的诊断。也有不少病例疼痛不剧烈，甚至无疼痛，故有原因不明的胸闷、休克、胸痛，伴有恶心、呕吐，或出现心力衰竭而无其他原因的心脏病证据者，都应进行心电图检查及血清酶学测定。

急性心肌梗死的诊断标准：必须至少具备下列 3 条标准中的 2 条。

(1)缺血性胸痛的临床病史。

(2)心电图的动态演变。

(3)心肌坏死的血清心肌标志物浓度的动态改变。

部分心肌梗死患者心电图不表现 ST 段抬高，而表现为其他非诊断性心电图改变，常见于老年人及有心肌梗死病史的患者，因此血清心肌标志物浓度的测定对诊断心肌梗死有重要价值。在应用心电图诊断急性心肌梗死时应注意到超急性期 T 波改变、后壁心肌梗死、右室梗死及非典型心肌梗死的心电图表现，伴有左束支传导阻滞时，心电图诊断心肌梗死困难，需进一步检查确立诊断。

(二)心电图

1.早期超急性损伤期

急性损伤区传导阻滞;梗死导联的 R 波上升速度缓慢;弓背向上的 ST 段急剧抬高;T 波高尖。

2.急性充分发展区

从第一期的单向 QRS-T 曲线变为三相曲线,出现病理性 Q 波,ST 段由水平型或弓背型抬高渐回至等电位线,出现一系列 T 波演变(倒置→倒置最深→变浅或平坦或直立)。在早期超急性损伤期过渡到充分发展期之前,抬高的 ST 段和高大的 T 波可恢复常态,暂时呈"正常"的伪性改善。

3.慢性稳定期

陈旧梗死期各种表现。

(三)心肌坏死的生化标志物

1.心肌酶

心肌组织受急性缺血性损伤时,从坏死组织释放的各种酶,可以使这些酶在血清中的含量增高。所以反应心肌组织坏死,血清酶的升高特异性高,诊断价值大。

(1)肌酸磷酸激酶(CPK):CPK 有三种同工酶,CPK-BB、CPK-MB 和 CPK-MM。其中 CPK-MB 为心肌特有,诊断急性心肌梗死特异性和敏感性高,一直是诊断心肌梗死的标准标志物。根据 CPK-MB 定量有助于推算梗死范围和判断预后。

(2)血清谷草转氨酶(SGOT):SGOT 为心脏非特异性酶,如 SGOT/SGPT>1,可与急性肝损伤鉴别。

(3)乳酸脱氢酶(LDH):LDH 有五种同工酶,LDH_1、LDH_2、LDH_3、LDH_4、LDH_5,LDH_1 在心肌中含量最高,当 $LDH_1 \geqslant LDH_2$ 时对急性心肌梗死有诊断价值。

2.心肌肌钙蛋白

肌钙蛋白复合物包括 3 个亚单位:肌钙蛋白 T(TnT)、肌钙蛋白 I(TnI)和肌钙蛋白 C(TnC)。TnT 和 TnI 从具有心肌特异的基因获取,因此,心肌肌钙蛋白专指心肌特异的 cTnT 或 cTnI。心肌肌钙蛋白作为生化标志物为检测细胞坏死提供了一个高度敏感和特异的方法,早期释放到细胞溶质池,后期释放到结构池。早在症状发作后 2~4 小时在血液中可检测到肌钙蛋白,但是肌钙蛋白的升高也可以延迟到 8~12 小时,持续时间 5~14 天。

(四)放射性核素检查

可以用于急性心肌梗死的检查有以下 3 种。

1.^{201}铊灌注显像

发病早期休息时 201 铊显像可见灌注缺损,较大或多处缺损表明心肌损害面广,有预后意义。由急性缺血而未坏死的心肌造成的缺损可于 3 小时后重分布。持续缺损也可由陈旧梗死所引起。

2.^{99m}锝焦磷酸盐显影

急性梗死的心肌可摄取 ^{99m}锝焦磷酸盐而显影,有助于诊断。

3.放射性核素心脏造影

显示心室壁局部运动障碍及测定射血分数,以估计左右心室功能。

(五)其他实验室检查

1.儿茶酚胺增高

发病几小时内血浆儿茶酚胺(主要是去甲肾上腺素)含量增高,尿中的排泄量也增多。原无糖尿病的患者可在急性心肌梗死最初几天发生血糖过高和糖尿,可能是由于体内肾上腺素和皮质激素暂时性分泌增多所致。发病最初两天血浆游离脂肪酸的浓度也增高。

2.血白细胞增多

白细胞增多常与体温升高平行发展,多从发病后 $1\sim2$ 天增高至 $10\times10^9\sim20\times10^9/L$,中性粒细胞 $75\%\sim90\%$,持续 $3\sim7$ 天。血液嗜伊红细胞的绝对计数常于起病后数小时即显著降低,持续 $2\sim6$ 天,与肾上腺皮质激素分泌增高有关。

3.红细胞沉降率

梗死后 $2\sim3$ 天开始增高,$2\sim3$ 周恢复正常。

(六)超声心动图

可以显示心室壁局部运动障碍及测定射血分数,也可以检测出心脏破裂后急性心包积血、室间隔穿孔、乳头肌断裂后所致急性二尖瓣关闭不全。

(七)诊断性心导管检查

冠状动脉造影可以提供详细的解剖信息,确定预后并为最佳治疗提供方向。冠状动脉造影与左心室造影结合,还可以确定整个心室和某一部分心室的功能。血流动力学不稳定的患者,放置主动脉内气囊反搏术的同时行冠状动脉造影。

五、鉴别诊断

1.心绞痛

与急性心肌梗死比较,疼痛性质轻,持续时间短,舌下含服硝酸甘油效果好。无发热,无血清心肌酶及心电图的动态演变。

自发性心绞痛发作持续 $5\sim10$ 分钟以上或反复发作者,心电图可有暂时性的 ST 段和 T 波的改变,但无异常 Q 波,应密切观察心电图、心肌酶的测定,以除外急性心肌梗死,特别是非穿壁性心肌梗死。

2.急性心包炎

(1)在胸痛的同时或以前有发热及血白细胞增高,在发病当天甚至数小时内出现心包摩擦音,但无休克现象。

(2)疼痛在咳嗽或深呼吸后加重,坐位前倾时减轻。

(3)心电图除 aVR 外其他多数导联 ST 段呈弓背向下抬高,T 波倒置,但无 Q 波。

(4)血清心肌酶一般无明显增高。

3.肺动脉栓塞

(1)肺动脉栓塞常引起胸痛伴有咳血、呼吸困难及休克,但发热、血白细胞增高多在 24 小时内出现。

(2)右室负荷增加的表现:P2 亢进、肝大、颈静脉怒张等。

（3）心电图Ⅰ导联 S 波加深，Ⅲ导联 Q 波显著心前区导联过渡区左移，右胸导联上 T 波倒置，即呈现 $S_I Q_{III} T_{III}$ 改变。

（4）静脉注射[131]碘标记的血清蛋白后，肺扫描可显示血供中断所引起的空白区。

4.主动脉夹层动脉瘤

（1）疼痛一开始即达到高峰，常放射至背、肋、腹、腰、下肢。

（2）可出现上肢血压、脉搏不对称，有时出现主动脉关闭不全的体征。

（3）心电图上无急性心肌梗死特异性改变。

（4）超声心动图、胸片及核磁、强化 CT 扫描有助于诊断。

六、治疗

（一）院前急救

院前急救的任务是帮助急性心肌梗死患者安全、迅速地转运到医院，以便尽早开始再灌注治疗；重点是缩短患者就诊延误的时间和院前检查、处理、转运所需的时间。

帮助已有心脏病或有急性心肌梗死高危因素的患者提高识别急性心肌梗死的能力，一旦发病立即采取以下急救措施：①停止任何主动活动和运动，卧床休息。②立即舌下含服硝酸甘油片（0.5mg），每 5 分钟可重复使用。若含服硝酸甘油 3 片仍无效则应拨打急救电话，由急救中心派出配备有专业医护人员、急救药品和除颤器等设备的救护车，将其运送到附近能提供24 小时心脏急救的医院。

医护人员根据患者的病史、查体和心电图结果做出初步诊断和急救处理，给予心电图和血压监测、舌下含服硝酸甘油、吸氧、建立静脉通道和使用急救药物，必要时给予除颤治疗和心肺复苏。识别急性心肌梗死的高危患者，如有低血压<13.3kPa（100mmHg）、心动过速>100次/min 或有休克、肺水肿体征等。

急性心肌梗死患者被送达医院急诊室后，医师应迅速完成病史采集、临床检查和记录 1 份18 导联心电图以明确诊断。对 ST 段抬高的急性心肌梗死患者，在 30 分钟内收住冠心病监护病房开始溶栓，或在 90 分钟内开始行急诊 PTCA 治疗。在典型临床表现和心电图 ST 段抬高已能确诊为急性心肌梗死时，绝不能因等待血清心肌标志物检查结果而延误再灌注治疗的时间。

（二）ST 段抬高型急性心肌梗死的治疗

1.一般治疗

（1）监测：持续心电、血压和血氧饱和度监测，及时发现和处理心律失常、血流动力学异常和低氧血症。

（2）卧床休息：可降低心肌耗氧量，减少心肌损害。对血流动力学稳定且无并发症的急性心肌梗死患者一般卧床休息 1～3 天，对病情不稳定及高危患者卧床时间应适当延长。

（3）饮食和通便：急性心肌梗死患者需禁食至胸痛消失，然后给予流质、半流质饮食，逐步过渡到普通饮食。所有急性心肌梗死患者均应使用缓泻剂，以防止便秘时排便用力导致心脏破裂或引起心律失常、心力衰竭。

（4）建立静脉通道：保持给药途径畅通。

（5）镇痛：急性心肌梗死时，剧烈胸痛使患者交感神经过度兴奋，产生心动过速、血压升高和心肌收缩功能增强,从而增加心肌耗氧量,并易诱发快速性室性心律失常,应迅速给予有效镇痛剂,可给予吗啡 5~10mg 皮下或肌内注射,必要时 1~2 小时后重复 1 次。不良反应有恶心、呕吐、低血压和呼吸抑制。故原则上以用较小剂量和较少次数为宜,疼痛减轻后停用。需要时可以短期服用镇静药。疼痛较轻者不必常规使用麻醉性镇痛剂。

(6)吸氧:急性心肌梗死患者初起即使无并发症,也应给予鼻导管吸氧,以纠正因肺淤血和肺通气/血流比例失调所致的中度缺氧。在严重左心衰竭、肺水肿合并有机械并发症的患者,多伴有严重低氧血症,需面罩加压给氧或气管插管并机械通气。

(7)硝酸甘油:急性心肌梗死患者只要无禁忌证通常使用硝酸甘油静脉滴注 24~48 小时。硝酸酯类药物可以扩张冠状动脉,同时扩张周围静脉,减少心脏的静脉回流,也可以一定程度地扩张周围动脉。血压偏低并有大量出汗或呕吐而疑有血容量不足者,在未明确血流动力学情况前不宜使用。下壁伴右室梗死时,因更易出现低血压,也应慎用硝酸甘油。

(8)β受体阻滞剂:急性心肌梗死早期疼痛伴有心跳快、血压升高而无心力衰竭证据者,即可应用β受体阻滞剂。有急性肺水肿、重度心衰、Ⅱ度或高度房室传导阻滞或严重心动过缓者禁用。

(9)其他治疗:纠正水、电解质及酸碱平衡失调。

2.灌注治疗

1)溶栓治疗

(1)溶栓治疗的适应证:①持续胸痛>1/2 小时,含服硝酸甘油症状不能缓解,2 个或 2 个以上相邻导联 ST 段抬高(胸导联≥0.2mV、肢体导联≥0.1mV),或提示急性心肌梗死病史伴左束支传导阻滞(影响 ST 段分析),起病时间<12 小时,年龄<75 岁(ACC/AHA 指南列为Ⅰ类适应证)。对于前壁心肌梗死、低血压(收缩压<13.3kPa)或心率增快(>100 次/min)患者治疗意义更大。②ST 段抬高,年龄>75 岁。对这类患者,无论是否溶栓治疗,死亡的危险性均很大(ACC/AHA 指南列为Ⅱa 类适应证)。③ST 段抬高,发病时间 12~24 小时,溶栓治疗效果不大,但在有进行性缺血性胸痛和广泛 ST 段抬高并经过选择的患者,仍可考虑溶栓治疗(ACC/AHA 指南列为Ⅱb 类适应证)。④高危心肌梗死,就诊时收缩压>24kPa(180mmHg)和(或)舒张压>14.6kPa(110mmHg),这类患者颅内出血的危险性较大,应认真权衡溶栓治疗的益处与出血性卒中的危险性。对这些患者首先应镇痛、降低血压(如应用硝酸甘油静脉滴注、β受体阻滞剂等),将血压降至 20/12kPa(150/90mmHg)时再行溶栓治疗,但是否能降低颅内出血的危险尚未得到证实。对这类患者若有条件应考虑直接 PTCA 或支架置入术(ACC/AHA 指南列为Ⅱb 类适应证)。虽有 ST 段抬高,但起病时间超过 24 小时,缺血性胸痛已消失者或仅有 ST 段压低者不主张溶栓治疗(ACC/AHA 指南列为Ⅱ类适应证)。

(2)溶栓治疗的禁忌证:①绝对禁忌证。既往任何时间发生过出血性脑卒中,1 年内发生过缺血性脑卒中或脑血管事件(包括 TIA);颅内肿瘤;近期(14 天内)活动性内脏出血(月经除外);可疑主动脉夹层;入院时严重且未控制的高血压>24/14.6kPa(180/110mmHg)或慢性严重高血压病史;感染性心内膜炎;近期(2~4 周)创伤史,包括头部外伤、创伤性心肺复苏或较长时间(>10 分钟)的心肺复苏;近期(<3 周)外科大手术;近期(<2 周)在不能压迫部位的大血管穿刺;曾使用链激酶(尤其 5 天至 2 年内使用者)或对其有变态反应的患者,不能重复使用

链激酶;妊娠;活动性、消化性溃疡;严重的肝、肾功能障碍及进展性疾病,如恶性肿瘤;糖尿病合并视网膜病变者;二尖瓣病变并有心房纤颤,且高度怀疑左心室腔内有血栓者;出血性疾病,或有出血倾向者。②相对禁忌证。血小板计数<10×10⁹/L;体质过度衰弱者;患者已服用华法林类药物,但凝血酶原时间延长不超过正常值3秒。

（3）治疗步骤:溶栓前查血常规、血小板计数、出凝血时间及血型,配血备用。即刻服用阿司匹林300mg,进行溶栓治疗,以后每天服用阿司匹林300mg,3天后改服100mg。

（4）溶栓剂的使用方法:①尿激酶。剂量为3万U/kg,建议剂量为150万U左右,于30分钟内静脉滴注,配合肝素皮下注射7500～10000U,每12小时1次,或低分子量肝素皮下注射,每天2次。②链激酶或重组链激酶。建议150万U于1小时内静脉滴注,配合肝素皮下注射7500～10000U,每12小时1次,或低分子量肝素皮下注射,每天2次。注意事项为链激酶具有抗原性,因此给药前需静脉给予地塞米松3～5mg或氢化可的松50mg,以免发生变态反应。③重组组织型纤溶酶原激活剂（rt-PA）。国外较为普遍的用法为加速给药方案（即gusto方案）,首先静脉注射15mg,继之在30分钟内静脉滴注0.75mg/kg（不超过50mg）,再在60分钟内静脉滴注0.5mg/kg（不超过35mg）。给药前静脉注射肝素5000U,继之以1000U/h的速率静脉滴注,以APTT结果调整肝素给药剂量,使APTT维持在60～80秒。鉴于东西方人群凝血活性可能存在差异以及我国脑出血发生率高于西方人群,我国进行的临床试验证实,应用50mg rt-PA（8mg静脉注射,42mg在90分钟内静脉滴注,配合肝素静脉应用,方法同上）,也能取得较好疗效,出血需要输血及脑出血发生率与尿激酶无显著差异。

（5）冠脉再通的临床表现为直接指征:冠脉造影观察血管再通情况,依据TIMI分级,达到Ⅱ、Ⅲ级者表明血管再通。

TIMI分级:0级,无灌注或梗死区远端无血流。Ⅰ级,造影剂部分通过阻塞区,但和梗死有关的冠脉中充盈不完全。Ⅱ级,部分灌注,造影剂能充盈整段远端冠脉,但造影剂通过或清除的速度较完全正常的冠脉慢。Ⅲ级,完全灌注,造影剂充盈和清除速度均正常。

间接指征:a.胸痛自输入溶栓剂后2小时内缓解。b.输入溶栓剂2小时内心电图抬高的ST段迅速回落>50%。c.输入溶栓剂2小时内出现短暂的加速性室性自主心律,房室或束支传导阻滞突然消失。d.血清CPK-MB酶峰提前到发病14小时内。具备上述4项中2项或以上者考虑再通,但是a和c组合不能判定为再通。

6）并发症。①轻度出血:皮肤、黏膜、肉眼及显微镜下血尿、血痰、小量咳血、呕血等（穿刺或注射部位少量瘀斑不作为并发症）。②重度出血:大量咯血或消化道大出血,腹膜后出血等引起出血性低血压状态或休克,需要输血者。③危及生命部位的出血:颅内、脊髓、纵隔内或心包出血。

2）冠状动脉介入治疗（PCI）

（1）直接冠状动脉介入治疗:①在ST段抬高和新出现或怀疑新出现左束支传导阻滞的急性心肌梗死患者,直接PTCA可作为溶栓治疗的替代治疗,但直接PTCA必须由有经验的术者和相关医务人员于发病12小时内或虽超过12小时但缺血症状仍持续存在时,对梗死相关动脉进行PCI（ACC/AHA指南列为Ⅰ类适应证）。②急性ST段抬高/Q波心肌梗死或新出现左束支传导阻滞的急性心肌梗死并发心源性休克患者,年龄<75岁,急性心肌梗死发病在

36小时内,并且血运重建术可在休克发生18小时内完成者,应首选直接PCI治疗(ACC/AHA指南列为Ⅰ类适应证)。③适宜再灌注治疗而有溶栓治疗禁忌证者,直接PCI可作为一种再灌注治疗手段(ACC/AHAⅡa类适应证)。④急性心肌梗死患者非ST段抬高,但梗死相关动脉严重狭窄、血流减慢(TIMI血流≤2级),如可在发病12小时内完成,可考虑进行PCI(ACC/AHA指南列为Ⅱb类适应证)。

注意事项:在急性心肌梗死急性期不应对非梗死相关动脉行选择性PCI。发病12小时以上或已接受溶栓治疗且已无心肌缺血证据者,不应进行PCI。直接PCI必须避免时间延误,否则不能达到理想效果,治疗的重点仍应放在早期溶栓。

(2)补救性PCI:对溶栓治疗未再通的患者使用PCI恢复前向血流即为补救性PCI。其目的在于尽早开通梗死相关动脉,挽救缺血但仍存活的心肌,从而改善生存率和心功能。

建议对溶栓治疗后仍有明显胸痛、ST段抬高无显著回落、临床提示未再通者,应尽快进行急诊冠脉造影。若TIMI血流0~2级,应立即行补救性PCI,使梗死相关动脉再通。尤其对发病12小时内、广泛前壁心肌梗死、再次梗死及血流动力学不稳定的高危患者意义更大。

(3)溶栓治疗再通者PCI的选择:对溶栓治疗成功的患者不主张立即行PCI。建议对溶栓治疗成功的患者,若无缺血复发,应在7~10天后进行择期冠脉造影,若病变适宜可行PCI。

3)外科旁路手术

左心室收缩功能障碍的高危患者、糖尿病患者、2支血管病变伴左前降支严重狭窄或3支血管严重狭窄或左主干病变的患者均应考虑做紧急旁路手术(CABG)。

用CABG实现再灌注的优点:不仅能解除与梗死有关的血流阻断,还可以同时纠正其他冠脉的严重狭窄引起的心肌缺血,也适用于少数非血栓性闭塞的梗死部位冠脉。

3.药物治疗

(1)硝酸酯类药物:硝酸甘油能降低心肌需氧量,同时增加心肌氧供。硝酸甘油是一种依赖内皮细胞的血管扩张剂,对周围动脉和冠状动脉都有扩张作用。硝酸甘油通过扩张容量血管(即静脉床),增加静脉血聚积,降低心肌前负荷,因而减轻决定心肌氧耗的心室室壁张力。硝酸甘油对动脉系统还有轻度作用,可以减少收缩期室壁张力(后负荷),从而进一步降低心肌氧耗。硝酸甘油可以扩张大的冠状动脉以及促进侧支循环血流,使冠状动脉血流重新分布到缺血区域。

常用的硝酸酯类药物包括硝酸甘油、硝酸异山梨酯和5-单硝山梨醇酯。

急性心肌梗死患者使用硝酸酯可轻度降低病死率,急性心肌梗死早期通常给予硝酸甘油静脉滴注24~48小时。对急性心肌梗死伴再发性心肌缺血、充血性心力衰竭或需处理的高血压患者更为适宜。静脉滴注硝酸甘油应从低剂量开始,即$10\mu g/min$,可酌情逐渐增加剂量,每5~10分钟增加5~10μg,直至症状控制、血压正常者动脉收缩压降低1.33kPa(10mmHg)或高血压患者动脉收缩压降低4.00kPa(30mmHg)为有效治疗剂量。在静脉滴注过程中如果出现明显心率加快或收缩压≤12kPa(90mmHg),应减慢滴注速度或暂停使用。静脉滴注硝酸甘油的最高剂量不超过100ug/min,过高剂量可增加低血压的危险,对急性心肌梗死患者不利。硝酸甘油持续静脉滴注的时限为24~48小时,开始24小时一般不会产生耐药性,后24小时若硝酸甘油的疗效减弱或消失可增加滴注剂量。静脉滴注二硝基异山梨酯的剂量范围为

$2\sim7mg/h$,开始剂量 $30\mu g/min$,观察 30 分钟以上,如无不良反应可逐渐加量。静脉用药后可使用口服制剂(如硝酸异山梨酯或 5-单硝山梨醇酯等)继续治疗。硝酸酯类药物的不良反应有头痛、反射性心动过速和低血压等。该药的禁忌证为急性心肌梗死合并低血压,收缩压≤$12kPa(90mmHg)$或心动过速,心率＞100 次/min,下壁伴右室梗死时即使无低血压也应慎用。

(2)抗血小板治疗:冠状动脉内斑块破裂诱发局部血栓形成是导致急性心肌梗死的主要原因。在急性血栓形成中血小板活化起着十分重要的作用,抗血小板治疗已成为急性心肌梗死的常规治疗,溶栓前即应使用。阿司匹林和噻氯匹定或氯吡格雷是临床上常用的抗血小板药物。

阿司匹林:阿司匹林通过不可逆地抑制血小板内的环氧化酶-1 防止血栓烷 A_2 形成,达到抑制血小板聚集的作用。急性心肌梗死的急性期,阿司匹林使用剂量应在 $150\sim300mg/d$ 之间,首次服用时应选择水溶性阿司匹林或肠溶阿司匹林,嚼服,以达到迅速吸收的目的。3 天后改为小剂量 $50\sim150mg/d$ 维持。阿司匹林禁忌证包括不能耐受和变态反应(主要表现为哮喘)、活动性出血、血友病、活动性视网膜出血、严重未经治疗的高血压、活动性消化性溃疡或其他严重胃肠道或生殖泌尿系出血。

噻氯匹定和氯吡格雷:噻氯匹定和氯吡格雷是二磷酸腺苷受体拮抗剂,主要抑制二磷酸腺苷诱导的血小板聚集。噻氯匹定和氯吡格雷对血小板的作用不可逆,但是如果不使用负荷剂量则需要数天才能达到最大作用,使用负荷剂量可以缩短达到抗血小板治疗有效水平的时间。二磷酸腺苷受体拮抗剂和阿司匹林的作用机制不同,联合使用可以提高疗效。

①噻氯匹定口服 $24\sim48$ 小时起作用,$3\sim5$ 天达高峰。开始服用的剂量为 250mg,每天 2 次,$1\sim2$ 周后改为 250mg,每天 1 次维持。该药起作用慢,不适合急需抗血小板治疗的临床情况(如急性心肌梗死溶栓前),多用于对阿司匹林过敏或禁忌的患者或者与阿司匹林联合用于置入支架的急性心肌梗死患者。该药的主要不良反应是中性粒细胞及血小板减少,应用时需注意经常检查血常规,一旦出现上述不良反应应立即停药。②氯吡格雷是新型二磷酸腺苷受体拮抗剂,其化学结构与噻氯匹定十分相似,由于比噻氯匹定起效迅速,尤其是在给予负荷剂量后,并且更安全,因此优先使用。初始剂量 300mg,以后剂量 75mg/d 维持。

(3)抗凝治疗:凝血酶是使纤维蛋白原转变为纤维蛋白最终形成血栓的关键环节,因此抑制凝血酶至关重要。

普通肝素:普通肝素通过加速激活循环血液中抗凝血酶而显示其抗凝作用。抗凝血酶是一种蛋白分解酶,可以使因子Ⅱa、因子Ⅸa 和因子Ⅹa 失活。它可以预防血栓形成,但是不能溶解已经存在的血栓。在药代动力学上存在严重缺陷,与蛋白和细胞呈非特异结合,结果导致生物利用度差,并且在患者中的抗凝反应有明显差异。肝素作为对抗凝血酶的药物在临床应用最普遍。对于 ST 段抬高的急性心肌梗死,肝素作为溶栓治疗的辅助用药;对于非 ST 段抬高的急性心肌梗死,静脉滴注肝素为常规治疗。一般使用方法是先静脉推注 5000U 冲击量,继之以 1000U/h 维持静脉滴注,每 $4\sim6$ 小时测定 1 次部分活化的凝血酶原时间(APTT)或活化的凝血时间(ACT),以便于及时调整肝素剂量,保持其凝血时间延长至对照的 $1.5\sim2.5$ 倍。静脉肝素一般使用时间为 $48\sim72$ 小时,以后可改用皮下注射 7500U,每 12 小时 1 次,注射 $2\sim3$ 天。如果存在体循环血栓形成的倾向,如左心室有附壁血栓形成/心房颤动或有静脉血栓栓塞史的患者,静脉肝素治疗时间可适当延长或改口服抗凝药物。肝素作为急性心肌梗死溶栓治疗的辅助治疗,随溶栓制剂不同用法亦有不同。rt-PA 为选择性溶栓剂,半衰期短,对全身纤维蛋白原影响较小,血栓溶解后仍有再次血栓形成的可能,故需要与充分抗凝治疗相结合。溶栓前先静脉注射肝素 5000U 冲击量,继之以 1000U/h 维持静脉滴注 48 小时,根据 APTT 或 ACT 调整肝素剂量(方法同上)。48 小时后改用皮下肝素 7500U,每天 2 次,治疗 2～3 天。尿激酶和链激酶均为非选择性溶栓剂,对全身凝血系统影响很大,包括消耗因子 V 和 I,大量降解纤维蛋白原,因此溶栓期间不需要充分抗凝治疗,溶栓后 6 小时开始测定 APTT,待 APTT 恢复到对照时间 2 倍以内时(约 70 秒)开始给予皮下肝素治疗。对于因就诊晚、已失去溶栓治疗机会、临床未显示有自发再通情况,或虽经溶栓治疗临床判断梗死相关血管未能再通的患者,肝素静脉滴注治疗是否有利并无充分证据,相反,对于大面积前壁心肌梗死的患者有增加心脏破裂的倾向。在此情况下,以采用皮下注射肝素治疗较为稳妥。

低分子量肝素:与普通肝素比较,低分子量肝素的主要优点有与血浆蛋白和内皮细胞结合减少,清除呈剂量依赖性并且半衰期长,每天 1～2 次皮下注射就可以获得持续的抗凝作用。而且,低分子肝素对血小板的刺激作用不如普通肝素,较少发生肝素诱导的血小板减少性紫癜。所以具有应用方便、不需监测凝血时间、出血并发症低等优点,在初期稳定时期可用低分子量肝素代替普通肝素。由于普通肝素的抗凝作用比低分子肝素容易中和,因此,在 24 小时之内可能接受 CABG 的患者优先使用普通肝素。

(4)β 受体阻滞剂:β 受体阻滞剂竞争性地阻断细胞膜上 β 受体的儿茶酚胺作用,通过抑制儿茶酚胺的作用降低心肌收缩力、窦房结频率和房室传导速度,可以减慢心率,减弱心肌收缩力和对胸痛、劳累以及其他刺激的反应,还能降低体循环收缩压,所有这些作用可以减少心肌耗氧量,对改善缺血区的氧供需失衡、缩小心肌梗死面积、降低急性期病死率有肯定疗效。减慢心率还可以延长舒张间期,这是影响冠脉血流和侧支血流的一个主要因素。在无该药禁忌证的情况下应及早常规应用。常用的 β 受体阻滞剂为美托洛尔,常用剂量为 25～50mg,每天 2 次或 3 次;阿替洛尔,6.25～25mg,每天 2 次。用药时需严密观察,使用剂量必须个体化。在较急的情况下,如前壁急性心肌梗死尤其合并心动过速或高血压者,β 受体阻滞剂亦可静脉使用,美托洛尔静脉注射剂量为 5mg/次,间隔 5 分钟后可再给予 1～2 次,继续口服剂量维持。

β 受体阻滞剂治疗的禁忌证:① 心率 < 60 次/min。② 动脉收缩压 < 13.3kPa(100mmHg)。③中重度左心衰竭(≥killipⅢ级或 S;奔马律)。④PR 间期>0.24 秒,Ⅱ、Ⅲ度房室传导阻滞而没有起搏器保护。⑤严重慢性阻塞性肺部疾病或哮喘。⑥末梢循环灌注不良。相对禁忌证:①哮喘病史。②周围血管疾病。③胰岛素依赖糖尿病。④抑郁症。

(5)肾素-血管紧张素-醛固酮系统抑制剂:血管紧张素转换酶抑制剂主要作用机制是通过影响心肌重塑、减轻心室过度扩张而减少充盈性心力衰竭的发生率和病死率。急性心肌梗死早期使用血管紧张素转换酶抑制剂能降低病死率,尤其是前 6 周的病死率降低最显著,而前壁心肌梗死伴有左心室功能不全的患者获益最大。在无禁忌证的情况下,溶栓治疗后血压稳定即可开始使用。血管紧张素转换酶抑制剂使用的剂量和时限应视患者情况而定,一般来说,急性心肌梗死早期应从低剂量开始逐渐增加剂量,例如初始给予卡托普利 6.25mg 作为试验剂量,一天内可加至 12.5mg 或 25mg,次日加至 12.5～25mg,每天 2 次或每天 3 次。对于 4～6

周后无并发症和无左心室功能障碍的急性心肌梗死患者,可停服血管紧张素转换酶抑制剂;若是前壁心肌梗死合并左心功能不全,治疗期应延长。

血管紧张素转换酶抑制剂的禁忌证:①心肌梗死急性期动脉收缩压<12kPa(90mmHg)。②临床出现严重肾衰竭(血肌酐>265μmol/L)。③有双侧肾动脉狭窄病史者。④对血管紧张素转换酶抑制剂过敏者。⑤妊娠、哺乳妇女等。

在合并左心室收缩功能不全和(或)心力衰竭的心肌梗死患者,血管紧张素受体阻滞剂缬沙坦对于心肌梗死后心血管高危患者与卡托普利同样有效。

选择性醛固酮受体阻滞剂应用于心肌梗死合并左心室功能不全和心力衰竭或糖尿病的患者可以降低致残率和死亡率。

(6)钙拮抗剂:可以减少钙离子通过细胞膜内流,因而抑制心肌和血管平滑肌收缩。钙拮抗剂在急性心肌梗死治疗中不作为一线用药。临床试验研究显示,无论是急性心肌梗死早期或晚期、Q波或非Q波心肌梗死、是否合用β受体阻滞剂,给予速效硝苯地平均不能降低再梗死率和病死率,对部分患者甚至有害。因此,在急性心肌梗死常规治疗中钙拮抗剂被视为不宜使用的药物。

地尔硫䓬:对于无左心衰竭临床表现的非Q波急性心肌梗死患者,服用地尔硫䓬可以降低再梗死发生率,有一定的临床益处。急性心肌梗死并发心房颤动伴快速心室率,且无严重左心功能障碍的患者,可使用静脉地尔硫䓬,缓慢注射10mg(5分钟内),随之以 $5\sim15\mu g/(kg\cdot min)$ 维持静脉滴注;静脉滴注过程中需密切观察心率、血压的变化,如心率低于55次/min,应减少剂量或停用,静脉滴注时间不宜超过48小时。急性心肌梗死后频发梗死后心绞痛者以及对β受体阻滞剂禁忌的患者使用此药也可获益。对于急性心肌梗死合并左心室功能不全、房室传导阻滞、严重窦性心动过缓及低血压≤12kPa(90mmHg)者,该药为禁忌。

维拉帕米:在降低急性心肌梗死的病死率方面无益处,但对于不适合使用β受体阻滞剂者,若左心室功能尚好,无左心衰竭的证据,在急性心肌梗死数天后开始服用此药,可降低此类患者的死亡和再梗死复合终点的发生率。该药的禁忌证同地尔硫䓬。

4.并发症的处理

1)左心功能不全

(1)左心功能不全诊断:合并左心功能不全者必须迅速采集病史,完成体格检查、心电图、血气分析、X线胸片及有关生化检查,必要时做床旁超声心动图及漂浮导管血流动力学测定。血流动力学监测可为左心功能的评价提供可靠指征。当肺毛细血管楔压(PCWP)>2.4kPa(18mmHg)、心脏指数(CI)<2.5L/(min·m²)时表现为左心功能不全。PCWP>2.4kPa(18mmHg)、CI<2.2L/(min·m²)、收缩压<10.6kPa(80mmHg)时为心源性休克。当存在典型心源性休克时,CI<1.8L/(min·m²),PCWP>2.66kPa(20mmHg)。

漂浮导管血流动力学监测适应证:①严重或进行性充血性心力衰竭或肺水肿。②心源性休克或进行性低血压。③可疑的急性心肌梗死机械并发症,如室间隔穿孔、乳头肌断裂或心脏压塞。④低血压而无肺淤血,扩容治疗无效。

另外,脉搏指示连续心排出量技术(PiCCO):第一,经肺热稀释法可以测量心排血量(CO)、心功能指数(CI)、心脏前负荷(ITBV,GEDV)、血管外肺水(EVLW)、肺血管通透性

(PVPI)以及全心射血分数(GEF);第二,通过经肺热稀释法对动脉脉搏轮廓法进行初次校正后,可以连续监测脉搏轮廓心排血量(PCCO)、心率(HR)、每搏输出量(SV)、容量反应(PPV,SVV)、动脉压(AP)、全身血管阻力(SVR)、左心室收缩力指数(dPmax)。心排血量采用两种方式得到,在连续监测时通过动脉脉搏轮廓分析的方法得到,间断测量时通过经肺热稀释技术得到。PiCCO 的禁忌证:由于测量方式是有创的,因此如果患者的动脉置管部位不适合置管,不能使用;接受主动脉内球囊反搏治疗(IABP)的患者,不能使用 PiCCO 的脉搏轮廓分析方式进行监测。

(2)急性左心功能不全的处理。①适量利尿剂,KillipⅡ级(肺水肿)时静脉注射呋塞米(速尿)20mg。②静脉滴注硝酸甘油,由 10µg/min 开始,逐渐加量,直到收缩压下降 10%～15%,但不低于 12.0kPa(90mmHg)。③尽早口服 ACEI,急性期以短效 ACEI 为宜,小剂量开始,根据耐受情况逐渐加量。④肺水肿合并严重高血压是静脉滴注硝普钠的最佳适应证。小剂量(10µg/min)开始,根据血压逐渐加量并调整至合适剂量,作用常在给药 1～2 分钟内即出现,停药几分钟后消失。血管扩张剂可使小动脉和静脉扩张。静脉系统的扩张可减少回心血量,降低左室舒末压和左室舒末容积,减轻肺淤血和减小左室半径,扩张小动脉可降低左室射血阻力,提高心搏出量,增加组织灌注,也可使左室半径减小。以上作用不通过兴奋心肌收缩力而改善心脏功能,并能减小左室收缩期压力,从而降低左室壁张力(即后负荷),因此可以在改善组织血液灌注及缓解肺淤血的同时降低心肌耗氧量。对排血功能受损的心肌,周围阻力的降低比充盈压的提高,更能有效地增加心排量。在急性心肌梗死中,充盈压正常或偏低者在应用血管扩张剂后进一步减低,会使心搏量和血压降低,心肌血液灌注减少,缺血和梗死面积扩大。所以在血压正常或偏低者,即使有左心室衰竭的症状,最好在漂浮导管对血流动力学监测下应用血管扩张剂。⑤洋地黄制剂在急性心肌梗死发病 24 小时内使用有增加室性心律失常的危险,故不主张使用。在合并快速心房颤动时,可用毛花苷 C 或地高辛减慢心室率。在左室收缩功能不全、每搏量下降时,心率宜维持在 90～110 次/min,以维持适当的心排出量。洋地黄虽能缩小心力衰竭时扩大的心脏,降低室壁张力,但是对心肌加强收缩力的作用会增加氧耗量,静脉内给药还能引起冠状动脉收缩。⑥急性肺水肿伴严重低氧血症者可行机械通气治疗。

2)心源性休克

(1)心源性休克的诊断:临床上当肺淤血和低血压同时存在时可诊断心源性休克。急性心肌梗死时心源性休克 85% 由左心衰竭所致,但应与心脏压塞、升主动脉夹层伴主动脉瓣关闭不全或急性心肌梗死严重机械性并发症,如严重急性二尖瓣关闭不全和室间隔穿孔等导致的心源性休克鉴别。

急性心肌梗死合并低血压可能由低血容量引起。患者呕吐、出汗、应用硝酸甘油扩血管治疗,均可引起前负荷减低而发生低血压,但无呼吸困难和器官低灌注表现,这时可谨慎扩容治疗。对广泛大面积心梗或高龄患者应避免过度扩容以免诱发左心衰竭。急性下壁心肌梗死合并右室心梗时常见低血压,扩容治疗是关键。

(2)心源性休克的处理:①当发生严重的低血压时,应静脉滴注多巴胺 5～15µg/(kg·min),一旦血压升至 12kPa(90mmHg)以上,则可同时静脉滴注多巴酚丁胺[3～10µg/(kg·min)],以减少多巴胺用量。如血压不升,应使用大剂量多巴胺[≥15µg/(kg·min)],仍然无效时,也可静脉滴注去甲肾上腺素 $2\sim8\mu g/min$。应注意采用最小有效剂量。轻度低血压时,可将多巴胺或与多巴酚丁胺合用。对于血压能维持而肺充血、脉压很窄或有明显的灌注不足者,可试小剂量硝普钠与多巴胺或多巴酚丁胺合用。多巴酚丁胺有明显强心作用,其增加心率、收缩血管、引起异位心律的作用较小,但是缺乏多巴胺的扩张肾动脉的作用。②急性心肌梗死合并心源性休克时药物治疗不能改善预后,应使用主动脉内球囊反搏(IABP)。能减轻左心室排血阻力和后负荷的同时,改善冠状动脉及其他重要脏器的灌注。IABP 主要用途在于临时改善全身循环和冠状动脉灌注,为进一步治疗创造条件。IABP 对支持患者接受冠状动脉造影、PCI 或 CABG 均可起到重要作用。在升压药和 IABP 治疗的基础上,谨慎、少量应用血管扩张剂(如硝普钠)以减轻心脏前后负荷可能有用。③迅速使完全闭塞的梗死相关血管开通,恢复血流至关重要,这与住院期间的生存率密切相关。对急性心肌梗死合并心源性休克提倡机械再灌注治疗。

3)右室梗死和功能不全

急性下壁心梗中,近一半存在右室梗死,但有明确血流动力学改变的仅 $10\%\sim15\%$,下壁伴右室梗死者病死率大大增加。右胸导联(尤为 V4r)ST 段抬高 $\geqslant0.1mV$ 是右室梗死最特异的改变。下壁梗死时出现低血压、无肺部啰音、伴颈静脉充盈或 kussmaul 征(吸气时颈静脉充盈)是右室梗死的典型三联症。但临床上常因血容量减低而缺乏颈静脉充盈体征,主要表现为低血压。维持右心室前负荷为其主要处理原则。下壁心梗合并低血压时应避免使用硝酸酯和利尿剂,需积极扩容治疗,若补液 750mL 血压仍不回升,应静脉滴注正性肌力药多巴胺。在合并高度房室传导阻滞、对阿托品无反应时,应予以临时起搏以增加心排出量。右室梗死时也可出现左心功能不全引起的心源性休克,处理同左室梗死时的心源性休克。

4)并发心律失常的处理

首先应加强针对急性心肌梗死、心肌缺血的治疗。溶栓、血运重建术(急诊 PCI、CABG)、β 受体阻滞剂、IABP、纠正电解质紊乱等均可预防或减少心律失常发生。

(1)急性心肌梗死并发室上性快速心律失常的治疗。

房性期前收缩:与交感神经兴奋或心功能不全有关,本身不需特殊治疗。

阵发性室上性心动过速:伴快速心室率,必须积极处理。可维拉帕米、硫氮䓬酮或美托洛尔静脉用药。合并心力衰竭、低血压者可用直流电复律或心房起搏治疗。洋地黄制剂有效,但起效时间较慢。

心房扑动:少见且多为暂时性。

心房颤动:常见且与预后有关。

血流动力学不稳定的患者,如出现血压降低、脑供血不足、心绞痛或心力衰竭者需迅速做同步电复律。

血流动力学稳定的患者,以减慢心室率为首要治疗,无心功能不全、支气管痉挛或房室传导阻滞者,可静脉使用 β 受体阻滞剂(如美托洛尔)$2.5\sim5mg$,在 5 分钟内静脉注入,必要时可重复,15 分钟内总量不超过 15mg。同时监测心率、血压及心电图,如收缩压 $<13.3kPa$(100mmHg)或心率 <60 次/min,终止治疗。也可使用洋地黄制剂(如毛花苷)静脉注入,其起效时间较 β 受体阻滞剂静脉注射慢,但 $1\sim2$ 小时内可见心率减慢。心功能不全者应首选洋地

黄制剂。如治疗无效或禁忌且无心功能不全者,可静脉使用维拉帕米或硫氮卓酮。维拉帕米5～10mg(0.075～0.75mg/kg)缓慢静脉注射,必要时30分钟可重复;硫氮革酮静脉缓慢注入,然后静脉滴注。以上药物静脉注射时必须同时观察血压及心率。

胺碘酮对中止心房颤动、减慢心室率及复律后维持窦性心律均有价值,可静脉用药并随后口服治疗。

(2)急性心肌梗死并发室性快速心律失常的治疗。①心室颤动、持续性多形室性心动过速,立即非同步直流电复律,起始电能量200J,如不成功可给予300J重复。②持续性单形室性心动过速伴心绞痛、肺水肿、低血压<12kPa(90mmHg),应予以同步直流电复律,电能量同上。③持续性单形室性心动过速不伴上述情况,可首先给予药物治疗。如利多卡因50～100mg静脉注射,需要时每10分钟可重复,最大负荷剂量300mg,然后2～4mg/min维持静脉滴注,时间不宜超过24小时;或胺碘酮150mg于10分钟内静脉注入,必要时可重复,然后1mg/min静脉滴注6小时,再0.5mg/min维持滴注。④成对室性期前收缩、非持续性室速可严密观察或利多卡因治疗(使用不超过24小时)。⑤偶发室性期前收缩、加速的心室自主心律可严密观察,不做特殊处理。⑥急性心肌梗死、心肌缺血也可引起短阵多形室性心动过速,酷似尖端扭转型室性心动过速,但QT间期正常,可能与缺血引起的多环路折返机制有关,治疗方法同上,如利多卡因、胺碘酮等。

(3)缓慢性心律失常的治疗:窦性心动过缓见于30%～40%的急性心肌梗死患者中,尤其是下壁心肌梗死或右冠状动脉再灌注(bezold－jarsh反射)时。引起窦缓的原因是窦房结缺血或反射性迷走神经张力增高。心脏传导阻滞可见于6%～14%患者,常与住院病死率增高相关。处理原则如下。①无症状窦性心动过缓,可暂做观察,不予特殊处理。②症状性窦性心动过缓或交界性心动过缓:患者常有低血压或心衰,因心排量不足发生头晕或晕厥,末梢循环不好,心动过缓伴有心绞痛和(或)室性心律失常、心率显著过缓<50次/min等,可先用阿托品静脉注射治疗。阿托品剂量以0.5mg静脉注射开始,3～5分钟重复一次,至心率达60次/min左右。最大可用至2mg。剂量小于0.5mg,有时可引起迷走神经张力增高,心率减慢。阿托品剂量过大或应用次数过多可引起尿潴留、烦躁等不良反应。如无效,可试用异丙基肾上腺素小剂量滴注(1μg/min),一般用于有心力衰竭的病例,注意引起或增多室性异位心律。③Ⅱ度或Ⅲ度房室传导阻滞:发生于结区的Ⅱ度或Ⅲ度房室传导阻滞多见于下壁心肌梗死,心室率不很慢而且较为稳定。药物治疗可试用阿托品和糖皮质激素,在用阿托品过程中应注意Ⅱ度房室传导阻滞,有时随房率的增快而传导比例明显减少,以致心室率反而更慢,即停用。Ⅱ度或Ⅲ度房室传导阻滞心室率慢伴有低血压或心力衰竭而阿托品无效时,可改用异丙基肾上腺素小剂量滴注(1μg/min),有时可以改善。如无效则安装临时起搏器。发生于束支系统的Ⅱ度或Ⅲ度房室传导阻滞心室率常不稳定,易于突然停搏,应及早安置临时起搏器,安装前也可短暂使用小剂量异丙基肾上腺素。④出现下列情况,需行临时起搏治疗。a.Ⅲ度房室传导阻滞伴宽QRS波逸搏、心室停搏。b.症状性窦性心动过缓、反复发生的窦性停搏(>3秒)、Ⅱ度或Ⅲ度房室传导阻滞伴窄QRS波逸搏经阿托品治疗无效。c.双侧束支传导阻滞,包括交替性左、右束支阻滞或右束支传导阻滞伴交替性左前、左后分支阻滞。d.新发生的右束支传导阻滞伴左前或左后分支阻滞和新发生的左束支传导阻滞并发Ⅰ度房室传导阻滞。通常选择单导联的心室起搏,因其安装容易且可靠,但少数患者可能需要采用房室顺序起搏治疗。

5)机械性并发症

药物治疗病死率高。左室游离壁破裂引起急性心脏压塞时可突然死亡,故对亚急性左室游离壁破裂者应争取冠状动脉造影后行手术修补及血运重建术。室间隔穿孔伴血流动力学失代偿者宜在血管扩张剂和利尿剂治疗及 IABP 支持下,早期或急诊手术治疗。如室间隔穿孔较小,无充血性心力衰竭,血流动力学稳定,可保守治疗,6 周后择期手术。急性乳头肌断裂时突然发生左心衰竭和(或)低血压,主张血管扩张剂、利尿剂及 IABP 治疗,在血流动力学稳定的情况下急诊手术。因左室扩大或乳头肌功能不全引起的二尖瓣反流,应积极药物治疗心力衰竭,改善心肌缺血,并主张行血运重建术,以改善心脏功能和二尖瓣反流。

(三)非 ST 段抬高的急性心肌梗死的危险性分层及处理

1.非 ST 段抬高的急性心肌梗死的危险性分层

非 ST 段抬高的急性心肌梗死多表现为非 Q 波性急性心肌梗死,与 ST 段抬高的急性心肌梗死相比,梗死相关血管完全闭塞的发生率较低(20%～40%),但多支病变和陈旧性心梗发生率比 ST 段抬高者多见。在临床病史方面两者比较,糖尿病、高血压、心力衰竭和外周血管疾病在非 ST 段抬高的急性心肌梗死患者中更常见。

对非 ST 段抬高的急性心肌梗死进行危险性分层的主要目的,是为临床医师迅速做出治疗决策提供依据。

低危险组:无并发症、血流动力学稳定、不伴有反复缺血发作的患者。

中危险组:伴有持续性胸痛或心绞痛反复发作的患者。①不伴有心电图改变或 ST 段压低≤1mm。②ST 段压低>1mm。

高危险组:并发心源性休克、急性肺水肿或持续性低血压。

2.非 ST 段抬高的急性心肌梗死的药物治疗

约一半的急性心肌梗死患者有心肌坏死酶学证据,但心电图上表现为 ST 段压低而非抬高。患者的最初药物治疗除了避免大剂量溶栓治疗外,其他治疗与 ST 段抬高的患者相同。

(1)血小板膜糖蛋白Ⅱb/Ⅲa 受体拮抗剂:血小板表面有大量的血小板膜糖蛋白Ⅱb/Ⅲa 受体。血小板被激活时,该受体构型改变,与纤维蛋白原和其他配位体的亲和力增加。纤维蛋白原与不同血小板上的受体结合,导致血小板聚集。糖蛋白Ⅱb/Ⅲa 受体拮抗剂通过占据该受体阻止纤维蛋白原结合,防止血小板聚集。临床使用的血小板膜糖蛋白Ⅱb/Ⅲa 受体拮抗剂有以下 3 种:阿昔单抗、依替巴肽、替罗非班。以上 3 种药物对接受介入治疗的患者均有肯定的疗效,在非介入治疗的患者中疗效不肯定。

(2)低分子量肝素:临床试验研究显示,在非 ST 段抬高的患者中使用低分子量肝素,在降低心脏事件方面优于或等于静脉滴注肝素的疗效。

3.介入治疗

对非 ST 段抬高的急性心肌梗死紧急介入治疗是否优于保守治疗,尚无充分证据。较为稳妥的策略应是首先对非 ST 段抬高的患者进行危险性分层,低危险度的患者可择期行冠脉造影和介入治疗,对于中度危险和高度危险的患者紧急介入治疗应为首选,而高度危险患者合并心源性休克时应先插入 IABP,尽可能使血压稳定再行介入治疗。

七、预后评价及处理

(一)无创检查评价

对急性心肌梗死恢复期无明显心肌缺血症状、血流动力学稳定、无心力衰竭及严重室性心律失常者,应行下列无创检查与评价。

1.心肌缺血的评价

(1)运动心电图试验:患者可于出院前(心肌梗死后 10～14 天)行症状限制性负荷心电图试验或于出院后早期(心肌梗死后 10～21 天)进行运动心电图试验评价。运动试验示心电图 ST 段压低者较无 ST 段压低者 1 年的死亡率高。运动试验持续时间也是重要的预后预测因素,能完成至少 5 个代谢当量而不出现早期 ST 段压低,且运动中收缩期血压正常上升,具有重要的阴性预测价值。

(2)心电图监测心肌缺血:若心肌梗死后动态心电图检查有缺血存在,则提示心血管事件增加,预后不良。

(3)心肌缺血或梗死范围的测量:最终梗死范围的大小是患者生存和生活质量的重要决定因素。^{201}铊或^{99m}锝甲氧异腈(^{99m}TcMIBI)心肌灌注显像可用以评价梗死范围的大小,对心肌梗死患者的预后有一定预测价值。

(4)静息心电图:若静息心电图有异常,如束支传导阻滞、ST-T 异常、预激综合征或使用洋地黄、β 受体阻滞剂治疗者,则应考虑选择运动核素心肌灌注显像或负荷超声心动图(UCG)检查;对不能运动的患者可以药物负荷心肌灌注显像或 UCG 检查。

2.存活心肌的评价

冬眠心肌和顿抑心肌均是存活心肌,但心功能下降,采用铊显像、正电子发射体层摄像(PET)以及小剂量多巴酚丁胺负荷超声心动图均可检测出心肌梗死后的存活心肌,其中 PET 检测的敏感性最高,但价格昂贵,多巴酚丁胺负荷超声心动图亦有较高的阳性预测准确性。临床评价显示,部分因心肌缺血导致左心室功能障碍的患者,可通过存活心肌的检测与相应的血管重建术而得到改善。

3.心功能评价

研究证实,心肌梗死后左心室功能是未来心血管事件较准确的预测因子之一。用来评估左心室功能状况的多种指标或检测技术,如患者的症状(劳累性呼吸困难等)、体征(啰音、颈静脉压升高、心脏扩大、S_3奔马律)、运动持续时间(活动平板运动时间),以及用左室造影、放射性核素心室显影及二维 UCG 检查测定的左室射血分数等均有显著的预后预测价值。左室造影显示心肌梗死后左室收缩末期容积＞130mL,比左室射血分数＜40％或舒张末期容积增加在预测死亡率方面有更好的评估价值。

4.室性心律失常检测与评价

在心肌梗死后 1 年内出现恶性室性心律失常者,其危险性较大,是猝死发生的重要预测因子。心肌梗死患者出院前动态心电图检测若发现频发室性期前收缩或更严重的室性异位心律(如非持续性室性心动过速),都与死亡率增加相关。

(二)有创检查评价(冠状动脉造影)及 PCI 或 CABG 适应证选择

急性心肌梗死恢复期间,如有自发性或轻微活动后诱发的心肌缺血发作、需要确定治疗的心肌梗死后机械并发症(如二尖瓣反流、室间隔穿孔、假性动脉瘤或左室室壁瘤)、血流动力学持续不稳定或有左室收缩功能降低(射血分数<40%)者,应考虑行有创评价(包括冠状动脉造影),并根据病变情况考虑 PCI 或 CABG。

1.溶栓治疗后延迟 PCI

无大规模研究评价这一方法的有效性。

2.急性心肌梗死未溶栓者恢复期行 PCI

(1)有自发或诱发性缺血症状者应考虑延迟 PCI。

(2)既往有心肌梗死者可考虑行择期心导管检查,若病变适宜,行 PCI。

(3)对未溶栓或溶栓未成功,梗死相关动脉仍闭塞,虽无症状但提示有存活心肌者也可考虑 PCI。

第二节　原发性高血压

一、概述

原发性高血压(EH)是一种以体循环动脉压升高为主要临床表现而病因未明的独立性疾病,占所有高血压 90%以上。2005 年美国高血压协会(ASH)将高血压定义为:高血压是由多种复杂和相关因素引起的处于不断进展状态的心血管综合征,在血压持续升高以前即有早期标志物出现,其发展过程与心血管功能和结构的异常密切相关,最终导致心脏、肾脏、大脑、血管和其他器官的损害。有关高血压临床研究为高血压的治疗积累了大量循证医学证据。因此,用循证医学结果指导临床科学控制血压,早期干预各种危险因素,改善糖、脂代谢紊乱,预防和逆转靶器官的不良重塑已成为防治高血压的重要途径。

二、流行病学

高血压是心血管疾病中最常见的疾病之一。2002 年调查资料显示,我国 18 岁及以上居民高血压患病率为 18.8%,相比 1991 年上升了 31%,全国约有高血压患者 2.0 亿人。中国南北方有 14 省市的自然人群调查显示,高血压总患病率为 27.86%,且北方多于南方。国外资料显示,美国有高血压患者约 5 千万,而全球约有 10 亿。预计 2025 年全球高血压的患病率将增长 60%,达 15.6 亿。2002 年,我国高血压的知晓率、治疗率及控制率分别为 30.2%、24.7%、6.1%,远远低于美国(2000 年)的 70%、59%和 34%。血压升高使脑卒中、冠心病事件、终末期肾病的风险显著增加。高血压是脑卒中的最重要危险因素。资料显示,高血压患者的死亡率比无高血压者高 48%。根据 WHO 调查,每年大约有 1700 万人死于高血压。我国每年用于治疗高血压及其导致的相关心脑血管疾病的费用高达 3000 亿元。高血压已经成为危害人类健康的主要疾病之一。

三、病因和发病机制

(一)病因

高血压是一种多因素多基因联合作用而导致的疾病,其具体发病原因并不十分清楚。研究发现,父母均患高血压,其子女的高血压发生率可达 46%,父母中一人患高血压,子女高血压发生率为 28%,显示高血压与遗传因素有关。不良生活方式如膳食过多的钠盐、脂肪,以及缺少体力活动、长期精神紧张、吸烟、过量饮酒均可引发高血压。资料表明,每天摄入食盐增加 2g,则收缩压和舒张压分别升高 2.0mmHg 及 1.2mmHg。男性持续饮酒者比不饮酒者 4 年内高血压发生危险增加 40%。年龄、性别及肥胖也与高血压密切相关。另外,糖尿病和胰岛素抵抗也是高血压的重要危险因素。据 WHO 资料,糖尿病患者中高血压的患病率为 20%~40%。研究发现,炎症及细胞因子、氧化应激、睡眠呼吸暂停等均是高血压发病的重要原因。

(二)发病机制

高血压的发病机制较为复杂。心排出量升高、交感神经过度兴奋、肾素分泌过多、血管内皮细胞分泌过多内皮素等是高血压的传统发病机制,其中 RAS 的过度激活起着至关重要的作用。这些因素通过中枢神经和交感神经系统功能亢进、肾脏水钠潴留、离子转运异常、血管内皮细胞功能异常、胰岛素抵抗等环节促使动脉内皮反复痉挛缺氧,不能承受血管内压力而被分开,血浆蛋白渗入,中膜平滑肌细胞肥大和增生,中膜内胶原、弹性纤维及蛋白多糖增加,最后导致血管的结构和功能发生改变,即血管重塑。因此,外周血管重塑、顺应性下降、血管阻力增加是高血压的主要病理生理表现。随着病情的进一步发展,血压不断升高,最终导致心脏、大脑、肾脏及眼底等靶器官循环障碍、功能受损。

四、诊断

(一)血压水平

中国高血压防治指南(2021 修订版)(以下简称我国指南)将血压分为正常、正常高值及高血压三类。高血压诊断标准采用国际公认标准,即在未用抗高血压药情况下,收缩压≥140mmHg 和(或)舒张压≥90mmHg。由于血压水平与心血管发病危险之间的关系呈连续性特点,各国在血压水平定义上也不完全一样。我国指南将血压 120~139/80~89mmHg 定为正常高值,该人群 10 年中心血管发病危险较<110/75mmHg 水平者增加约 1 倍以上。而 2017 年美国高血压指南(简称 2017 美国指南)则将血压 120~139/80~89mmHg 定为高血压前期,目的是对高血压进行提前干预,而将收缩压≥160mmHg 或舒张压≥100mmHg 定为 2 级高血压,不设 3 级高血压,认为 2 级以上高血压其临床处理相似,操作更为简便。收缩压≥140mmHg 和舒张压<90mmHg 单列为单纯性收缩期高血压。

(二)危险分层

根据高血压危险因素、靶器官的损害程度及血压水平对患者进行危险分层及风险评估。2018ESC/ESH 欧洲高血压指南(以下简称 2018 欧洲指南)强调"高血压诊断分类中要综合考虑总体心血管危险的重要性"。认为高血压的治疗与预后不单纯取决于血压升高水平,同时也取决于总体心血管危险,并提出临床上应更加关注亚临床靶器官损害。包括颈动脉增厚(IMT>0.9mm)或斑块形成、颈股动脉脉搏波速率>12m/s、踝臂血压指数<0.9、轻度血肌酐升高(男 1.3~1.5mg/dl,女 1.2~1.4mg/dl)、肾小球滤过率或肌酐清除率降低、微量清蛋白尿(30~300mg/24h)等。虽然亚临床靶器官损害常常无明显临床表现,但与预后密切相关,研究表明纠正上述亚临床损害可降低患者的心血管病发病率与死亡率。

五、治疗

(一)治疗原则

降压治疗的最终目的是降低患者心血管总体危险水平,减少靶器官的损害,进而最大程度改善患者的预后。

降压目标:我国指南建议,普通高血压患者血压降至<140/90mmHg;老年人收缩压降至<150mmHg,如能耐受,还可进一步降低;年轻人或糖尿病及肾病患者降至<130/80mmHg;糖尿病患者尿蛋白排泄量如达到1g/24h,血压控制则应低于125/75mmHg。将血压降低到目标水平可以显著降低心脑血管并发症的风险。但在达到上述治疗目标后,进一步降低血压是否仍能获益,尚不确定。有研究显示,将老年糖尿病患者或冠心病患者的舒张压降低到60mmHg以下时,可能会增加心血管事件的风险。

1.非药物治疗

主要是进行生活方式的干预。资料显示,进行生活方式干预可有效预防和控制高血压,降低心血管风险,并且可提高降压药的效果。我国指南认为血压在正常高值时,就应进行早期干预;2017美国指南设定"高血压前期",也是强调早期血压控制及进行健康生活方式干预的重要性;2018欧洲指南更是强调高血压的防治要考虑"总的心血管危险因素",说明非药物治疗的重要性及必要性。非药物治疗措施包括减轻体重,减少钠盐及脂肪摄入,多吃水果和蔬菜,限制饮酒、戒烟、减轻精神压力,适当有氧运动等。低脂饮食不仅可使血脂水平降低,还可以延缓动脉粥样硬化的进程。WHO建议每人每天食盐量不超过6g,建议高血压患者饮酒越少越好。非药物治疗已成为高血压防治必不可少的有效手段。

2.药物治疗

大量的临床试验研究证实,降压治疗的主要收益来自于降压本身,且血压降低的幅度与心血管事件的发生率直接相关。因此,进行非药物治疗的同时,还要进行药物降压治疗。其用药原则:早期、长期、联合、用药个体化。常用于降压的药物主要有以下5类,即利尿剂、β受体阻滞剂、血管紧张素转换酶抑制剂(ACEI)、血管紧张素Ⅱ受体阻滞剂(ARB)、钙拮抗剂。

(1)利尿剂:利尿剂用于高血压的治疗已有半个多世纪了。多年来的临床经验证明,无论单用或联合使用都能有效降压并减少心血管事件危险,是抗高血压的常用一线药物之一。传统复方降压制剂如复方降压片、北京降压0号以及海捷亚等均含有利尿剂。但随着ACEI、ARB以及长效CCB等新药的开发,加之长期使用利尿剂所带来的糖脂代谢异常不良反应,使利尿剂在高血压中的地位也经受过考验。2002年发表的迄今为止规模最大的降压试验ALLHAT显示,利尿剂氯噻酮在减少主要终点事件(致死性冠心病和非致死性心肌梗死发生率)上与CCB氨氯地平或ACEI赖诺普利无差别,但在减少两个次要终点(脑卒中和联合的心血管事件)上利尿剂优于赖诺普利,而且氯噻酮组心衰发生率较氨氯地平组低38%,较ACEI组低19%,脑卒中发生率减少15%。利尿剂减少心衰及卒中发生率的作用在CONVINCE及HYVET试验中也得到证实。HYVET研究显示,在收缩压160mmHg以上的高龄老年(80岁)高血压患者中进行降压治疗,采用缓释吲哒帕胺1.5mg/d可减少脑卒中及死亡危险。但ALLHAT试验发现氯噻酮组的新发糖尿病的概率为11.6%,明显高于赖诺普利组或氨氯地平组。后来的ASCOT-BPLA的研究也证实,利尿剂与β受体阻滞剂搭配使用全因死亡率比

CCB 和 ACEI 高 11%,新发生糖尿病的比率大于 30%,提示利尿剂与 β 受体阻滞剂合用时有更大的不良反应。

但是另外一些大规模临床试验(SHEP、STOP 和 MRC)证实,利尿剂与其他降压药一样不仅具有良好的降压效果,而且小剂量对糖、脂肪、电解质代谢无不良影响,其相关不良反应呈剂量依赖性。美国的一项近 24 万人的 42 个临床试验分析表明,小剂量利尿剂在预防心血管病方面比其他抗高血压药更为有效。基于大量的临床试验证据,2017 美国指南将噻嗪类利尿剂作为降压的首选药物,并提出大多数患者需首选利尿剂或以其作为联合用药的基础。我国指南及 2018 欧洲指南也将利尿剂作为一线和基础用药。适用于轻中度高血压患者、老年人单纯收缩期高血压、肥胖及高血压合并心力衰竭的患者。慎用于有糖耐量降低或糖尿病、高血脂、高尿酸、痛风以及代谢综合征的患者,特别注意不要与 β 受体阻滞剂联合使用。常用量:双氢克尿噻片 12.5~25mg/d。

(2)ACEI:ACEI 用于治疗高血压始于 20 世纪 80 年代。通过抑制 RAS、减少 AngⅡ 的生成及醛固酮分泌、增加缓激肽及前列腺素释放等机制降低血压。ACEI 在高血压的治疗中疗效明确,作用肯定。CAPPP 和 ALLHAT 试验发现,ACEI、利尿剂或 CCB 长期治疗能同等程度地降低主要终点事件和死亡率。BPLTTC 的汇总分析表明,使用 ACEI 治疗使高血压患者的脑卒中发生率降低 28%、冠心病事件减少 20%、心力衰竭减少 18%、主要心血管病事件减少 22%、心血管病死亡率降低 20%、总死亡率降低 18%。

大量循证医学证据也证实,ACEI 具有很好的靶器官保护作用,如 SOLVD、CONSENSUS 及 V-HeFTⅡ 试验证实 ACEI 能显著降低心力衰竭的总死亡率。SAVE、AIRE 及 TRACE 均证实,ACEI 不仅使心肌梗死患者的死亡率显著降低且能防止心梗复发。HOPE、ANBP2 发现,ACEI 对冠心病高危人群预防干预中有重要作用。ALLHAT 试验中 ACEI 显著减少新发糖尿病风险。PROGRESS 证实,脑卒中后无论患者血压是否升高,ACEI 与利尿剂合用有益于预防脑卒中复发。BENEDICT 研究结果显示,ACEI 单独应用也能够预防和减少 2 型糖尿病时微量清蛋白尿的发生。AIPRI 及新近 ESBARI 研究均证明贝那普利对肾功能有很好的保护作用。基于大量的循证医学证据,在 2017 美国指南中,ACEI 拥有心力衰竭、心肌梗死后、冠心病高危因素、糖尿病、慢性肾病、预防脑卒中复发六个强适应证。研究发现,ACEI 可以与多种降压药组合使用,与利尿剂搭配可增加降压疗效,降低不良反应。ADVANCE 研究结果显示,在糖尿病患者中采用低剂量培哚普利(2~4mg)/吲达帕胺(0.625~1.25mg)复方制剂进行降压治疗,可降低大血管和微血管联合终点事件 9%。ASCOT-BPLA、INVEST 显示,ACEI 和钙拮抗剂组合使总死亡率、心血管病死亡率、脑卒中及新发生糖尿病均显著降低,被誉为最合理组合。我国指南也将其作为一线和基础降压用药。其用法注意从小剂量开始,逐渐加量以防首剂低血压。

(3)ARB:ARB 在心血管药物治疗领域得到迅速发展。它能阻断 RAS 的 ATI 受体,降低外周血管阻力,抑制反射性交感激活及增强水钠排泄,改善胰岛素抵抗和减少尿蛋白,其降压平稳而持久,长期应用耐受性好。在 LIFE 研究中,ARB 氯沙坦与 β 受体阻滞剂阿替洛尔降压效果相似,但前者可使高血压伴左室肥厚的患者心血管事件发生率显著降低 13%,卒中发生率降低 25%,新发糖尿病的危险进一步下降 25%。SCOPE 研究发现,老年高血压患者使用

ARB 坎地沙坦的降压效果优于对照组,同时该药显著减少非致死性卒中的发生。MOSES 证实高血压合并脑血管病史的患者,ARB 依普沙坦较尼群地平更能显著减少心血管事件和再发卒中的发生。

虽然 VALUE 试验未显示出缬沙坦用于高危高血压治疗的总体心脏预后优于氨氯地平,但发现前者比后者心力衰竭发生率显著降低 19%,新发糖尿病显著减少 23%。IRMA2 及 IDNT 提示 ARB 能降低 2 型糖尿病患者患肾病的风险,其效应与降压无关。最近的 JIKEI-HEART 研究认为,高血压合并冠心病、心衰、糖尿病等高危因素的患者加用 ARB 缬沙坦,不但增强降压效果,而且卒中发生率较对照组显著降低 40%,充分说明 ARB 在抗高血压的同时具有超越降压以外的心脑血管保护作用。鉴于 ARB 的突出表现,2018 欧洲指南指出 ARB 可广泛用于心血管病:心力衰竭、心肌梗死后、糖尿病肾病、蛋白尿/微量蛋白尿、左室肥厚、心房颤动、代谢综合征以及 ACEI 所致咳嗽。但是否 ARB 可以完全代替 ACEI 呢? 有关 ARB 与 ACEI 的对照研究(ELLITE2、OPTIMAL、VALIANT 等)均未能证实 ARB 在高危高血压患者(ml 史)或合并心力衰竭的患者中降低终点事件方面优于 ACEI。但 HIJ-CREATE 结果显示,合并高血压的冠心病患者应用 ARB 与应用 ACEI 相比,两者对心血管事件的复合终点的影响相似,但前者在预防新发糖尿病及保护肾功能方面具有更多优势,推测合并高血压的冠心病患者可能更适于应用 ARB 类药物治疗。但这方面的证据尚不多。建议不能耐受 ACEI 者可选用 ARB。ONTARCET 试验提示,ARB 或 ACEI 等治疗心血管高危人群(冠心病、脑卒中、周围血管病、伴靶器官损害的糖尿病),可预防心血管事件的发生。

(4)CCB:CCB 用于治疗高血压已有许多年的历史。常用的抗高血压药代表药为硝苯地平,已发展到第三代氨氯地平。大量研究证实,CCB 的降压幅度与利尿剂、ACEI、β 受体阻滞剂及 ARB 相似。ALLHAT 试验发现,与赖诺普利组相比,氨氯地平组致死性与非致死性脑卒中发生率显著下降 23%。我国 FEVER 研究证实,CCB 与利尿剂联用可进一步降低脑卒中事件。PREVENT、CAMELOT 以及 IDNT 的结果表明,氨氯地平在平均降低收缩压 5mmHg 的情况下,可使心肌梗死危险下降 31%。VALUE 与 IDNT 的研究提示氨氯地平在预防卒中及冠心病、心肌梗死方面均显著优于 ARB。虽然在预防新发糖尿病风险方面,VALUE、IDNT 及 ALLHAT 证实 CCB 不及 ARB;但在 HOT 和 ALLHAT 研究中证实,长效 CCB 在糖尿病高血压患者中应用具有很好的安全性和有效性,降压的同时能延缓或阻止肾功能损害进展。CHIEF 研究阶段报告表明,初始用小剂量氨氯地平与替米沙坦或复方阿米洛利联合治疗,可明显降低高血压患者的血压水平,高血压的控制率可达 80% 左右,提示以钙通道阻断剂为基础的联合治疗方案是我国高血压患者的优化降压方案之一。另外,PREVENT、INSIGHT、BPLT、Syst-Eur 及中国几组研究也证明,CCB 对老年人、SBP、ISH、颈动脉粥样硬化、糖尿病及外周血管病均有良好效果。研究发现,在 ALLHAT 中单用 CCB 苯磺酸氨氯地平或 ACEI 赖诺普利其疗效并未优于传统药物噻嗪类利尿剂,但在 ASCOT 试验中两药联合使用时疗效却明显优于传统组合,不但显著减少了总的冠心病事件,而且大幅度减少了新发糖尿病的发生率,充分显示新药组合带来的良好收益。我国指南、2018 欧洲指南-2017 美国指南及 2022 年更新的 2019 英国成人高血压指南都将 CCB 作为一线降压药。2017 美国指南中 CCB 的强适应证为高血压合并冠心病的高危因素及糖尿病者。我国指南及 2018 欧洲指南中其适应证为老年高血压、单纯收缩期高血压、高血压合并心绞痛、外周血管病、颈动脉粥样硬化及妊娠等。

（5）β受体阻滞剂：β受体阻滞剂通过对抗交感神经系统的过度激活、减轻儿茶酚胺的心脏毒性、减慢心率、抑制 RAS 的激活等发挥降压、抗心肌重构、预防猝死的作用。多年来一直作为一线降压药物使用。随着有关 β受体阻滞剂临床试验的开展，其临床地位也备受争议。

LIFE 研究发现，氯沙坦组比阿替洛尔组新发生的糖尿病减少 25%。在高危的糖尿病亚组中结果更为显著，氯沙坦组的主要终点比阿替洛尔组减少 24.5%，总死亡率减少 39%。在ASCOT 试验中也证实，β受体阻滞剂/利尿剂组合效果不及 CCB/ACEI 组合，并证明使用 β受体阻滞剂可以显著增加新发糖尿病的风险。学术界对此也展开了一场大讨论。2006 年英国高血压协会（BHS）指南不再将 β受体阻滞剂作为高血压患者的首选药物，将其地位从第一线降至第四线。但后来分析发现以上有关 β受体阻滞剂研究中多选用传统药物阿替洛尔，并不能代表所有的 β受体阻滞剂，而且不同的研究对象也会产生不同的结果。在 INVEST 中，发现有高血压和冠心病的患者，使用 β受体阻滞剂阿替洛尔和使用 CCB 维拉帕米其在降低死亡率、减少心梗发生以及预防脑卒中上的效果一样，这说明，对于高血压伴有冠心病的患者，β受体阻滞剂仍然大有作为。BPLTTC 荟萃分析显示，β受体阻滞剂在降低血压和降低心血管危险方面与 CCB 或 ACEI 无显著差别。MAPHY 研究中，美托洛尔与利尿剂具有相同的降压疗效，且总死亡率、心源性死亡、猝死发生率方面美托洛尔组显著低于利尿剂组。一些大型临床研究（STOP-H、UKPDS、CAPP、STOP-2）均证实 β受体阻滞剂治疗高血压能显著改善患者的预后。基于这些大量的荟萃分析和临床试验，2007 欧洲新指南认为 β受体阻滞剂在高血压降压治疗中仍占有重要地位，并将 β受体阻滞剂仍放在一线降压药物之列。我国指南也指出，β受体阻滞剂与其他几类降压药物一样可以作为降压治疗的起始用药和维持用药。特别适用于伴有冠心病心绞痛、心肌梗死、快速心律失常、心功能不全、β受体功能亢进等患者，但因其对脂类和糖类代谢的不良影响，不主张与利尿剂联合使用。β受体阻滞剂使用也应从小剂量开始，逐渐加大至最大耐受量。

3.调脂治疗

我国高血压患者有 30%～50% 的患者伴有高脂血症。血清总胆固醇水平升高，对高血压病患者的冠心病危险起协同增加作用。虽然在 ALLHAT 中加用普伐他汀治疗没有显现出较大优势，但 ASCOT 研究表明，CCB（氨氯地平）组加用阿托伐他汀使冠心病事件降低了 53%，而在 β受体阻滞剂（阿替洛尔）治疗组中，则只减少了 16%。表明氨氯地平与阿托伐他汀联用在预防冠心病事件上存在明显的协同作用，提示对伴有高血脂的高血压患者，配合调脂治疗获益更大。有人认为以 CCB 为基础加上他汀的治疗方案是最好的联合治疗方案，称其为"ASCOT 方案"。REV ERSAL、IDEAL 和 ASTEROID 均证明，强化降脂可以实现动脉粥样斑块的逆转。他汀类药物除降脂外，还与其降脂外作用如抗炎、抗氧化、内皮修复等有关，它能直接抑制血管壁和肝脏中的胆固醇生成，稳定或逆转动脉粥样硬化斑块，并最终降低临床心血管事件的发生率。

有研究试图从升高 HDLC 角度上寻找依据，如 ILLUMINATE 试验结果发现胆固醇酯转移蛋白（CETP）抑制剂 Torcetrapib 虽可显著升高 HDL-C 水平，但增加总死亡率和主要心血管事件。这方面证据不多，尚需进一步积累。普遍认为，降压的同时给予调脂治疗是降压治疗的新策略。

4.抗血小板治疗

阿司匹林抑制血小板聚集抗血栓的特性使其在心血管疾病预防中具有重要地位。已常规用于冠心病二级预防。以前由于抑制血小板聚集导致脑出血的危险性增加,多年来人们一直谨慎用于高血压患者。大量临床试验证实,对于既往有心脏事件史或心血管高危患者,抗血小板治疗可降低脑卒中和心肌梗死的危险。在 HOT 试验中,小剂量阿司匹林的应用使主要的心血管事件减少 15%,心肌梗死发生危险降低 36%,且对脑卒中和致死性出血的发生率无影响。CHARISMA 结果显示:对于心血管事件高危患者(一级预防)和心血管疾病患者(二级预防),单纯阿司匹林组疗效和氯吡格雷加阿司匹林组相比主要疗效终点(心肌梗死、卒中和心血管性死亡)无显著性差异,但氯吡格雷组出血并发症发生率显著高于阿司匹林组,进一步确定阿司匹林在心血管事件一级、二级预防中长期应用的基石地位。2017 美国指南推荐:血压控制良好的高血压患者应该考虑使用阿司匹林。我国指南指出,小剂量阿司匹林对 50 岁以上、血清肌酐中度升高或 10 年总心血管危险≥20% 的高血压患者有益,建议对高血压伴缺血性血管病或心血管高危因素者血压控制后可给予小剂量阿司匹林。推荐 100mg/d(75~150mg)阿司匹林为长期使用的最佳剂量。

5.高血压疫苗

高血压疫苗 CY T006-AngQb,主要作用于血管紧张素Ⅱ。已进入Ⅱa 期试验。研究发现注射疫苗 14 周后,日间收缩压和舒张压下降幅度分别为 5.6mmHg 和 2.8mmHg,明显低于基线水平。收缩压整体下降幅度也显著优于安慰剂组。特别令人感兴趣的发现是高血压疫苗可有效控制晨峰血压。

研究显示,高浓度组可将凌晨收缩压稳定控制在 130~140mmHg 之间,而安慰剂组该时间段收缩压则在 130~160mmHg 间变化。与降压药物相比,高血压疫苗比普通降压药更具有优势:半衰期长(123d),可有效控制晨峰血压;每 4 月注射一次,依从性好;可有效控制血压,而降压药物只能使 1/4 的患者血压得到控制。主要不良反应表现为注射部位疼痛、皮疹或红肿等。

研究仍在继续中。如果试验成功并最终用于临床,那么患者每年注射 2~3 次即有望控制血压,这将是高血压治疗史上具有里程碑意义的进展。

6.基因治疗

高血压是一种多基因遗传性疾病,是某些基因结构及表达异常的结果,具有家族聚集倾向且药物控制并不十分满意,所以研究者们试图从基因水平探索新的防治方法。与降压药物相比,基因治疗特异性强、降压效果稳定、持续时间长、毒副作用小,有望从根本上控制具有家族遗传倾向的高血压。

高血压基因治疗包括正义(基因转移)和反义(基因抑制)两种方式。正义基因治疗高血压是指以脂质体、腺病毒或逆转录病毒为载体,通过静脉注射或靶组织局部注射将目的基因转染到体内,使之表达相应蛋白以达到治疗高血压的目的。常用的有肾上腺髓质素基因、心房利尿肽基因、一氧化氮合酶基因、血红素加氧酶基因等。

反义基因治疗是根据靶基因结构特点设计反义寡核苷酸(ASODN)分子,导入靶细胞或机体后与双链 DNA 结合形成三聚体(triplex)或与 mRNA 分子结合形成 DNARNA 和 RNARNA 杂合体,从而封闭或抑制特定基因的复制或表达。

ASODN 在恶性肿瘤、病毒感染性疾病(肝炎、流感等)、某些遗传性疾病等试验治疗中已取得一定效果。反义基因主要有:Ⅰ型 Ang Ⅱ受体基因、酪氨酸羟基酶基因、血管紧张素原基因。随着心血管分子生物学的快速发展,基因技术也将不断克服困难,最终造福于广大高血压患者。

第三节　继发性高血压

一、概述

(一)继发性高血压的病因和特点

高血压按发病机制不同分为原发性与继发性两种。继发性高血压亦称症状性高血压,是指由于某些确定的疾病或原因引起的血压升高,此种高血压存在明确的病因。因为易误诊、漏诊等原因,继发性高血压的发病率尚无很准确的统计。以前认为此种高血压占所有高血压患者的 5%～10%,国内王志华等在 2274 例高血压患者中发现继发性高血压占 14%。在继发性高血压中,肾血管性高血压占 24.8%,肾性高血压占 22.3%,原发性醛固酮增多症比例最高,占 40.2%。新疆维吾尔自治区高血压诊断治疗研究中心自 1997 年成立至 2005 年收住院的 4514 例高血压患者中继发性高血压占 17.9%,其中肾血管性高血压占 10.5%,原发性醛固酮增多症占 9.9%,嗜铬细胞瘤占 6.3%。继发性高血压常是临床综合征的表现之一,与原发性高血压相似,当原发病的其他症状不多或不典型时,非常容易被误诊为原发性高血压。许多继发性高血压可以通过去除诱因或手术治疗而阻止病情的发展,避免对靶器官造成更加严重的损害。

因此,在临床工作中对继发性高血压早期正确的诊断十分重要。

继发性高血压常具有以下共同特点:①年轻患者血压中、重度升高。②老年患者原来血压正常,突然出现了高血压。③症状、体征或实验室检查具有继发性高血压的线索,如肌无力、周期性四肢麻痹,明显怕热、多汗、消瘦,阵发性高血压伴头痛、心悸、多汗,肢体脉搏不对称或腹部闻及粗糙的血管杂音,血尿、蛋白尿,严重低血钾等。④规律地联合应用常规降压药物疗效较差。⑤急进性和恶性高血压,病程进展迅速,靶器官损害严重。

继发性高血压的原因很多,主要有以下几类:①肾脏的实质性病变,如各类型肾炎、慢性萎缩性肾盂肾炎、多囊肾、巨大肾积水、肾脏肿瘤、肾结石、肾结核等。②肾血管性疾病,如大动脉炎、肾动脉纤维性结构不良、肾动脉粥样硬化、外伤导致的肾动脉血栓等。③全身性疾病,如系统性红斑狼疮、硬皮病等风湿病,糖尿病、痛风等代谢性疾病。④内分泌疾病。如肾上腺疾病,常见为库欣综合征、嗜铬细胞瘤及原发性醛固酮增多症;甲亢、肾素分泌瘤等。⑤心血管疾病如主动脉瓣关闭不全、主动脉缩窄。⑥神经系统疾病,如颅压增高、间脑综合征等。

(二)继发性高血压的筛查思路

继发性高血压的病因和机制非常复杂,涉及多个器官、多个系统甚至多个学科,要求专业技术人员具有非常广泛和深入的医学知识。同时高血压患者又是一个庞大的患病群体,如果盲目地对所有高血压患者进行全方位的继发性高血压的排查,势必给患者个人和社会带来沉重的医疗负担。为此,对继发性高血压的排查,建议由浅入深,分初步筛查和专科精细检查两步进行。

继发性高血压的初步筛查思路:对所有就诊的高血压患者都应想到继发性高血压的可能性,首先详细询问病史和仔细进行体格检查,并有选择性地通过血、尿常规、血糖、血脂、血浆离子、肾功、心电图、双肾 B 超、颈动脉 B 超、眼底甚至血醛固酮/肾素比值(ARR)等检查,在进行心血管危险因素评估的同时,对常见继发性高血压进行初步的排查。若出现血尿、蛋白尿、肾功异常和(或)双肾结构异常,初步诊断为肾实质性高血压;若以舒张压升高为主(大于110mmHg),腹部有血管杂音,双肾不等大伴有高血浆醛固酮、高肾素,可初步诊断为肾血管性高血压;若有向心性肥胖、皮肤紫纹、低血钾、高尿钾、高 ARR 或阵发性血压升高伴头痛、心悸、多汗,可初步诊断为内分泌性疾病所致的继发性高血压;若四肢脉搏不对称,下肢血压低于上肢,主动脉闻及血管杂音,可初步诊断为主动脉缩窄等等。从而更进一步地进行专科深入检查,以明确诊断。若专科精细检查不能证实初步诊断时,应重新考虑和审视自己的诊断思路。

二、肾实质性高血压

(一)病因

引起高血压的常见肾实质性病为急性和慢性肾小球肾炎、慢性肾盂肾炎、妊娠高血压综合征、先天性肾脏病变(多囊肾、马蹄肾、肾发育不全)、肾结核、肾结石、肾肿瘤、继发性肾脏病变(各种结缔组织疾病、糖尿病性肾脏病变、肾淀粉样变、放射性肾炎、创伤和泌尿道阻塞所致的肾脏病变)等。

肾实质性高血压的发生主要是由于肾小球玻璃样变性、间质组织和结缔组织增生、肾小管萎缩、肾细小动脉狭窄等导致肾单位大量丢失。肾脏既有实质性损害也有血液供应不足,后者为肾内血管病变所引起。造成肾缺血缺氧的情况下,肾脏可以分泌多种升高血压的因子,主要是肾小球旁细胞分泌大量肾素。过多的血管紧张素Ⅱ通过直接缩血管作用、刺激醛固酮分泌导致水钠潴留和兴奋交感神经系统使血压升高。高血压反过来又可引起肾细小动脉病变,进一步升高肾小球内囊压力,加重肾脏缺血。这样互相影响,遂使血压持续增高,形成恶性循环,加重肾脏病变。研究结果提示,一些抗高血压因子的缺乏可能也参与肾性高血压的发病。与同等水平的原发性高血压比较,肾实质性高血压的药物疗效较差,眼底病变更重,心血管并发症多而严重,更易进展成恶性高血压。值得强调的是肾实质性高血压又将反过来危害肾脏,明显加速肾实质损害的进程,形成恶性循环。

(二)诊断

首先详细地询问病史可以获得许多重要资料,有利于病因诊断。发病前有链球菌等细菌或病毒的感染史,伴有发热、水肿、血尿,有助于急性肾小球肾炎的诊断;如患者过去有肾小球肾炎的病史,或有反复水肿史,有利于慢性肾小球肾炎的诊断;有反复尿路感染的病史,有发热、腰酸痛、尿频、尿痛、血尿等,则提示慢性肾盂肾炎的可能。

其次尿常规、肾功能对肾实质性高血压诊断有重要价值。急性肾小球肾炎患者可有蛋白尿、红细胞和管型尿,血中尿素氮肌酐水平可略增高。若再有较明显贫血、血浆清蛋白降低和氮质血症而视网膜病变不明显、蛋白尿出现在高血压之前、蛋白尿持续而血压增高不显著,都提示为慢性肾小球肾炎。慢性肾盂肾炎患者急性期和慢性活动期尿中白细胞增多,也可同时有蛋白、红细胞和颗粒管型,尿细菌培养多为阳性(菌落数>1000/ml)。后期尿浓缩功能差,为低比重尿(可在1.012以下)。单侧慢性肾盂肾炎患侧肾萎缩或排尿功能明显受损,膀胱中的尿主要为健侧肾所排时,则常规尿检查时可能阴性。

特殊检查项目如静脉肾盂造影有助于鉴别诊断。急性肾小球肾炎患者静脉肾盂造影常因肾小球滤过率明显降低而不显影。静脉肾盂造影如显示造影剂排泄延迟,双侧肾影缩小等情况,有利于慢性肾小球肾炎的诊断。慢性肾盂肾炎患者静脉肾盂造影可显示肾盂与肾脏的瘢痕和萎缩性变化。需要注意的是慢性肾小球肾炎的症状可能比较隐蔽,与高血压病肾损害的鉴别有时不易,当晚期发生肾衰竭及双侧肾影缩小时,就更不易与高血压病相鉴别。

高血压病肾损害系原发性高血压引起的良性小动脉肾硬化(又称高血压肾小动脉硬化)和恶性小动脉肾硬化,并伴有相应临床表现的疾病。发病年龄多在40~50岁以上,高血压病史在5~10年以上。早期仅有夜尿增多,继之出现蛋白尿,个别病例可因毛细血管破裂而发生短暂性肉眼血尿,但不伴明显腰痛。常合并动脉硬化性视网膜病变、左心室肥厚、冠心病、心力衰竭、脑动脉硬化和(或)脑血管意外史。病程进展缓慢,少部分渐发展成肾衰竭,多数肾功能轻度损害和尿常规异常。鉴别诊断困难者在早期应作肾活检。

三、肾血管性高血压

20世纪70年代,Mexwell等就肾血管性高血压进行了多中心的合作研究,他们对339例原发性高血压和91例动脉粥样硬化性肾血管性高血压患者的年龄、病程及临床表现进行对照,得出以下结果:后者起病年龄常>45岁,病程短,不到2年,临床表现常为进展性高血压,眼底改变的发生率高,特别是腹、胁部的血管杂音发生率高达41%,而原发性高血压患者腹、胁部的血管杂音发生率仅为7%。

(一)病因

RVH是由各种病因导致单侧或双侧肾动脉主干或分支狭窄引起血流动力学严重障碍而出现的动脉血压升高。在轻、中度高血压人群中虽RVH的发生率<1%,但随着高血压程度的加深及人群年龄增加而变大。西方国家70%~90%的肾动脉狭窄是由动脉粥样硬化引起的。以往的研究表明,大动脉炎为我国肾动脉狭窄的首位病因,占61.9%。有研究经肾动脉造影证实为肾动脉狭窄的144例患者中:动脉粥样硬化性肾动脉狭窄87例,占60.8%,居首位;大动脉炎43例,占30.1%;纤维肌性发育不良(FMD)9例,占6.3%。动脉粥样硬化性肾动脉狭窄无论病例数还是在肾动脉狭窄中所占的比例均明显上升。动脉粥样硬化已取代大动脉炎成为我国肾动脉狭窄的首要病因,这与近年来我国动脉粥样硬化性疾病发病率升高的趋势相符。

由于肾动脉狭窄引起肾脏血流灌注的固定性减少,肾脏缺血,激活肾素-血管紧张素醛固酮系统(RAAS)引起血压升高。

(二)诊断

1.高血压

高血压是RVH最突出的临床表现,病史中有突然发生的高血压,尤其青年或老年人,高血压呈恶性,或良性高血压突然加重,舒张压呈中、重度升高以及对药物治疗无反应的高血压患者,都应怀疑 RVH。动脉粥样硬化性肾动脉狭窄患者高血压的发生率可达 92%~93%,患顽固性高血压和恶性高血压的比例也高于原发性高血压患者中的比例。

2.血管杂音

约 50% 的 RVH 患者腹部听诊有血管杂音,肾动脉狭窄杂音多位于脐上 3~7cm 处及两侧,有时在脊肋角处可闻及高音调的收缩舒张期或连续性血管杂音。Davis 等报道腹部或胁部杂音的出现在筛选试验中对肾血管性高血压具有较好的预测价值。Svetkey 等发现与肾动脉狭窄相关最好的是腹部或胁部杂音,也是唯一有统计学意义的体征。腹部听诊有血管杂音的高血压患者如为年轻女性要首先考虑大动脉炎,其次为 FMD,前者在活动期尚有发热、血沉快、C 反应蛋白阳性,血 α、β_2 及 γ 球蛋白增多。

3.上下肢收缩压差

正常人经动脉内直接测压时,上肢与下肢血压相等。当采用固定宽度袖带(成人为 12cm)血压计测压时,则下肢动脉收缩压水平较上肢高 20~40mmHg,乃因收缩压与肢体粗细成正比,与袖带宽度成反比所致。大动脉炎患者若下肢较上肢收缩压小于 20mmHg,则反映主动脉系统有狭窄存在。

4.RVH 的筛选检查

对怀疑本病者,可做以下检查:

(1)腹部超声波检查:如见一侧肾脏纵轴显著小于对侧,直径差 1.5cm 以上则高度怀疑本症。

(2)卡托普利试验和周围静脉血浆肾素活性(PRA)测定:试验前不限盐饮食,停用利尿剂及 ACEI 类药物 2 周,检查肾功能。试验当天不用任何降压药,口服卡托普利 25mg 后 1 小时测定血浆肾素活性。

试验阳性诊断标准:刺激后的血浆肾素活性(PRA)$\geqslant 12\mu g/(L \cdot h)$,PRA 增加值$\geqslant 10\mu g/(L \cdot h)$,并且 PRA 较刺激前增加 50% 以上,其诊断的敏感性和特异性均$\geqslant 95\%$。缺点是对 ACEI 类药物过敏、中至重度肾功能损害的患者($Cr > 221\mu mol/L$)等不适于做此试验。采用口服卡托普利的试验可使血管紧张素 II(Ang II)生成减少,因此醛固酮减少,血容量下降而降低了醛固酮对肾素分泌的负反馈抑制作用,使 RVH 的高肾素状态得以表现出来。

(3)静脉肾盂造影:如见一侧肾排泄造影剂迟于对侧、肾轮廓不规则或显著小于对侧(直径差 1.5cm 以上)、造影剂密度深于对侧或输尿管上段和肾盂有压迹(可能为扩大的输尿管动脉的压迹),提示有肾血管病变的可能。

(4)放射性核素肾图测定:通过分析曲线血管相、实质相和排泄相,有助于判断两侧肾脏的血液供应、肾小管功能和排尿情况,从而估计有无肾缺血的存在。

(5)选择性肾动脉造影和分侧肾静脉 PRA 测定:选择性肾动脉造影仍是确诊 RVH 的金标准。对有阳性发现者,可进一步做选择性肾动脉造影和分侧肾静脉 PRA 测定。前者用以确定狭窄部位,后者通过证实患侧肾脏肾素产生增多而评定肾动脉狭窄的功能意义。分侧 PRA 测定如显示病侧的 PRA 为健侧 1.5 倍或以上,且健侧不高于下腔静脉血,可诊断本病且预测手术治愈率可达 80%~90%。也有人认为由于患侧 PRA 明显增高,通过反馈机制抑制健侧

肾脏分泌肾素,故与远端下腔静脉的 PRA 相近。健侧肾静脉与远端下腔静脉 PRA 比值<
1.3,就说明无血管病变或无有意义的病变。但必须注意如病侧的 PRA 与健侧的比值<1.5
者,不能排除 RVH,特别是双侧肾动脉均有狭窄者。

测定前给予一定的激发措施,包括倾斜体位、低盐饮食,或给予血管扩张剂、利尿剂或转换
酶抑制剂(如测定前 24 小时口服卡托普利 25mg),可刺激患侧肾脏释放肾素。如不做激发,或
测定前未停用抑制肾素分泌的降压药(β受体阻滞剂、交感神经抑制剂和神经节阻滞剂),可导
致假阴性结果。

总之,当临床上怀疑 RVH 时,可先采用非介入检查,如多普勒超声、磁共振及螺旋 CT 血
管造影。当临床上高度怀疑 RVH 时,可直接应用肾动脉造影来证实病变,评价血流动力学和
压力阶差,从而指导治疗。

四、原发性醛固酮增多症

(一)病因

原发性醛固酮增多症(PA)是 1954 年由 Conn JW 首次报道的,以血压升高、低血钾、高血
浆醛固酮(Ald)、低血浆肾素活性(PRA)为特征的继发性高血压的常见病因之一,又称 Conn
综合征。PA 是由于肾上腺皮质肿瘤或增生、分泌过多的醛固酮所致,但以腺瘤为多见,故经
手术切除肾上腺腺瘤后,PA 可得到治愈,但是如不能早期诊断和及时治疗,则长期高血压可
导致严重的心、脑、肾及血管损害。

PA 患者因其肾素分泌被抑制,与正常及高血浆肾素活性的高血压患者相比,曾被认为是
伴有较低的血管并发症发生率的一种相对良性的高血压。近年来研究报道在 PA 患者中,心
血管并发症的发生率可高达 14%~35%,认为高醛固酮血症是心脏损害的危险因素之一。
DuCailar 的研究也发现血浆醛固酮浓度与心肌肥厚程度正相关。醛固酮分泌的自主性增多可
导致体内钠和水潴留,进而导致有效血容量增加和肾素释放受抑。高血压的产生部分与血容
量增加有关,外周血管阻力的增高在高血压的维持中也起重要作用。低血钾是醛固酮对肾小
管作用的直接结果。

(二)诊断

既往的研究资料中均认为 PA 仅占高血压患者的 0.5%~2.0%。但是,已有研究报道提
示 PA 的实际患病率可能被远远低估了,应用 ARR,可提高 PA 的诊断率。汪璐云等对 549 例
门诊及住院的高血压患者进行 ARR 筛查发现 14%(77/549)的高血压患者诊断为 PA。对高
血压伴肌无力、怀疑 PA 的患者需要进行一系列的实验室检测,通常我们用以筛选和确诊的检
查有血钾、24 小时尿钾、基础血 Ald、24 小时尿 Ald 及 ARR。

1.低血钾

近年研究认为 PA 已成为继发性高血压中最常见的形式。本症多见于成年女性,其发病
年龄高峰为 30~50 岁,临床上以长期的血压增高和顽固的低血钾为特征。表现为肌无力、周
期性四肢麻痹或抽搐、烦渴、多尿等。实验室检查有低血钾、高血钠、代谢性碱中毒、尿比重低
而呈中性或碱性、尿中醛固酮排泄增多、血浆肾素活性低且对缺钠的反应迟钝、尿 17-酮皮质类
固醇和 17-羟皮质类固醇正常等发现。高血压患者伴有低血钾时要考虑到本病的可能。PA
的诊断线索主要依据:①自发性低血钾(血清 K^+<3.5mmol/L)。②中度或严重低血钾(血清

$K^+ < 3.0 mmol/L$）。③服用常规剂量的噻嗪类利尿剂而诱发严重低血钾，并且补充大量钾盐仍难以纠正。④停用利尿剂 4 周内血清钾仍不能恢复正常。⑤除外由其他继发性原因所致的难治性高血压。但也要注意排除失钾性肾炎、长时间应用利尿剂引起尿排钾过多和各种原因所致的继发性醛固酮增多症。

传统观点认为，只有在高血压患者出现自发性低钾血症和与之不相称的尿钾增多时才考虑 PA 的诊断。新近多项研究显示，大部分 PA 患者，特别是早期患者并无低钾血症。有文献报告有 7%～38% 的 PA 患者其血清钾离子浓度正常，甚至 Mosso 等发现的 37 例患者中只有 1 例患者发生低血钾。因此，血钾正常并不能排除 PA，特别是在患者饮食中限制钠盐摄入或摄钾增多的情况下。在不控制饮食的情况下所测的 PRA 和血浆或尿中醛固酮水平对 PA 的诊断没有帮助。仅以低血钾作为筛查线索常常导致漏诊，这也可能为既往 PA 发病率低的原因之一。因此有作者建议将 PA 的筛查范围扩大到整个高血压人群。

2.醛固酮/血浆肾素活性比值（ARR）

1994 年，Jordon 等采用醛固酮/血浆肾素活性比值〔ARR，$ARR = Ald(ng/dl)/PRA[ng/(ml \cdot h)]$〕法作为初步筛选方法，调查 199 例血清钾均正常的原发性高血压的患者，发现至少有 8.5% 患者为 PA。有学者指出，PA 的实际患病率可能被远远低估了。国外越来越多的研究提示 PA 的患病率在 5% 以上，可能达到 6.1%～9.5%。Gordon 等采用这一方法对包括正常血钾在内的高血压人群检测，发现 ARR 以 30 为临界值时阳性率高达 10%，可使 PA 的检出率增加 10 倍，而且这一方法可以在血浆 Ald 水平还未升高的时期对 PA 做出早期诊断。Loh 对新加坡高血压人群进行研究发现，其 ARR 升高者高达 18%，而其中仅有 21% 伴有低钾血症。由此可见，自发性低钾血症仅仅是 PA 晚期的一个临床表现，如果以其作为 PA 筛查的必要条件将会使大部分的患者漏诊。国外 ARR 标准是以 30 为临界值，国内也多以此为标准。王执兵等应用 ARR 比值法，以两次 ARR 大于 30 作为筛查标准，随后给以高钠试验，血浆 Ald 水平不被抑制者（即 Ald>10ng/24h），诊断为 PA。从 308 例高血压患者中筛选出 11 例 PA，占调查人群的 3.6%。总之，ARR 比值法可作为疑诊患者的初筛试验之一，可提高 PA 的诊断率，尤其是在血钾正常者。此外，已发现有血压正常的 PA，或临床前 PA。以往的研究对象多为高血压者，对血压正常的 PA 或临床前 PA 的发病情况，有待进一步研究。

3.醛固酮抑制试验

醛固酮抑制试验是给予患者高盐饮食 3 天，收集其 24 小时尿，检测其醛固酮、钠离子、钾离子和皮质醇水平，24 小时尿钠分泌超过 200mEq 显示钠负荷充分，PA 患者尿醛固酮水平不被高钠负荷所抑制，24 小时尿醛固酮超过 12μg，尿钾离子分泌超过 40mEq。对于 ARR 检测筛查阳性者，醛固酮抑制试验具有明确诊断的价值。

4.螺内酯（安体舒通）试验

螺内酯拮抗醛固酮受体从而对抗醛固酮在远端肾小管的潴钠排钾，可以有效控制 PA 患者的钾丢失。平衡饮食 7 天条件下测定血尿钠、钾，血 CO_2-CP 及尿 pH。之后仍在平衡饮食下每天服用螺内酯 320～400mg，分 4 次，总共 5～7 天，最后 2 天再次测定上述指标做比较。PA 患者尿钾减少，血钾升高，血钠降低，碱中毒可纠正，部分患者血压下降。

5.定位和分型诊断

PA 常见的亚型为醛固酮瘤（APA）和特发性醛固酮增多症（IHA），少见亚型主要为一侧肾上腺球状带增生所致单侧增生。已知的家族性 PA 主要有两种类型：Ⅰ型，即糖皮质激素可治性醛固酮增多症（GRA），为常染色体显性遗传，而家族性 APA 和 IHA 则归为Ⅱ型。引起 PA 的肾上腺的原发性疾病不同，其治疗方法各异，如 APA 可通过手术治疗，IHA 除手术治疗外，另需配合其他方法治疗。因此，对 APA 与 IHA 的鉴别诊断很重要。Blumenfeld 等报道，PA 者中 APA 占 60%～70%，IHA 占 25%～35%。Sawka 等对 97 名行一侧肾上腺切除术的 APA 和肾上腺皮质增生患者随访 29 个月，结果显示 98% 的患者高血压得到改善，并且 33% 的患者得到根治。刘定益等报道 APA 手术后患者血、尿醛固酮，及血钾、血压完全恢复正常者为 65%。

（1）体位激发试验（PST）：患者于清晨 8 时卧位抽血测血 Ald 及 PRA，然后肌内注射呋塞米 0.17mg/kg（通常 40mg）并站立 2 小时再次抽血测定血 Ald 及 PRA。体位激发试验是较常使用的 PA 患者分型诊断的方法之一。一般认为 APA 患者醛固酮分泌有一定的自主性，不受肾素-血管紧张素的影响，取站立位后血醛固酮不上升；而 IHA 患者醛固酮分泌呈非自主性，且对肾素-血管紧张素的反应增强，在站立位时，血肾素的轻微升高即可使血醛固酮增多。韩志坚等的研究中 192 例 APA 患者中 86 例体位试验血浆醛固酮水平无显著性变化，而 39 例 IHA 患者中 15 例血浆醛固酮明显升高。因此，体位激发试验结合 B 超、CT 和 MRI 等影像学检查，可以对 APA 与 IHA 进行鉴别诊断。

（2）赛庚啶试验：当临床与生化检查支持原醛诊断，而肾上腺 CT 定位不典型时需进行增生与腺瘤的鉴别，可做赛庚啶试验。

正常饮食下晨 8 时取卧位测定血浆 Ald 作为对照，再口服赛庚啶 8mg，于服药后 2 小时内每 30 分钟抽血，测定血浆 Ald。腺瘤患者血 Ald 较基础值下降<30% 或下降<4ng/dl；而增生型则血清素被赛庚啶所抑制，使血清素兴奋 Ald 分泌的作用减少，因此血 Ald 明显下降。

（3）影像学检查：超声检查对于直径大于 1.3cm 以上的醛固酮瘤可以显示出来，然而难以将直径较小的腺瘤和特发性肾上腺增生鉴别。肾上腺 CT 和磁共振可检出直径小至 5mm 的肿瘤，当其显示一侧肾上腺单个小肿块对于诊断 APA 有重要的价值，然而双侧肾上腺增生可以表现为非对称性多个结节，肾上腺 CT 和磁共振显像难以鉴别出 APA 或 IHA。Lingam 等发现 IHA 患者的肾上腺较 APA 患者显著增大，如果将肾上腺的宽度大于 3mm 作为 IHA 的诊断标准，则其敏感性为 100%，而如果将大于 5mm 作为诊断标准，则其特异性为 100%。

（4）肾上腺静脉抽血（AVS）：肾上腺插管抽血检查、肾上腺的影像学检查在 PA 的诊断及分型诊断中有着非常重要的价值，是 PA 患者术前鉴别诊断的主要手段。但对于直径小于 1cm 的肿瘤，与增生难以区别。AVS 是 PA 分型诊断的重要方法之一，被认为是确定 PA 病因的金标准，但操作难度大。该技术在 DSA 引导下，将导管直接插入两侧肾上腺静脉取血，测醛固酮及皮质醇。能较精确地反映患者两侧肾上腺分泌醛固酮的量。患侧醛固酮增高不到健侧 2 倍则提示为双侧增生，超过 3 倍者提示为腺瘤，可判断肾上腺的功能状态，作为影像学检查的补充。

总之，应在高血压人群中采用 ARR 来更加广泛地筛查 PA 患者，确定为 PA 者需行体位试验或影像学检查,必要时作 AVS 激素检测以明确其类型,指导治疗。对于影像学检查未能发现明显占位性病变或病灶小于 1cm 的患者,AVS 是首选的检查。

五、皮质醇增多症

(一)病因

皮质醇增多症(Cushing 综合征)是下丘脑－垂体分泌 ACTH 样物质刺激肾上腺皮质增生或肾上腺皮质自身发生肿瘤,使调节糖类和盐类的肾上腺皮质激素分泌增多,导致水钠潴留和高血压。

Cushing 综合征分为两类:ACTH 依赖型,包括库欣病(Cushing 病)、异位 ACTH 综合征;ACTH 非依赖型,包括肾上腺皮质腺瘤、肾上腺皮质腺癌和原发性肾上腺结节性增生。

1.ACTH 依赖型

①垂体分泌 ACTH 过多(也称 Cushing 病):最常见,有研究显示 Cushing 病占 Cushing 综合征的 59.4％。②异位 ACTH 综合征:是垂体以外肿瘤产生了 ACTH,有报道可达全部皮质醇增多症的 20％,最常见的是肺燕麦细胞癌,其次为胸腺癌和胰腺癌。

2.ACTH 非依赖型

肾上腺性皮质醇增多症,也称 Cushing 综合征。

(二)诊断

1.临床特征

本病除高血压外,还有向心性肥胖、面色红润、皮肤紫纹、毛发增多以及血糖增高等临床特征。依发生率可排序为向心性肥胖、高血压、多血质、月经紊乱、糖代谢异常、紫纹、痤疮、多毛、水肿、精神症状、色素沉着等;有以上症状常可作为临床诊断线索。异位 ACTH 综合征多数无典型的外貌,高血钠、碱中毒和低血钾明显。色素沉着发生率以异位 ACTH 综合征最高,其次为 Cushing 病,与 ACTH 水平较高有关。

由于此症有典型的向心性肥胖及其他高皮质醇血症的体征,且血、尿皮质醇水平增高,诊断一般并不困难。但病因诊断非常重要,它对手术时部位的确定有决定性作用,常常需要借助于实验室检查进行病因诊断。

2.实验室指标

(1)血皮质醇昼夜规律测定:测上午 8:00 血皮质醇为对照值,当日下午 4:00 及午夜 0:00 测血皮质醇,0:00 血皮质醇低于对照值的 50％时判断为昼夜节律正常。Cushing 综合征患者昼夜节律消失,上午 8:00 高于正常,而下午 4:00、午夜 0:00 不明显低于上午 8:00 值。

(2)1mg 地塞米松抑制试验:第 1 日测上午 8:00 血皮质醇为对照值,当晚午夜 0:00 服地塞米松 1mg,第 2 天测上午 8:00 血皮质醇,次日皮质醇水平高于对照值的 50％判断为不抑制。

(3)2 日小剂量地塞米松抑制试验:口服地塞米松 0.75mg,每 6 小时 1 次,共用 8 次,试验后观察上午 8:00 血皮质醇。判断方法有两种:①不能被抑制到正常范围以下判断为不被抑制。②不能被抑制到对照值的 50％以下判断为不被抑制。

地塞米松能抑制垂体 ACTH 分泌,使血浆及尿皮质类固醇减少。而 Cushing 综合征患者这种反馈抑制作用不正常,血浆皮质类固醇不减少。1mg 地塞米松抑制试验及 2 日小剂量地塞米松抑制试验用于鉴别 Cushing 综合征与单纯性肥胖时,正常人或单纯性肥胖者血浆皮质醇均比对照值下降 50%以上(包括 1mg 和 2mg 法)。Cushing 综合征患者服药后血浆皮质醇较对照抑制不足 50%。

(4)大剂量地塞米松抑制试验:口服地塞米松 2mg,每 6 小时 1 次,共 8 次,观察项目同小剂量地塞米松抑制试验。判断标准:试验后可被抑制到对照值的 50%以下为可被抑制,不能被抑制到对照值的 50%以下为不被抑制。大剂量地塞米松抑制试验用以鉴别 Cushing 病、异位 ACTH 综合征及肾上腺肿瘤。在 Cushing 病,下丘脑－垂体－肾上腺皮质轴可被超生理剂量的糖皮质类固醇所抑制,而肾上腺皮质肿瘤及异位 ACTH 综合征患者皮质醇分泌是自主性的,不被糖皮质类固醇抑制。

3.影像学检查

用 CT、MRI、B 超、X 线等,CT、MRI 提示肾上腺有肿瘤、增生或垂体肿瘤,B 超提示肾上腺有肿瘤、增生,X 线提示蝶鞍区扩大为阳性。

六、嗜铬细胞瘤

(一)病因

嗜铬细胞瘤为起源于神经节的肿瘤,通过释放大量儿茶酚胺(肾上腺素和去甲肾上腺素)引起患者血压阵发性或持续性增高。嗜铬细胞瘤较少见,发生率仅为 1/20 万,又有"10%肿瘤"之称,即肿瘤中 10%双侧性、10%多发性、10%复发性、10%家族性、10%恶性、10%异位。随着诊断技术的提高,Manger 等发现约 15%恶性、18%异位、20%是家族性的。家族性嗜铬细胞瘤是嗜铬细胞瘤的一种特殊类型。

(二)诊断

1.临床特征

(1)高血压:嗜铬细胞瘤患者最常见的临床症状即血压增高,由于肿瘤分泌肾上腺素及去甲肾上腺素的方式不同,高血压可表现为阵发性、持续性或在持续性高血压的基础上阵发性加重。50%～60%的患者为持续性高血压,其中有半数患者呈阵发性加重;40%～50%的患者为阵发性高血压,发作持续的时间可为几分钟、几小时、1 天或数天不等;开始时发作次数较少,以后逐渐发作频繁,可由数周或数月发作一次逐渐缩短为每天发作数次或十余次;其血压明显升高,收缩压可达 200～300mmHg,舒张压可达 150～180mmHg 以上。阵发性高血压发作是嗜铬细胞瘤患者的特征性表现,平时血压正常,而当体位变换、压迫腹部、活动、情绪变化或排大小便等时可诱发发作。有的患者病情进展迅速,严重高血压发作时可出现眼底视网膜血管出血渗出、视盘水肿、视神经萎缩以致失明,甚至发生高血压脑病或心、肾严重并发症而危及生命。嗜铬细胞瘤患者高血压发作时,一般降压药治疗常无明显效果。

(2)嗜铬细胞瘤三联症:嗜铬细胞瘤高血压发作时最常见的伴发症状为头痛、心悸、多汗三联症,其发生率分别为 59%～71%、50%～65%、50%～65%。因血压突然升高而出现剧烈头痛,甚至呈炸裂样,患者往往难以忍受;心悸常伴有胸闷、憋气、胸部压榨感或濒死感,患者感到十分恐惧;有的嗜铬细胞瘤患者平时即怕热及出汗多,发作时则大汗淋漓、面色苍白、四肢发凉。高血压发作时伴头痛、心悸、多汗三联症,对嗜铬细胞瘤的诊断有重要意义,其特异性及灵敏性均为 90%以上。

阵发性血压增高伴有头痛、心悸、多汗等症状,对一般降压药无反应。高血压伴有高代谢表现和体重减轻、糖代谢异常,以及对诱导麻醉和降压药治疗的升压反应均提示为嗜铬细胞瘤可能。定性诊断主要依据尿 VMA 和血、尿儿茶酚胺的检测。定位诊断有 B 超、CT、MRI 和间碘苄胍(131-MIBG)。

2.实验室指标

(1)24 小时尿儿茶酚胺、3-甲氧基-4 羟基苦杏仁酸(VMA)和 3-甲氧基肾上腺素测定:测定前患者须充分休息。

(2)血浆儿茶酚胺:对 24 小时尿儿茶酚胺、3-甲氧基-4 羟基苦杏仁酸(VMA)和 3-甲氧基肾上腺素增高者可作血浆儿茶酚胺(CA)测定。嗜铬细胞瘤患者的血浆儿茶酚胺水平较高血压病患者明显增高。对有一定症状而休息时血浆儿茶酚胺水平在临界状态的高血压患者,可在给予可乐定后复查血浆儿茶酚胺水平,正常人和高血压病患者的儿茶酚胺水平将下降,而嗜铬细胞瘤患者则不受影响。但对已在接受降压药治疗者应慎用,曾有报道可乐定抑制试验引起严重的低血压。

3.药理试验

(1)酚妥拉明试验:酚妥拉明为肾上腺素能 α-受体阻滞剂,消除或减弱去甲肾上腺素的升压效应。对于血压持续>170/110mmHg 者及阵发性高血压型于发作持续时间较长才可进行此诊断试验。

试验前 1 周左右应尽可能停用降压药物,尤其利血平,试验前 8 小时停用镇静药及安眠药。平卧位,静脉滴注生理盐水。基础血压需测 5～10 次,待血压平稳在 170/110mmHg 以上时方可开始试验。

通过三通管迅速静脉注射酚妥拉明 5mg＋NS 1ml,之后每 30 秒测血压 1 次,共 6 次,以后每分钟测血压 1 次,共 10 次。正常人注入酚妥拉明后,血压下降<35/25mmHg。嗜铬细胞瘤患者注入酚妥拉明 2 分钟后血压下降>35/25mmHg,且持续 5 分钟以上。在试验前应备好升压药物(如去甲肾上腺素),防止低血压反应。凡有冠心病或脑动脉硬化者禁用此试验。

(2)可乐定抑制试验:可乐定系中枢 a2 肾上腺素能受体兴奋剂,可抑制神经源介导的儿茶酚胺释放,但不能抑制嗜铬细胞瘤患者肿瘤自主性儿茶酚胺的释放。

空腹 10 小时过夜,试验日清晨平卧,测血压并抽血测定儿茶酚胺为基础值,口服可乐定0.3mg 后每 30 分钟测血压 1 次,每小时抽血 1 次测定儿茶酚胺共 3 小时。非嗜铬细胞瘤高血压患者的血浆儿茶酚胺降至 500pg/ml 以下,或较用药前降低 50％以上,而绝大多数嗜铬细胞瘤患者血浆儿茶酚胺仍>500pg/ml。由于 β 受体阻滞剂可干扰儿茶酚胺的清除而出现假阳性,因此试验前应停用。

4.影像学检查

能明确病变的数目、位置。影像手段检查出嗜铬细胞瘤的敏感性及特异性各不相同。B超可发现大的肿块,用B超进行定位诊断简便易行,可全方位扫描以及可重复性、阳性率高,安全可靠,可作为嗜铬细胞瘤尤其对伴有肾上腺外嗜铬细胞瘤定位诊断的首选方法,但敏感性和特异性均不如 CT 和 MRI。CT 检查能更清晰地显示肾上腺区病变,可为定位诊断提供更详尽的影像学资料。嗜铬细胞瘤典型者直径常>5cm,甚至超过 20cm。CT 表现多样,常呈边缘清楚的混杂密度肿块,伴有囊变或中心坏死,可有钙化,肿瘤实体部分强化明显。MRI 与 CT 比较有以下优势:①无须碘对比剂,不引起过敏反应。②组织分辨率高,与肝脏相比,T_1WI 上为略低信号,T_2WI 则为明显高信号,注射 Gd-DTPA 后呈明显延迟强化。③可任意方位成像,当肿瘤较大时有利于判断肿瘤的起源。当 CT 检查为阴性时,冠状位并有脂肪抑制技术的 T_2WI 特别有意义,它可发现肾上腺外的,特别是位于脊柱旁和心旁区的异位嗜铬细胞瘤。

本病的影像学特征取决于病理组织结构:瘤体较小时,病理检查可见其内含有丰富而形态一致的肿瘤细胞,分布均匀,血管及纤维很少,因而在 CT 片上肿瘤密度类似肾脏;当肿瘤增大后,其内肿瘤细胞大小不一、排列不均匀或囊性变,CT 片示肿瘤中心呈相对低密度,周边呈厚度不均匀的软组织密度。增强扫描不论肿瘤大小,其实体部位信号明显强化。大多数嗜铬细胞瘤 T_1WI 低于或类似于肝脏信号强度,半数以上增强后病灶明显强化。这是由于 T_1WI 的低或等信号区相当于横切面上的肾实质区,T_2W1 的高信号区相当于肿瘤内的坏死或液化区,因而表现为 T_1WI 低信号,T_2WI 明显高信号,加之强化效果高于其他肾上腺肿瘤,并可显示肿瘤与主动脉、腔静脉等血管的关系,故有利于与其他肾上腺肿瘤鉴别。随现代影像技术的广泛应用,对无典型高血压表现、儿茶酚胺及尿 VMA 均正常的无症状嗜铬细胞瘤的检出率在迅速增加。

5.[131]I-间碘苄胍(^{131}I-MIBG)嗜铬细胞瘤显像

^{131}I-MIBG 与嗜铬细胞瘤有很强的亲和力,对嗜铬细胞瘤具有功能与解剖诊断双重意义。Ilias 等报道[131]I-MIBG 诊断嗜铬细胞瘤的特异性达 95%～100%,灵敏度为 77%～90%。[131]I-MIBG 的特异性、敏感性、分辨率高于 B 超和 CT 扫描,对恶性嗜铬细胞瘤还具有治疗作用。饮食和一些药物(如拉贝洛尔、抗抑郁药、某些钙拮抗剂等)可能干扰肿瘤摄取或贮留[131]I-MIBG,检查前应避免这些因素。

近来 PET 显像用于嗜铬细胞瘤定位也较多。[18]F 多巴胺、[18]F-多巴、[18]F-脱氧葡萄糖(FDG)、[11]C-对羟麻黄碱 PET 显像都是非常灵敏的功能显像,可以取代[131]I-MIBG 或在[131]I-MIBG 显像阴性时使用。Mamede 等比较了[18]F-多巴、[18]F-FDG 和[131]I-MIBG 显像,认为[18]F-FDG 灵敏度更高,但只是当[18]F-FDA 和[131]I-MIBG 显像阴性时才建议用[18]F-FDG 显像。以上检查方法均可有假阴性存在,因此必要时可作选择性血管造影或分侧静脉插管测定局部血浆儿茶酚胺水平,但这些方法都有一定的危险性,要严格掌握应用指征。

七、主动脉缩窄

先天性主动脉缩窄或多发性大动脉炎引起的降主动脉和腹主动脉狭窄,都可引起上肢血压增高,下肢血压降低甚至测不到血压。本病多见于青少年,多为先天性血管畸形,少数为多发性大动脉炎所致。

先天性主动脉缩窄和多发性大动脉炎,可在主动脉各段造成狭窄。如狭窄发生于主动脉弓的降部至腹主动脉分叉处之间,其所引起的体循环血流变化可使下肢血液供应减少而血压降低,大量血液主要进入狭窄部位以上的主动脉弓的分支,因而头部及上肢的血液供应增加而血压升高。由于狭窄部位以下的降主动脉与腹主动脉血供不足,且肾动脉的血液供应也不足,遂使肾脏缺血的因素亦参与了这类疾病高血压的形成机制。

正常人平卧位用常规血压计测定时下肢收缩压较上肢高 20～40mmHg。主动脉缩窄患者的特点常是上肢血压高而下肢血压不高或降低形成反常的上下肢血压差别,下肢动脉搏动减弱或消失,有冷感和乏力感。在胸背和腰部可听到收缩期血管杂音,在肩胛间区、胸骨旁、腋部和中上腹部,可能有侧支循环动脉的搏动、震颤和杂音。胸部 X 线片可能显示肋骨受侧支循环动脉侵蚀引起的切迹,主动脉造影可以确立诊断。多发性大动脉炎在引起降主动脉或腹主动脉狭窄的同时,还可以引起主动脉弓在头臂动脉分支间的狭窄或一侧上肢动脉的狭窄,这时一侧上肢血压增高,而另一侧血压降低或测不到。

总之,继发性高血压发生的部位分布广泛,涉及的病种及学科多,在平时诊治患者的过程中,不可能对每例高血压都从头到脚、从内到外进行筛查与鉴别,也不可能将有关学科的疾患都列入考虑之中,应该按照初步诊断和筛查思路,学会从病史、临床的症状、体征及常规实验室检查中,寻找出继发性高血压的诊断线索。获得诊断线索后,再联想到继发性高血压的各种疾病及其临床特点,确定某种继发性高血压的可能性,有目的地通过专科精细检查加以确诊或排除,使更多的继发性高血压患者早期明确诊断,得到正确及时的治疗,避免对靶器官造成严重的损害。

第四节　缓慢性心律失常

一、窦性心动过缓

(一)定义

窦性心动过缓是指窦房结发出激动的频率低于正常下限 60 次/min,一般为 45～59 次/min,若窦性频率小于 45 次/min 则为显著的窦性心动过缓。

(二)诊断标准

诊断窦性心动过缓首先必须满足的条件是窦性心律,即电脉冲必须是由窦房结发出,其通过体表心电图上的 P 波予以表现。正常的 P 波电轴,通常 Ⅱ 导联必须直立,aVR 导联必须倒置,Ⅰ 和 aVL 导联直立。其次是窦性 P 波的频率小于 60 次/min。窦性 P 波后有无 QRS 波群及 PR 间期是否正常与窦性心动过缓的诊断依据无关。

(三)窦性心动过缓的原因

窦房结内有丰富的自主神经末梢,窦房结发出电脉冲的频率受交感和副交感神经双重控制。迷走神经张力增高,如运动员和健康的成年人、夜间睡眠时心率可在 50 次/min 左右。迷走神经张力过度增高则可产生显著的窦性心动过缓,属于病理性。临床中最常见的窦性心动过缓的病因是急性下壁心肌梗死,下壁心肌和窦房结的血液通常由右冠状动脉供应。各种抗心律失常药物的应用,如 β 受体阻滞剂,也是窦性心动过缓常见的继发性原因,而有些难以解释的显著窦性心动过缓则是窦房结功能障碍的表现。

(四)治疗

窦性心动过缓多见于正常人,不引起临床症状,因而无须特殊治疗。如心率过于缓慢,导致心脑血管供血不足,表现为头晕、胸闷、心绞痛发作、心功能不全、中枢神经系统功能障碍、黑矇或晕厥等症状时,则需给予阿托品、麻黄碱或异丙肾上腺素等,以提高心率。严重而持续的窦性心动过缓且伴有临床症状者,则应安装永久起搏器治疗。

二、窦性停搏和窦房传导阻滞

(一)定义

1.窦性停搏

窦性停搏是指窦房结在较长的时间内不能发放电脉冲。窦房结停止发放电脉冲的时间可以较短,表现为停止数个心搏,也可以较长,称为窦性静止。

2.窦房传导阻滞

窦房结发出的电脉冲在通过窦房结与心房肌组织连接部位时发生传导延缓或完全阻滞。

(二)诊断标准

1.窦性停搏

心电图表现为在正常的窦性节律中,突然出现长的 PP 间期,长的 PP 间期与正常的窦性 PP 间期无倍数关系,长间歇内可出现交界性或室性逸搏或逸搏心律。

2.窦房传导阻滞

依据阻滞程度的不同分为一度、二度和三度窦房传导阻滞。由于体表心电图不能直接记录窦房结的激动电位,因此无法直接测定窦房结电位、P 波间距(SA 间期),即窦房结传导时间,只能根据窦性 PP 间期的改变间接推测窦房传导功能。

(1)一度窦房传导阻滞:是指窦房结发出的电脉冲在通过窦房连接部位时传导速度减慢,但每个窦性电脉冲均能传导至心房,导致心房的收缩,产生窦性 P 波。单纯从体表心电图上无法诊断一度窦房传导阻滞,因其窦性 PP 间期无改变,与正常窦性心律完全一样。倘若一度窦房传导阻滞合并窦性停搏长间期,如果长的 PP 间期小于短的 PP 间期的 2 倍,则提示存在一度窦房传导阻滞。其产生的机制为窦性停搏后,窦房传导功能有所恢复,传导速度加快、时间减少,导致长的 PP 间期小于短的 PP 间期的 2 倍。

(2)二度窦房传导阻滞:是指窦房结发出的电脉冲在通过窦房连接部位时不仅传导速度减慢,而且出现传导脱落,依据阻滞程度的不同分为二度Ⅰ型窦房传导阻滞和二度Ⅱ型窦房传导阻滞。

二度Ⅰ型窦房传导阻滞:又称为文氏型窦房传导阻滞。表现为窦性激动经窦房连接部位传导至心房的速度逐渐减慢、传导时间逐渐延长,直至最后一个窦性激动完全不能下传至心房,导致一次窦性 P 波的脱落,每次脱落后的第一次窦房传导因较长时间的间歇后可恢复至原来的传导速度。体表心电图的诊断有赖于 PP 间期的文氏变化规律:①在一个文氏周期中,PP 间期进行性缩短,直至因窦性 P 波脱落而出现一个长的 PP 间期。②长的 PP 间期小于短的 PP 间期的 2 倍。③长间期后的第一个 PP 间期大于其前的 PP 间期。

二度Ⅱ型窦房传导阻滞:又称为莫氏型窦房传导阻滞。表现为窦房结的电脉冲经窦房连接部位传导至心房的速度、时间固定,但间歇发生窦性激动传出阻滞。体表心电图表现为在规律的窦性 PP 间期中突然出现一个长的 PP 间期,此间期为窦性 PP 间期的整数倍。

(3)三度窦房传导阻滞:又称为完全性窦房传导阻滞。表现为窦房结发出的电脉冲完全不能经窦房连接部位传导至心房,导致心房收缩。体表心电图特征为无窦性 P 波,但可有心房、房室交界区或心室发出的逸搏或逸搏心律。

（三）鉴别诊断

1.窦性停搏与窦房传导阻滞

两者均出现长的 PP 间期，二度窦房传导阻滞的长 PP 间期为基本窦性心律 PP 间期的整数倍，而窦性停搏时长 PP 间期与短 PP 间期无倍数关系。

2.窦性心律不齐与窦房传导阻滞

窦房传导阻滞时可出现 PP 间期的规律性变化，而窦性心律不齐的 PP 间期变化无上述规律，且多与呼吸相关。

3.窦房传导阻滞与窦性心动过缓

窦房传导阻滞有时可表现为 2∶1 窦房传导，即每隔 1 次窦性激动发生 1 次窦性不下传，表现为心率缓慢（30～40 次/min），难与窦性心动过缓区分。如在体力活动或静脉注射阿托品后，窦房传导功能改善，心率突然加倍，则可确定为二度Ⅱ型窦房传导阻滞。

4.高血钾时窦室传导与窦房传导阻滞

高血钾时发生窦室传导，窦房结发出的电脉冲直接通过结间束传导至房室交界处而不激动心房，心电图上也无 P 波，这与三度窦房传导阻滞不同。

（四）病因

窦性停搏和窦房传导阻滞常由吞咽、咽部刺激、按摩颈动脉窦及气管插管等一过性强迷走神经刺激诱发。临床中多种药物，如洋地黄、β 受体阻滞剂、奎尼丁等Ⅰ类抗心律失常药物以及高钾血症等也可引起暂时性窦性停搏和窦房传导阻滞。持续性窦性停搏和窦房传导阻滞多见于器质性心脏病，如冠心病，尤其是下壁心肌梗死、心肌病、心肌炎患者，而老年人则多数为窦房结功能不良所致。此外，外科手术、射频消融如损伤窦房结也可致窦性停搏和窦房传导阻滞。

（五）治疗

窦性停搏和窦房传导阻滞的临床症状不仅取决于疾病本身，还取决于心脏的自身代偿。不论是窦性停搏还是窦房传导阻滞，只要窦房结发出的电脉冲不能传导至心房，低位潜在的起搏点即发出冲动以代替窦房结功能，维持心脏跳动。逸搏心律的出现，对维持心脏的功能具有重要的代偿作用。这些低位的起搏点包括房室交界区、心室，少数情况下可出现心房逸搏。倘若窦性停搏过久，而心脏又无其他起搏点代替窦房结发出激动，心脏停止收缩，则可致心源性晕厥、阿-斯综合征，甚至猝死。对于因暂时性、一过性原因所致的窦性停搏和窦房传导阻滞，其处理主要是针对病因治疗。对伴有明显症状，如头晕、胸闷、心悸者，可给予阿托品、麻黄碱、异丙肾上腺素治疗，以防意外。如果窦性停搏或窦房传导阻滞频繁发作，出现晕厥或阿-斯综合征表现，应及时安装起搏器。

三、病态窦房结综合征

病态窦房结综合征（SSS）简称病窦综合征，是由于窦房结或其周围组织器质性病变导致窦房结冲动形成障碍，或窦房结至心房冲动传导障碍所致的多种心律失常和多种症状的综合病症。主要特征为窦性心动过缓，当在缓慢窦性心律基础上合并异位快速性心律失常时称为心动过缓心动过速综合征（简称慢-快综合征）。大多于 40 岁以上出现症状。它不是一种疾病，而是多种疾病都可造成的窦房结器质性病变基础上发生的一组不同类型的心律失常。

当病变波及窦房结与房室交界处时,可出现两种混合心律失常:窦性心动过缓合并房室传导阻滞;窦房传导阻滞合并房室传导阻滞;心房扑动或心房颤动合并房室传导阻滞;窦性心动过缓,窦房传导阻滞,窦性停搏不出现房室交接区性逸搏或逸搏心律,此即为双结病变,约30%的病态窦房结综合征患者合并双结病变。

（一）病因

病态窦房结综合征常见病因为心肌病、冠心病、心肌炎,亦见于结缔组织病、代谢或浸润性疾患,不少病例病因不明。上海医科大学中山医院资料 Sss 病因不明者占 37.9%。文献尸解资料表明心脏传导系统原因不明退行性变为 Sss 最常见病因。除窦房结及其邻近组织外,心脏传导系统其余部分,也可能受累,引起多处潜在起搏和传导功能障碍。合并房室交界处起搏或传导功能不全的,又称双结病变;同时累及左、右束支的称为全传导系统病变。Sss 病程发展大多缓慢,从出现症状到症状严重可长达 5～10 年或更长。少数急性发作,见于急性心肌梗死和急性心肌炎、特发性硬化-退行性变、冠心病、心肌病、心肌炎、风湿性心脏病外科手术损伤、高血压等。部分为家族性或原因不明。病理改变主要为窦房结和心房纤维增生,可伴有窦房结动脉的结内部分闭塞,偶可累及房室交界处和分支。

（二）发病机制

正常心律起源于窦房结,频率为 60～100 次/min,比较规则。窦房结冲动经正常房室传导系统顺序激动心房和心室,传导时间恒定;冲动经束支及其分支以及浦肯野纤维到达心室肌的传导时间也恒定。

但是,当某种原因引起窦房结本身及其附近组织发生炎症、缺血和纤维化等损害,使正常起搏功能发生障碍时,窦房结发放激动的功能就会降低,正常的心脏节律便被打乱。若出现明显的窦性心动过缓、窦房传导阻滞(窦房结的激动不能按时传至心房)时可出现停搏(窦房结暂时不发生搏动),并出现相应的临床症状,这就形成了病窦综合征。有关研究表明,窦房结内起搏细胞的数量与年龄呈负相关,也就是说年龄愈大,起搏细胞愈少。

（三）临床表现

临床表现轻重不一,可呈间歇性发作。多以心率缓慢所致脑、心、肾等脏器供血不足尤其是脑血供不足症状为主。轻者乏力、头昏、眼花、失眠、记忆力差、反应迟钝或易激动等,易被误诊为神经官能症,老年人还易被误诊为脑血管意外或衰老综合征。严重者可引起短暂黑矇、近乎晕厥、晕厥或阿斯综合征发作。部分患者合并短阵室上性快速心律失常发作,又称慢快综合征。快速心律失常发作时,心率可突然加速达 100 次/min 以上,持续时间长短不一,心动过速突然中止后可有心脏暂停伴或不伴晕厥发作。严重心动过缓或心动过速除引起心悸外,还可加重原有心脏病症状,引起心力衰竭或心绞痛。心排出量过低严重影响肾脏等脏器灌注还可致尿少、消化不良。慢快综合征还可能导致血管栓塞症状。

本病是在持续缓慢心律的基础上,间有短暂的窦性心律失常发作。与中青年人比较,老年患者有以下特点:①双结病变多见。窦房结病变引起显著的窦性心动过缓、窦房传导阻滞及窦性静止,在此基础上如交界性逸搏出现较迟(≥2 秒)、交界性逸搏心律缓慢(<35 次/分)或伴房室传导阻滞(AVB)者,说明病变累及窦房结和房室结,称为双结病变。老年人双结病变明显多于中青年人,提示老年患者病变广泛、病情严重。②慢快综合征常见。老年患者在持续缓

慢心律的基础上,较易出现短暂的异位快速心律失常(室上速、房扑、房颤),说明有心房病变,如伴有房室或束支阻滞,提示整个传导系统病变。③心、脑、肾缺血表现较突出。心律＜40次/min,常有脏器供血不足的表现。轻者乏力、头昏、眼花、失眠、记忆力减退、反应迟钝;重者发生阿-斯综合征。

(四)并发症

1.眩晕

窦性心动过缓比较严重时,患者可出现眩晕、性格改变、记忆力减退、无力、失眠等症状。

2.晕厥

据统计,晕厥的发生率为41％～69％,心动过速后引起的心脏停搏是最常见的原因,严重的窦性心动过缓则是少见的原因。

3.阿-斯综合征

病窦综合征中发生典型阿-斯综合征的患病率为6.7％～13.3％。它是由于急性心源性脑缺血而产生晕厥或抽搐发作的临床综合征,病情凶险,常常是猝死的先兆。

4.猝死

发生阿-斯综合征时,如未得到及时的抢救或治疗会产生猝死。

此外,心排出量过低严重影响肾脏等脏器灌注还可致尿少、消化不良。慢-快综合征还可能导致血管栓塞症状,偶可发生心绞痛、心力衰竭或休克等严重并发症,甚至导致患者死亡。

(五)诊断

本病应以心律失常为依据,症状仅做参考,中青年人常用阿托品、异丙肾上腺素试验、食管心房调搏等检查来确诊。但老年人不宜做上述检查,而动态心电图基本能达到确诊目的,如最慢窦性心律＜40次/min,最长 R-R＜1.6秒,则可诊断。

(六)鉴别诊断

鉴别诊断主要基于窦房结功能障碍的心电图表现,应排除迷走神经功能亢进或药物影响。早期或不典型病例的窦房结功能障碍可能呈间歇性发作,或以窦性心动过缓为主要或唯一表现,常难以确诊为本症。动态心电图、阿托品试验、异丙肾上腺素试验、心房调搏等检查有助于诊断。

(七)治疗

1.病因治疗

首先应尽可能地明确病因,如冠状动脉明显狭窄者可行经皮穿刺冠状动脉腔内成形术,应用硝酸甘油等改善冠脉供血。心肌炎则可用能量合剂、大剂量维生素 C 静脉滴注或静脉注射。

2.药物治疗

对不伴快速性心律失常的患者,紧急治疗时可静脉试用阿托品、麻黄素或异丙肾上腺素以提高心率。一般静脉用药:可将烟酰胺 600～1000mg 溶于 10％葡萄糖液 250～500ml 中静脉滴注,每天 1 次;或给予环磷酰胺葡胺 180mg 溶于 10％葡萄糖液 250～500ml 中静脉滴注,每天 1 次;现常用氨茶碱 0.25～0.5mg 加入到葡萄糖液 250～500ml 中静脉滴注,每天 1 次。口服可给予氨茶碱缓释片,避免使用减慢心率的药物如 β 受体阻滞剂及非二氢吡啶钙拮抗剂等。

中医治疗以补气、温阳、活血为主,可用人参加炙甘草汤、生脉散加四逆汤,成药有心宝、参仙生脉口服液。若在缓慢心率的基础上合并有各种期前收缩或阵发性房颤还可服用参松养心胶囊。

3.安置人工心脏起搏器

(1)适应证。①症状较重,影响生活与工作,甚至发生晕厥、阿斯综合征者。②心率显著缓慢,有症状,药物治疗无效者。③心动过缓—心动过速综合征。如在心室率慢的基础上屡发快速心律失常,药物治疗有困难者;快慢交替,快转为慢时停搏时间长,有生命危险者。

(2)临床作用。①避免因心脏暂时停搏而引起晕厥、阿-斯综合征的发作,起到保护起搏的作用。②减轻因心率过慢引起的一系列症状:晕厥通常伴有心率的突然改变,常见于心动过速自发转为心动过缓时,可出现一个较长的窦性停搏及心脏传导系统低位起搏点的功能障碍,安置起搏器后症状可以消失。③在伴有房室传导阻滞时:由于心率减慢,使心排出量减少,心肌收缩力减弱,可加重心力衰竭。安置心脏起搏器后,使心排出量增加,心力衰竭可减轻,症状得以改善。④慢快综合征时,应用抗心律失常药有一定的危险,因为对在心动过缓基础上的心动过速,用抗心律失常药物,如β受体阻滞剂、普罗帕酮、胺碘酮等心动过速虽被控制,但这些抗心律失常药物对窦房结、房室结均有抑制作用,反而加重了心动过缓。⑤如对心动过缓应用加快心率的药物,如阿托品、异丙肾上腺素等,又可引起房性或室性心律失常或加重心动过速,安置起搏器后不仅对预防快速性心律失常的发生有一定作用,而且可以较安全地接受洋地黄、β受体阻滞剂、普罗帕酮、胺碘酮等抗心律失常药治疗快速心律失常。

3.人工心脏起搏器的选择

病态窦房结综合征的心动过缓常为持久性,所以,多需要安置永久性的按需型起搏器。理论上以右心房起搏的 AAI 型起搏器较好,因心房起搏对房室协调的作用比较符合生理状态;右心室起搏不合乎生理状态,对血流动力学有不利影响。但在有房室传导阻滞时,必须安置双腔起搏器以 DDD 方式起搏。应强调,病态窦房结综合征患者可由单纯窦房结病变进展为双结病变,甚至全传导系统病变,因此,一般在安置双腔起搏器后以 AAI 方式工作较放心,当病情进展后可变为双腔起搏方式。如心脏扩大、心功能不全符合安置三腔起搏器者可安置之。

(八)预防

病态窦房结综合征常由于窦房结及其周围组织退行性病变或纤维化所致,应积极查找病因,对症处理,对心率过于缓慢者可安置人工心脏起搏器以维持正常生活及工作。

(九)预后

本病病死率较低,病态窦房结综合征患者5～10 年的死亡率与普通人群相差不大,而长期预后主要受基础心脏病影响,而不是窦房结功能不全本身。由心律失常引起的死亡少见,约有1/3 的心动过缓心动过速患者,最终可进展到慢性、稳定性心房颤动。有报道病态窦房结综合征伴有器质性心脏病者 4 年的病死率达 60%;不伴有器质性心脏病者 4 年的病死率为 20%。病态窦房结综合征心房心脏起搏存活率第 1 年为 97%,第 5 年为 89%,第 10 年为 72%,明显高于心室起搏者。

四、一度房室阻滞

(一)概述

一度房室阻滞(I°AVB)是指房室传导时间超过正常范围,但每个心房激动仍能传入心室,亦称房室传导延迟。在心电图上,PR间期达到或超过0.21秒(14岁以下儿童达到或超过0.18秒),每个P波后均有QRS波。一度房室阻滞的发生率在各种心律失常中占第四位,仅次于窦性心律失常、期前收缩和房颤。其发病率比二度房室阻滞高2～6倍,比三度房室阻滞高6～14倍。一度房室阻滞可见于正常人,有的患者PR间期可超过0.24秒,中青年人发病率为0.65%～1.1%,在50岁以上的正常人中发病率可达1.3%左右。

(二)病因和发生机制

一度房室阻滞亦称为房室传导延迟,由心房、房室结、希氏束或希浦系统内的传导延迟引起,也可能是多于一处的传导延迟的组合引起。但是在大多数病例,传导延迟发生在房室结内,少数发生在心房内,个别发生于希浦系统。希浦系统内的传导延迟常不引起异常延长的PR间期,然而亦有例外。一度房室阻滞是由于房室交界区的相对不应期延长,导致房室传导时间延长,但每一次心房激动均能传入心室。

迷走神经张力增高是其发生的原因之一,在运动员中发生率可达8.7%。某些药物如洋地黄、奎尼丁、钾盐、β受体阻滞药和钙拮抗药,中枢神经和周围交感神经阻滞药如甲基多巴、可乐定等均可致PR间期延长。一度房室阻滞常见于风湿性心肌炎、急性或慢性缺血性心脏病,在急性心肌梗死患者其发生率为4%～15%,尤其多见于急性下壁心肌梗死患者。大多为暂时性的,可迅速消失或经过一段时间后消失。老年人中,原发性传导系统纤维化是较常见的原因,呈长期渐进性传导阻滞。家族心脏传导阻滞是常染色体显性遗传,多表现为房室结传导障碍,有时可发生希氏束及分支阻滞,其导致高度房室阻滞或完全性房室阻滞引起晕厥和猝死的情况在临床上并不多见。

(三)临床表现及诊断

一度房室阻滞在临床上不引起明显的症状和体征。在心肌炎或其他心脏病患者听诊时,可发现响亮的第一心音在发生阻滞时突然减轻。临床表现多为原发疾病的症状和体征。诊断依靠心电图。

1.一度房室阻滞的典型心电图特点

(1)每个窦性P波均能下传心室并产生QRS-T波群。

(2)PR间期>0.20秒(成人);小儿(14岁以下)PR间期≥0.18秒。

(3)心率无显著改变时,PR间期较先前增加0.04秒以上,即使PR间期在正常范围仍可诊断。

(4)PR间期大于正常最高值(视心率而定)。

2.一度房室阻滞的阻滞部位在心电图上的表现

(1)心房传导延迟引起的一度房室阻滞的心电图特点:①P波增宽,有切迹,PR间期延长,但PR段大多不延长。房室结的一度房室阻滞是PR段延长,可伴或不伴有P波增宽。PR间期延长的程度显著(>0.4秒),大多为房室结内一度阻滞,其次是心房内阻滞。②只有PR间期延长,而无P波增宽或切迹。严重的心房内传导延迟常使体表心电图上的P波振幅显著减小,此类型很难和房室结的一度阻滞鉴别,只有用希氏束电图检查,如 PA 间期延长,才可确诊。

(2)发生于房室结内的一度房室阻滞的心电图特点:通常 PR 间期>0.4 秒,大多为房室结内一度阻滞所致。在希氏束电图上表现是 AH 间期延长,曾有 AH 间期延长达 900 毫秒的一度房室结内延迟的报道。

(3)希浦系统引起的一度房室阻滞的心电图特点有两种表现。

PR 间期延长伴有束支阻滞或分支阻滞:很可能是不对称性的不完全性左束支加右束支阻滞(即一侧束支完全阻滞,对侧束支一度阻滞)。房室结的一度阻滞多不伴有束支阻滞。

仅有 PR 间期延长而不伴有束支或分支阻滞:此由对称性左束支加右束支一度阻滞所致。在体表心电图上无法与房室结的一度阻滞鉴别。如在复查中发现束支图形时隐时现,应确定为双侧束支阻滞所致。希氏束电图中房室结一度阻滞表现为 AH 间期延长,而双侧束支阻滞为 HV 间期延长。所以,用希氏束电图来确定阻滞部位最可靠。

3.一度房室阻滞时希氏束电图特点

(1)心房内阻滞:PA 间期>60 毫秒,AH 间期和 HV 间期正常。心房传导延迟所致的房室传导时间延长(即一度房室阻滞)并不少见,但通常不导致二度Ⅱ型和高度或三度房室阻滞。主要见于 Ebstein 畸形、心内膜垫缺损等先天性心脏病。严重的心房内传导延迟可使 P 波显著变小,甚至 P 波完全消失,类似心房静止伴交界区心律。宽而有切迹表现的 P 波可由房间传导延迟引起而不一定是心房内传导延迟的表现。

(2)房室结内阻滞:AH 间期>140 毫秒,HV 间期和 PA 间期正常。在窦性心律时正常的 AH 间期波动范围较宽(60~130 毫秒)。房室结内的延迟是一度房室阻滞最常见的原因。但延迟的程度变异很大,延迟也可很显著。所以,当 PR 间期>0.4 秒,大多系房室结阻滞导致一度房室阻滞(其次由于心房内阻滞引起)。

(3)希氏束内阻滞:整个希氏束除极所需时间通常不超过 25~30 毫秒,如果希氏束电位的总时限≥30 毫秒,即可诊断为希氏束内一度阻滞。如果希氏束波上有切迹或呈碎裂波,便更肯定。因为希氏束内传导时间的变异范围很小,当显著的希氏束内传导延迟,首要表现为希氏束电位分裂为两个明显的电位,即近端和远端希氏束波。在单纯的希氏束内传导延迟,A 波至近端希氏束波(AH)和远端希氏束波至心室(HV)间期都是正常的。希氏束内阻滞可与房室传导系统的其他部位的传导阻滞合并存在。无症状的希氏束内阻滞预后良好。

(4)希氏束下阻滞:即束支阻滞,HV 间期延长>60 毫秒。希氏束下传导延迟(一度房室阻滞)的程度不一,大多数 HV 间期在 60~100 毫秒的范围内,偶有>100 毫秒者;HV 间期显著延长者常易发展为高度房室阻滞。延长的 HV 间期几乎总伴有异常的 QRS 波。因为希氏束下传导不是均匀的,所以希氏束下阻滞引起的 PR 间期延长的 QRS 波往往是宽的,呈一侧束支阻滞图形;如果双侧束支内的传导延迟程度相等,其 QRS 波也可以是狭窄的(时限≤100毫秒)。

(四)鉴别诊断

一度房室阻滞需与下述一些不同原因所致的 PR 间期延长鉴别。

(1)发生较早的房性期前收缩,其 PR 间期可以延长。当房性期前激动下传时,房室结尚未脱离前一次激动后的相对不应期,这是个生理现象。

(2)各种期前收缩(室性、交界性或房性)后的第一个窦性搏动的 PR 间期延长,尤其在插入性室性或交界性期前收缩后。这种 PR 间期延长是由期前收缩隐匿地逆向传入房室结所致。

(3)房室结双径路传导所致 PR 间期突然显著延长,这是由于房室结内存在着两条传导途径,一条传导速度快,不应期长(快径),另一条传导速度慢,不应期短(慢径)。在一个临界频率时,原经由快径下传的窦性 P 波,突然改循慢径下传,因而 PR 间期显著延长。

(4)隐匿性希氏束期前收缩或隐匿性分支期前收缩引起的 PR 间期延长,即伪一度房室阻滞。

(五)治疗策略

一度房室阻滞通常不产生血流动力学改变,对无症状,亦无低血压或窦性心动过缓者无须特殊处理,主要针对原发病因治疗;对心率较慢又有明显症状者可用阿托品或氨茶碱口服。对无症状的希浦系统内的一度房室阻滞患者,必须密切随访观察,因为它可能突然转变为二度Ⅱ型房室阻滞,甚至转变为高度或三度房室阻滞。如果患者有晕厥发作病史而又排除了其他原因,尽管心电图上只有一度房室阻滞,但希氏束电图证实是希氏束内或希氏束下的一度阻滞,应考虑植入起搏器。当患者有晕厥史,心电图 PR 间期正常,但希氏束电图表现为 HV 间期显著延长(>60 毫秒),也应考虑植入起搏器。

一度房室阻滞永久性起搏治疗的适应证:一度房室阻滞伴有类似起搏器综合征的临床表现(Ⅱₐ类适应证);合并左心室功能不全或充血性心力衰竭症状的显著一度房室阻滞(PR 间期>300 毫秒),缩短 AV 间期可能降低左心房充盈压而改善心力衰竭症状(Ⅱ_b 类适应证);神经肌源性疾病(肌发育不良、克赛综合征等)伴发的任何程度的房室阻滞,无论是否有症状,会因为传导阻滞随时加重(Ⅱ_b 类适应证)。无症状的一度房室阻滞不是永久性起搏治疗的适应证。

(六)预后

一度房室阻滞如果稳定而不发展,通常无临床意义,预后良好,短时即可消失。阻滞部位在房室结者预后良好。但少数一度和二度Ⅰ型房室阻滞部位在希氏束内或希氏束下(双侧束支水平),他们均由于急性或慢性心肌病变所致。他们的预后不同于房室结内一度或二度Ⅰ型房室阻滞,可能会进展为高度或三度房室阻滞。对他们的正确诊断必须依靠希氏束电图检查。

急性心肌梗死伴一度房室阻滞前壁梗死患者,可发展为结下阻滞,甚至二度Ⅱ型、三度房室阻滞。急性下壁心肌梗死患者出现的一度房室阻滞通常是短暂的,但少数亦可发展为二度、三度房室阻滞,有报告发生率可达 5%～30%,故须严密追踪观察。

五、二度房室阻滞

(一)概述

二度房室阻滞(Ⅱ°AVB)是激动自心房传至心室过程中有部分传导中断,即有心室脱漏现象,可同时伴有房室传导延迟。在体表心电图上,一部分 P 波后没有 QRS 波(心搏脱漏)。

1924 年莫氏将二度房室阻滞分为莫氏Ⅰ型和莫氏Ⅱ型,亦称二度Ⅰ型和二度Ⅱ型房室阻滞,前者亦称文氏现象或文氏周期。二度Ⅱ型房室阻滞亦称莫氏Ⅱ型二度房室阻滞。其特征是一个心房激动突然不能下传,其前并无 PR 间期延长。在发生心搏脱漏之前和之后的所有下传搏动的 PR 间期是恒定的,即 P 波突然受阻不能下传以及无文氏现象存在,这是Ⅱ型不同于Ⅰ型的主要区别点。

大多数二度Ⅰ型房室阻滞患者阻滞部位在房室结。发病原因大多为迷走神经兴奋、药物中毒以及少数器质性心脏病,通常预后良好,多为一过性心律失常。但也有少数可发展成为高度或三度房室阻滞,少数患者也可发展为致命性室性心律失常。二度Ⅱ型房室阻滞几乎全部发生在希氏束内和双侧束支水平(希氏束下),几乎都是病理性的。这种心律不稳定,可突然发生心脏停搏或进展为三度房室阻滞。急性心肌梗死伴发的二度Ⅱ型房室阻滞经积极治疗原发病后,部分历时数分钟或数天最终也可消失。

(二)病因、发病机制

1.二度Ⅰ型房室阻滞的病因及发生机制

二度Ⅰ型房室阻滞发生的电生理基础是房室传导组织的绝对不应期和相对不应期都延长,但绝对不应期延长较轻,而以相对不应期延长为主。

2.二度Ⅰ型房室阻滞的常见病因

(1)大多数见于具有正常房室传导功能的人。动态心电图发现,二度Ⅰ型房室阻滞与一度房室阻滞一样,可以发生在正常的青年人(尤其是运动员),而且多发生在夜间迷走神经张力增高时。运动或使用阿托品后可明显改善房室结内传导功能,使二度Ⅰ型房室阻滞消失,提示该现象与迷走神经张力增高有关。

(2)很多药物可以延长房室结的不应期,如洋地黄类药物、β 受体阻滞药、钙拮抗药及中枢和外周交感神经阻滞药,均可引起二度Ⅰ型房室阻滞。

(3)在急性心肌梗死患者二度房室阻滞的发生率为 2%～10%。二度Ⅰ型多见于下壁心肌梗死患者,且多数是由一度房室阻滞发展而来。通常是房室结功能异常所致,其机制可能与迷走神经张力增高及腺苷作用有关。出现时间短暂,多于 1 周内消失。二度Ⅰ型不常发生于前间壁心肌梗死,一旦发生,表明是广泛的希氏束、浦肯野纤维损伤,易发展为高度房室阻滞。

3.二度Ⅱ型房室阻滞的病因及发生机制

二度Ⅱ型房室阻滞发生的电生理基础是房室传导组织的绝对不应期显著延长,而相对不应期基本正常。当绝对不应期的延长超过一个窦性周期时,引起下一个窦性或室上性激动传导受阻而产生间歇性漏搏,而下传的 PR 间期是正常的。二度Ⅱ型房室阻滞的阻滞部位几乎完全在希浦系统内,希氏束电图显示阻滞部位多在 HV 区,少数在 H 区。在体表心电图上,约 29% 的患者 QRS 波是窄的(≤0.10 秒),约 71% 的患者 QRS 波是宽的(≥0.12 秒)。

4.二度Ⅱ型房室阻滞常见病因

(1)药物作用如洋地黄、奎尼丁、普鲁卡因胺、普罗帕酮、美托洛尔等均可发生二度Ⅱ型房室阻滞(但他们更易发生二度Ⅰ型房室阻滞)。

(2)电解质紊乱中高血钾(血钾为 10～13mmol/L)可引起房室阻滞。低血钾(血钾<2.8mmol/L)也可引起各级房室阻滞。

(3)风湿热、风湿性心肌炎患者中约 26% 可伴有一度和(或)二度房室阻滞,以一度多见。病毒性心肌炎患者二度和三度房室阻滞并不少见。有时伴有束支阻滞,多表明病变广泛。其他感染,如柯萨奇 B 病毒感染、麻疹、腮腺炎、病毒性上呼吸道感染、传染性单核细胞增多症、病毒性肝炎、伤寒等可使传导系统广泛或局部受损,一度、二度、三度房室阻滞均可发生,受损程度可轻可重,但阻滞大多为暂时性的、可逆的,很少发展为永久性慢性房室阻滞。

(4)冠心病、急性心肌梗死二度房室阻滞的发生率为 2%～10%。二度Ⅱ型房室阻滞多见于前壁心肌梗死,其发生率为 1%～2%。多在发病后 72 小时内出现。阻滞部位多在希氏束以下。扩张型心肌病二度阻滞者约占 4%。其他疾病,如肥厚型心肌病、先天性心脏病、心脏直视手术、甲状腺功能亢进与黏液性水肿、钙化性主动脉瓣狭窄症等,均可见到各种程度的房室阻滞。

(5)近年来发现大约有半数慢性结下性房室阻滞并非动脉硬化、心肌炎或药物中毒所致,而是两束支或三束支发生非特异性纤维性变,有时病变可侵及希氏束的分叉处,而房室结和希氏束很少受到侵及,其原因不清。

(三)临床表现及诊断

二度房室阻滞的临床症状取决于传导阻滞的程度及心室率的快慢。阻滞程度轻,导致心室漏搏很少时,对血流动力学影响不大,可以无明显症状。当心室漏搏较多,导致心率减慢至 50 次/min 以下,可出现头晕、乏力甚至黑矇等心排出量降低的症状。二度Ⅱ型房室阻滞当心室率极慢时,可诱发阿-斯综合征。

1.**心电图诊断标准**

(1)二度Ⅰ型房室阻滞:PR 间期呈进行性延长,直到 QRS 波脱漏;脱漏后 PR 间期恢复,以后又逐渐延长重复出现。这种传导延迟递增的房室阻滞称为二度Ⅰ型房室阻滞,或文氏型房室阻滞。房室传导比例常为 3∶2、4∶3 或 5∶4 等。

典型文氏型房室阻滞:①PR 间期进行性延长,直至 QRS 波脱漏结束文氏周期。②PR 间期的增量逐次减小。③RR 间期进行性缩短(因 PR 间期增量递减),至形成一个长 RR 间期结束文氏周期。④长 RR 间期＜任意一短 RR 间期的 2 倍。⑤长 RR 间期后的第 1 个 RR 间期＞长 RR 间期前紧邻的 RR 间期。

(2)二度Ⅱ型房室阻滞:QRS 波群有规律或不定时的漏搏,但所有能下传的 PR 间期恒定(多正常,少数可延长)。阻滞程度不同,房室传导比例不同。常见的房室传导比例为 2∶1 和 3∶1,轻者可呈 3∶2、4∶3 等。常将房室传导比例在 3∶1 以上(含 3∶1)称为高度房室阻滞。

2.**二度房室阻滞的希氏束电图特点**

(1)二度Ⅰ型房室阻滞:阻滞部位 70%～80%在希氏束近侧端,表现为 AH 间期进行性延长,直至完全阻滞,而 HV 间期正常。少数患者(7%～20%)的阻滞部位也可在希氏束内或希氏束远端,表现为 HH'或 HV 间期逐渐延长直至完全阻滞。

(2)二度Ⅱ型房室阻滞:病变约 35%发生在希氏束内,65%发生在希氏束远端(希氏束下)。阻滞发生在希氏束近端时,希氏束电图表现为 AH 间期延长,但下传的 HV 间期正常,不能下传的 A 波后无 H 波、无 V 波。阻滞发生在希氏束远端时,希氏束电图表现为 AH 间期正常,HV 间期延长,不能下传的那次心搏的 H 波后无 V 波。

(四)鉴别诊断

二度Ⅰ型与二度Ⅱ型房室阻滞的鉴别诊断:二度Ⅰ型房室阻滞与Ⅱ型房室阻滞临床意义

不同。前者阻滞部位多在房室结,预后较好;而后者阻滞部位几乎均在希浦系统内,易发展为完全性房室阻滞,伴晕厥发作,需要心脏起搏治疗。

(1)心搏脱漏前后下传心搏中 PR 间期是否固定,PR 间期固定是Ⅱ型的标志,反之为Ⅰ型。

(2)2∶1 和 3∶2 阻滞,虽多见于Ⅱ型,但亦可为Ⅰ型。在较长的描记中(或前后心电图中)记录到 3∶2 阻滞,依下传的 PR 间期是否相等鉴别。

(3)高度房室阻滞伴逸搏形成不完全性房室分离时,观察心室夺获心搏 PR 间期是否相等。相等为Ⅱ型;不等(RP 与 PR 呈反比关系)为Ⅰ型。

(4)静脉注射阿托品可抵消迷走神经影响,使房室结阻滞有所改善多为二度Ⅰ型房室阻滞;而由于加快心率往往使希浦系统内的阻滞加重,多为二度Ⅱ型房室阻滞。静脉注射阿托品,可引起房室传导比例改变,观察下传的 PR 间期是否恒定,有助于Ⅰ型与Ⅱ型的鉴别。

(五)治疗策略及预后

1.二度Ⅰ型房室阻滞

(1)无症状的二度Ⅰ型房室阻滞患者治疗因阻滞位置不同而不同。阻滞区位于房室结者(如绝大多数的二度Ⅰ型房室阻滞)通常不需治疗,但需定期随访。而阻滞区位于希浦系统内的二度Ⅰ型房室阻滞,尽管无症状,也应紧密观察。须积极治疗原发病,去除诱因,对症处理。并应考虑心脏起搏治疗,因为这种心律是很不稳定的,可以突然发生心脏停搏或发展为高度或三度房室阻滞。这多见于伴有器质性心脏病的患者。

(2)有症状的(特别是有晕厥史)二度Ⅰ型房室阻滞患者不论阻滞区的位置如何,都应积极治疗。如系房室结内阻滞,心率过慢,可用阿托品 0.3mg 口服,每天 2～3 次,或阿托品 0.3～0.5mg 皮下注射,每天 1～2 次,也可用异丙肾上腺素及氨茶碱等治疗。

(3)急性心肌梗死时。二度Ⅰ型房室阻滞不常发生前间壁心肌梗死,一旦发生,表明是广泛的希氏束、浦肯野纤维损伤,易发展为高度房室阻滞。发生下壁心肌梗死,大多系迷走神经张力增高所致,多为良性,通常不需处理。如心率明显减慢或有症状,可用阿托品或氨茶碱口服治疗。

(4)永久性起搏治疗的适应证。二度Ⅰ型房室阻滞:二度Ⅰ型房室阻滞产生症状性心动过缓(Ⅰ类适应证);无症状性二度Ⅰ型房室阻滞,因其他情况行电生理检查发现阻滞部位在希氏束内或希氏束以下水平(Ⅱa类适应证);二度Ⅰ型房室阻滞伴有类似起搏器综合征的临床表现(Ⅱa类适应证);神经肌源性疾病(肌发育不良、克赛综合征等)伴发的任何程度的房室阻滞,无论是否有症状,以防阻滞会随时加重(Ⅱb类适应证)。

2.二度Ⅱ型房室阻滞

(1)二度Ⅱ型房室阻滞几乎全部发生在希氏束内和双侧束支水平(希氏束下),几乎都是病理性的。这种心律不稳定,可突然发生心脏停搏或进展为三度房室阻滞,患者可出现晕厥、心绞痛,严重者可出现阿斯综合征等并发症,预后较差,起搏器治疗是必要的。

(2)急性心肌梗死伴发的二度Ⅱ型房室阻滞经积极治疗原发病后,部分病例历时数小时或数天,阻滞可消失,如急性期后或经介入等积极治疗原发病后,房室阻滞仍不改善者可以考虑永久起搏器治疗。

六、三度房室阻滞

(一)概述

1.定义

三度房室阻滞即完全性房室阻滞(CAVB),是由于房室传导系统某部分传导能力异常降低,所有来自心房的冲动都不能下传到心室,引起房室分离。三度房室阻滞是最高度的房室阻滞。阻滞区可位于房室结、希氏束或双侧束支系统内。典型心电图表现为完全性房室分离,心房率快于心室率,心室率缓慢而匀齐,通常在 30～50 次/min,先天性完全性房室阻滞时一般心室率较快。

2.分类

根据阻滞部位不同可分为如下三种。

(1)完全性房室结阻滞:阻滞区位于房室结内,逸搏心律通常起自房室结下部(NH 区)或希氏束上段,心室率为 40～55 次/min,偶尔更慢或稍快,QRS 波形状正常。

(2)完全性希氏束内阻滞:阻滞区位于希氏束内,逸搏灶往往位于希氏束下段,心室率大多在 40 次/min 以下(30～50 次/min),QRS 波群可增宽。

(3)完全性希氏束下阻滞:阻滞区位于双侧束支水平(希氏束下),逸搏心律起自希氏束分叉以下的束支或分支,偶尔在外周浦肯野纤维,心室率大多为 25～40 次/min,QRS 波宽大畸形(>110 毫秒)。

(二)病因、发病机制

三度房室阻滞是房室阻滞中严重的类型,阻滞部位按发生频率分别为希氏束下(49%～72%)、希氏束内(14%～18%)和房室结(14%～35%)。由于有病区域的细胞完全丧失了兴奋性,有效不应期占据了整个心动周期,所有来自心房的冲动传抵这个部位时便被阻而不能继续传播,为维持心室的收缩和排血功能,位于阻滞部位下方的自律性细胞(次级起搏点)便发出冲动以保持心室搏动(逸搏心律)。

导致三度房室阻滞的原因很多,可以分为先天性因素和后天性因素。

1.先天性因素

阻滞部位通常在房室结。关于先天性完全性房室阻滞的发病原因有几种理论,包括正常传导系统受损及发育异常,其病理改变具有以下特点:①心房肌与其周围的传导系统缺乏联系。②房室束中断。③传导系统结构异常。这三种病理变化分别是心房、室内及结室传导缺乏连续性。最常见的发现是正常的房室结被纤维、脂肪组织代替,同时远端的传导系统也有不同程度的受累。室内传导的连续性中断虽然罕见,但也有报道。

有充分的证据显示先天性完全性房室阻滞与先天性心脏病的发生相关。有报道这类患者的心房肌与房室结缺乏连接,或房室结束支连续性中断。除严重致死性缺损外,在先天性完全性房室阻滞患儿中有 30%～37% 合并"L"型大动脉转位(即矫正型大动脉转位)。

2.后天性因素

常见的病因有冠心病导致的心肌缺血或梗死,下壁心肌梗死会损伤房室结,导致三度房室阻滞,但这种损伤通常是暂时的,在心肌梗死后 2 周内恢复。前壁心肌梗死则造成心脏传导系统远端的损伤,这种对传导系统的破坏通常是广泛而持久的,最终需要植入起搏器治疗。

（1）药源性因素：包括钙通道阻滞剂、β受体阻滞剂、奎尼丁、普鲁卡因、锂剂、地高辛、三环类抗抑郁药。

（2）退行性疾病：Lenagre病（退行性硬化仅累及传导系统）、Lev病、心肌非致密化不全、指甲髌骨综合征、线粒体肌病。

（3）感染性因素：莱姆疏螺旋体（尤其是累及心内膜）、风湿热、心肌炎、Chagas病（中美洲及南美洲）、曲霉菌心肌病、带状疱疹病毒、瓣环脓肿。

（4）类风湿疾病：强直性脊柱炎、赖特综合征、复发性多软骨炎、类风湿关节炎、硬皮病。

（5）侵袭性疾病：淀粉样病变、结节病、肿瘤、霍奇金病、多发性骨髓瘤。

（6）神经肌肉性疾病：Becker型肌营养不良、强直性肌营养不良。

（7）代谢性因素：缺氧、低血钾、甲状腺功能低下。

（8）医源性因素：复杂的主动脉瓣手术、室间隔酒精消融、左前降支的介入治疗、房室结慢径或快径的消融治疗。

（三）临床表现及预后

症状及体征：因为心排出量明显减少，会出现晕厥或晕厥前症状，如心悸、心绞痛、黑矇等，严重者可出现 Adams Strokes 综合征以及猝死。查体第一心音强度经常变化，第二心音可呈正常或反常分裂。间或出现心房音及响亮、清晰的第一心音（大炮音），系心房与心室收缩恰好同时发生所致，此时颈静脉可见巨大的 α 波（大炮波）。发病率随年龄增长而增高，在婴儿期及儿童早期有一个小高峰，与遗传性传导阻滞相关。阻滞部位靠下的三度房室阻滞，激动发放不稳定，容易出现心脏停搏，甚至猝死。完全性房室结阻滞通常是可逆的，一般由下壁心肌梗死、急性心肌炎或洋地黄中毒引起；而完全性房室结以下部位阻滞常是永久性的，急性型常由急性前壁心肌梗死引起，慢性型常由传导系统（双侧束支）退行性变引起。

（四）诊断与鉴别诊断

1.诊断

心电图是最重要的诊断依据。典型的三度房室阻滞心电图具有以下特点。

（1）PP 间期和 RR 间期各有自己的规律，但 P 波与 QRS 波之间始终没有任何固定关系，形成完全性房室分离。

（2）心室率缓慢而匀齐。因为心室由位于阻滞区下方的次级起搏点（或逸搏节奏点）控制，即交界性或室性逸搏心律，因此心室率和 QRS 波形状因阻滞区位置的不同而有所差别。

（3）阻滞区位于房室结内，逸搏心律通常起自房室结下部（NH 区）或希氏束上段，心室率40～55 次/min，偶尔更慢或稍快，QRS 波形状正常（窄的）。

（4）阻滞区位于希氏束内，逸搏灶往往位于希氏束下段，心室率大多在 40 次/min 以下（30～50 次/min），QRS 波形状正常。

（5）起自 NH 区和希氏束上、中、下段的逸搏心律，往往统称为交界区逸搏房律。

（6）阻滞区位于双侧束支水平（希氏束下），逸搏心律起自希氏束分叉以下的束支或分支，偶尔在外周浦肯野纤维，心室率大多为 25～40 次/min，QRS 波宽大畸形（＞110 毫秒）。

（7）心房率达到心房颤动水平时，依靠缓慢而匀齐的心室率可做出完全性房室阻滞的诊断。

2.鉴别诊断

(1)加速性室性自主心律(AIVR)心室率较快,大于 60 次/min,QRS 波可表现为宽大畸形亦可正常,有房室分离,但容易出现心室夺获和心室融合波,而在三度房室阻滞时不会出现夺获及融合波。

(2)干扰性完全性房室脱节脱节的室率大于房率(即 QRS 波多于 P 波),室率一般较快,大于 60 次/min,QRS 波多为室上形态(正常)。

(3)高度房室阻滞房室之间并未完全阻滞,因为 P 波的间断下传形成心室夺获,表现为逸搏心律不齐,夺获的 QRS 波与其前的 P 波有固定的时间关系(固定的 PR 间期),与前面的逸搏搏动无固定的时间关系(无恒定的偶联时间),夺获的 QRS 波之后的间歇等于或略短于逸搏心律的周期长度(无代偿间期)。

(五)治疗策略

1.急诊处理流程

描记标准 12 导联心电图。急查电解质、血气分析、心肌酶,消除诱因,治疗原发病。停用可疑导致心动过缓或传导阻滞的药物。

2.静脉用药

(1)阿托品。

用量:0.5～1mg 静脉推注,隔 3～5 分钟可重复注射;累积剂量一般不超过 3mg。

注意事项:儿童和老年人酌情减量。闭角型青光眼禁用。

(2)异丙肾上腺素。

慎用:高血压、心动过速、地高辛中毒导致的心动过缓及传导阻滞、心绞痛、室性心律失常患者慎用。

用量:0.5～2μg/min 静脉滴注(紧急情况下可使用至 2～10μg/min)。

此外,山莨菪碱或氨茶碱也可作为一线药物。

3.安装永久起搏器治疗

1)成人获得性房室阻滞安装永久起搏器的推荐

(1)Ⅰ类适应证:任何组织部位的三度和高度房室阻滞伴症状性心动过缓(包括心力衰竭)或房室阻滞所致的室性心律失常(证据水平:C)。

任何组织部位的三度和高度房室阻滞伴需要药物治疗其他心律失常或其他疾病,而所用药物可导致症状性心动过缓(证据水平:C)。

任何组织部位的三度和高度房室阻滞虽无临床症状,但已经证明心室停搏≥3 秒或逸搏心率≤40 次/min 或房室结水平以下的逸搏心律(证据水平:C)。

任何阻滞部位的三度和高度房室阻滞伴有无症状的房颤和心动过缓时,至少有 1 次心脏停搏时间≥5 秒(证据水平:C)。

射频消融房室交界区导致的三度房室阻滞(证据水平:C)。

心脏外科手术后发生的不可逆性房室阻滞(证据水平:C)。

任何阻滞部位的三度和高度房室阻滞伴神经肌源性疾病[例如强直性肌营养不良、Kearns-Sayre 综合征、Erb 肌营养失调(四肢腰肌营养不良)、腓肠肌萎缩症],伴或不伴症状

（证据水平：B）。

无论阻滞的类型和部位，症状性的二度房室阻滞（证据水平：B）。

无症状的任何阻滞部位的持续三度房室阻滞，伴清醒状态下平均心室率≥40次/min，且存在心脏扩大或左心室功能障碍，或阻滞部位在房室结以下（证据水平：B）。

运动时出现的二度或三度房室阻滞，且没有心肌缺血证据（证据水平：C）。

（2）Ⅱa类适应证：无症状且没有心脏扩大的持续三度房室阻滞，伴逸搏心率＞40次/min（证据水平：C）。

电生理检查证实的希氏束内或希氏束下无症状二度房室阻滞（证据水平：B）。

一度或二度房室阻滞伴血流动力学不稳定或类似起搏器综合征症状（证据水平：B）。

无症状的窄QRS波的二度Ⅱ型房室阻滞。当出现宽QRS波时，包括单纯的RBBB，则指征升为Ⅰ类（证据水平：B）。

（3）Ⅱb类适应证：神经肌源性疾病［例如强直性肌营养不良、Kearns-Sayre综合征、Erb肌营养失调（四肢腰肌营养不良）、腓肠肌萎缩症］伴任何程度的房室阻滞（包括一度房室阻滞），伴或不伴症状，因为其房室阻滞的进展不可预测（证据水平：B）。

药物和（或）药物中毒引起的房室阻滞，当停药后仍有可能再次发生房室阻滞（证据水平：B）。

（4）Ⅲ类适应证：无症状的一度房室阻滞（证据水平：B）。

希氏束以上或不知道是位于希氏束内或希氏束以下的无症状二度Ⅰ型房室阻滞（证据水平：C）。

很有希望恢复且复发可能性不大的房室阻滞（药物中毒、Lyme病或一过性迷走神经张力增加，或无症状的睡眠呼吸暂停综合征低氧血症期间）（证据水平：B）。

2）心肌梗死急性期后安装永久起搏器的推荐。

（1）Ⅰ类适应证：ST段抬高的心肌梗死后发生希氏束或希氏束以下水平的持续性二度传导阻滞伴交替性束支阻滞，或急性心肌梗死后出现希氏束或希氏束以下水平的三度房室阻滞（证据水平：B）。

一过性的高度或三度房室阻滞（阻滞在房室结内），伴相关的束支阻滞。如阻滞部位不明确，应行电生理检查（证据水平：B）。

持续性、症状性的二度或三度房室阻滞（证据水平：C）。

（2）Ⅱb类适应证：房室结水平的持续性二度或三度房室阻滞，即使没有症状（证据水平：B）。

（3）Ⅲ类适应证：无室内传导异常的一过性房室阻滞（证据水平：B）。

参考文献

[1]张秀英.实用临床内科学[M].长春:吉林科学技术出版社,2019.

[2]郝学军.临床内科常见疾病诊治策略[M].北京:中国纺织出版社有限公司,2019.

[3]黄河.新编内科技术与临床应用[M].昆明:云南科技出版社,2019.

[4]何权瀛.呼吸内科诊疗常规[M].北京:中国医药科技出版社,2020.

[5]郑曼.实用心脏内科常见病治疗学[M].长春:吉林科学技术出版社,2019.

[6]韩桂华.消化内科疾病诊疗精粹[M].北京:中国纺织出版社有限公司,2019.

[7]于方谭.现代临床神经内科学[M].南昌:江西科学技术出版社,2020.

[8]郭海侠.内科常见疾病诊疗精粹[M].长春:吉林科学技术出版社,2019.

[9]沈雷.神经内科疾病综合诊治学[M].哈尔滨:黑龙江科学技术出版社,2019.

[10]谌贻璞.肾脏内科诊疗常规[M].北京:中国医药科技出版社,2020.

[11]矫丽丽,慕和化,和烨,等.临床内科疾病综合诊疗[M].青岛:中国海洋大学出版社,2019.

[12]齐贵彬.新编心内科疾病诊疗学[M].南昌:江西科学技术出版社,2020.

[13]郭秀芝.现代内科疾病诊疗策略[M].长春:吉林科学技术出版社,2019.

[14]潘圣学.实用消化内科诊疗[M].北京:科学技术文献出版社,2019.

[15]陈森.临床常见内科疾病诊疗学[M].长春:吉林科学技术出版社,2019.

[16]于靖,杨雨沺,纪群,等.内科疾病诊断学[M].昆明:云南科技出版社,2019.

[17]邓辉.内科临床诊疗实践[M].汕头:汕头大学出版社,2019.

[18]刘欣.常见内科疾病诊治理论与实践[M].北京:中国纺织出版社有限公司,2019.

[19]刘少华,孙京喜.现代内科理论与实践[M].昆明:云南科技出版社,2019.

[20]谭斌,肖智林,张凤田.临床内科诊疗[M].北京:科学技术文献出版社,2019.